我们的心理咨询师之路

中美精神分析联盟（CAPA）
16位心理咨询师
联袂奉献的成长录

张沛超 等

著

重庆大学出版社

推荐序

精神分析好学者四心态

李孟潮

2008年，CAPA班第一期在上海开办了，我和几位同学兴奋地日以继夜、起早贪黑地学习。而汶川地震让心理咨询这个行业正式站在了中央电视台的镁光灯下。我们一边认真学习CAPA老师教授的危机干预技术，一边摩拳擦掌要奔赴灾区奉献一腔青春热血。

12年匆匆而过，当年的同学们现在大多已功成名就，成为行业精英。

有的仗剑走天涯，走进美国精神分析研究院继续闭关苦修；有的招兵买马，开办了自己的心理咨询中心；有的在大学里教书育人，期望带给学生爱与自由的真谛；还有的依然那么低调，默默守着精神分析一亩三分地的小田园、小确定、小幸福，收获一堆堆反移情、一点点咨询费、一滴滴力比多。

他们的心情和故事，就汇集在这本书中，既有趣，又温馨。

收到沛超邀请写序的时候，我非常高兴。因为发生了一个共时性事件，我担任编辑的英文期刊 *Psychoanalysis and psychotherapy in China*，今年正好准备出版一个专辑，来回顾、评述中国各种精神分析培训班的经验和教训。

在中国精神分析的发展历史上，各种班层出不穷，CAPA应该是最独特的一个。

CAPA全称为The China American Psychoanalytic Alliance，译为"中美精神分析联盟"。它实际在2006年就成立了，起源于美国精神分析师Elise Snyder。她在成都出差之时，遇到成都同行诉苦，他们因为没有个人分析和系统培训而心如刀绞。

Elise一开始的想法只是做一个中介机构。因为美国的精神分析正日薄西山，退休分析师无用武之地，不少精神分析学院面临关门的困境。美国精神分析协会开会，都快要变成夕阳红联欢晚会了。

而中国却正好有蓬勃的需求，有志于精神分析的青年漫山遍野，郁郁葱葱。

然后有精神分析的有志青年告诉她，CAPA也许可以仿照另外一个班——中德心理动力学高级心理治疗师培训班的体制，先在国内做一些动力学治疗培训，使用Skype等软件，然后慢慢地从优秀学员中选拔一些人去做精神分析师。

之后，CAPA班就开班了。十多年下来，CAPA几乎成了中国心理咨询界的质量认证管理体系ISO 9001。有些机构招人，也写明要CAPA班毕业的，关键就在于它有几个优胜之处：

第一，全程英文无翻译。英文阅读和英文对话，在"90后"的一代看来，也许是理所当然。但是这个门槛对"60后"到"80后"的中老年人来说，是一个巧妙的筛选机制。

第二，超小班教学，超高强度课程设置。CAPA基本上保持了美英等国的精神分析培训原貌，10个人一班，每个学生都配备了一对一的分析师、一对一的督导师，每周都有足够的案例讨论会和理论阅读，理论阅读的材料也动不动就是几本上百页的英文书。

第三，师资配置精英化、全球化。CAPA的老师几乎全部都是免费贡献自己的时间。不少人是美国精神分析界的中流砥柱，比如写作《心灵的面具——101种心理防御》的Blackman，比如移情焦点治疗的创始人之一Yeomans，比如波士顿变化研究小组的Alexandra等。除了美国老师外，我们惊喜地发现，CAPA的老师里面居然还有以色列、德国等其他国家的分析师。

第四，"互联网+"式教育。在CAPA之前，全球进行精神分析远程教育的机构，大概就只有华盛顿分析师David Scharff 创办的国际心理治疗学院。2008

年的时候，远程教育、远程医疗在其他领域也是新生事物。当时的社会对远程治疗、远程培训有不少反对、质疑之声。CAPA在这方面显得非常前卫，也受到不少歧视。

第五，CAPA的学员们形成了非常牢固、稳健的同学关系系统。尤其是上海的CAPA小组，他们组建了一个同行组织，定期民主推选，新老更替，不断出版书籍，转介个案。这种同行关系，比较类似现代城市的自由公民行会。

在这五大特色的加持下，CAPA学员变成了传说中一种神奇的存在，在人们的幻想中，她们总是身穿新中式旗袍，在上海滩的隐秘弄堂中左手端皮爷咖啡，右手持最新一期 *New York Times*，杂志看累了，她们就打开 iPad Pro，在脸书的荣格讨论组中和巴黎的拉康爱好者辩论，在微博上呼吁心理学本土化，在微信里因为《弗洛伊德全集》英文版的微小翻译错误而愤慨不已。

这类幻想历史悠久，底蕴深厚，犹如费里尼电影《八部半》中那芭蕾舞般滑走平移的长镜头，串连起中年危机的回忆、梦境和思考。

它的本质，还在于潜伏期的防御机制，学习如何被内化为一种人格资源，最终投射幻化出各种精神分析学习班的历史尘埃。

也就是说，学习，作为中国儒家的禅修法门，虽然丧失了其历史神圣性和超越性，但是其潜在的潜伏期-青春期力比多代谢形式以及客体关系投射性认同，仍然是"统治"中国各班各学员的无上神力，就像破解瘟疫的金刚铠甲神咒一般威力无边。

根据精神分析客体关系各位治疗师的总结，我们可以观察到四种学习心态：

其一，自闭态。正如Ogden在其论文《论自闭-毗连态之概念》（*On the Concept of an Autistic-Contiguous Position*）中所言，这是一种生命早期以感知觉建立客体关系的心态。体现在学习中，最主要的是老师的声音清晰度、图像稳定度，最灾难的莫过于老师突然断线，犹如死神带走了婴儿花朵般的笑容，或者老师突然跨出屏幕，真的走到了华东师范大学逸夫楼305教室，犹如一场瘟疫突破了客体关系界限，让人剩下的防御只有自我隔绝、自我封闭。就像小说《香水》中的格雷诺耶，一个曾隐居闭关于外省山洞的法国系列杀人犯、香水炼金师及反社会人格障碍者。

其二，偏执态。这是指此人把"老师"这一客体表象一分为二，划为"好老师"与"坏老师"来说。"好老师"投射到美国人、美国白种人、美国本土白种女人身上；"坏老师"投射到中国人、中国男人、中国农村英语差且皮肤黑的男人身上。遇"好老师"则欣喜若狂，发奋恶补。遇"坏老师"则愤怒沮丧，拖延厌学。

其三，抑郁态。这是指学员意识到每个老师都既好又坏，从而为曾经疯狂理想化"好老师"而深感自愧、羞耻，为曾经贬低歧视"坏老师"而内疚、自责。他觉察到好老师/坏老师、中国/美国等二元对立概念无非都是"红雨随心翻作浪，青山着意化为桥"，他领悟到学渣学霸、学神学者在心理动力学层面上是自性实有，在量子动力学层面则是本性空无，"绿水青山枉自多"，"一样悲欢逐逝波"。

第四，超验态。这是指一个人能自由进出以上各种心态。超验心态是Grotstein在1996年的文章《比昂在"O"、物自体、"真实"中的转化：超验位概念的提出》（*Bion's Transformation in "O", the "Thing-in-Itself", and the "Real": Toward the Concept of the "Transcendent Position"*）中提出的。既然精神分析方法的建立是试图根治神经症，而神经症其本质是文明的惯性，所以精神分析师们必然发现有一个超验态的存在。否则一个活在时间空间、生死本能中的人，如何可以超越这一切神经症的基础设施、存在母体？然而，既然存在超验态，而精神分析中的"主体"，如果本质上如弗洛伊德或者拉康等所言，不是神经症性主体就是性倒错主体的话，超验如何可能？故而，1998年，Grotstein又写了论文《精神分析主体的启明性及普在性》（*The Numinous and Immanent Nature of the Psychoanalytic Subject*），提出了主体与无意识关系的超越性和终极性的观点。

这样正式确立了精神分析实践的先验超越性，也就是说，它就像马来西亚歌手黄明志的单曲*China Reggaeton*所展示的，在Bob Marley的牙买加雷鬼节奏烘托下，韩国民族风说唱开始倾诉男性主体在功利化、工具化后被无情抛弃的凄美爱情故事，随着港岛无根中年的油腻地下摇滚的空性领悟而异军突起，再推拉摇移出后殖民弱势青年的空心躁狂。

这四种心态盘根错节，彼此转化，正如下图所示，三个角分别是自闭、偏执、抑郁态，而串联三个角的圆圈则是超越态。

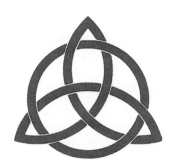

"自闭-偏执-抑郁-超越"态三位一体图

对于这种精神分析主体超验动力学原型，卫礼贤在其注解的《易经》中，利用云雷屯卦作如此说明："云和雷由明确排列好的爻来表示，这意味着在初始的困难、混乱中，秩序已经隐含其中。就像一个人从打结线团中理出线头，并把它们编成绞绳一样，君子也必须整理和组织初始时期的无数混乱时刻。为了在存在的无限中找到自己的位置，一个人必须既能分离又能联合。"（Clouds and thunder are represented by definite decorative lines; this means that in the chaos of difficulty at the beginning, order is already implicit. So the superior man has to arrange and organize the inchoate profusion of such times of beginning, just as one sorts out silk threads from a knotted tangle and binds them into skeins. In order to find one's place in the infinity of being, one must be able both to separate and to unite.）（译文选摘自叶文玲。）

如何既能与各种客体分离，又能和它们联合重聚，也事关每个分析师的心性修养。藕益智旭禅师，一个非常讲究心性修养的江苏人，明朝崇祯十四年，岁逢辛巳，西历1641年，那年他43岁，正在福建泉州闭关。有人邀请他用佛法来注解儒家的《周易》。这时候，一场瘟疫正在席卷整个中华大地，后来有历史学家甚至认为明朝的灭亡应该归结于这场瘟疫。4年后，乙酉年，47岁时，藕益大师的《周易禅解》完稿。

在论及屯卦的时候，他写道："佛法释者：六四正而不中，以此定法而修，则其路迂远难进，惟求初九之明师良友以往，则吉无不利矣。《象》曰：求而往，明也。佛法释者：不恃禅定功夫，而求智慧师友，此真有决择之明者也。"

明师良友，吉无不利，求而往之，抉择之明。这正是2006年初，乙酉年末，CAPA成立对于中国学人的意义。此书记录了16位CAPA学人从乙酉年到庚子年的心性成长之路，值得我们所有同道中人回望、凝视、默观、敬仰。

老老实实

吴和鸣

"心理咨询师之路"，这是一些什么样的人，走的又是什么样的路？

阅读过程中，我试图用扎根理论进行编码，让他们及他们走过的路自然呈现出来，这是多么难得的现场的第一手资料。但是我有太多的卷入，而且卷入得很深，深到根本无法把我的阅读体验也作为"数据"纳入进来……卷入太多太深，我不适合以研究者的身份阅读这本书，如果有幸参加了CAPA，我会响应张沛超，报名也写上一篇，那可能会轻松一点点。

作者们的笔触让我多次进入对心理咨询这一工作充满张力的纠结之中。

心理咨询工作在中国从来没有一个自然而然的进程，它是在长久的各种断裂之后的植入，缺乏因需求的动力推动的与需求相契合的生长过程，那个鸿沟是始终存在的。20世纪80年代，记者采访的问题是哪些人需要心理咨询，20世纪90年代还是问这个问题，现在，这仍然是个问题。心理咨询师是些什么人呢？好像是些努力填补鸿沟的人。一边是他们眼中的人们对心理咨询的需求，不过是投射而已；一边是从西方搬运来的许许多多的理论和方法，那是实实在在的一百多年来人类艰难地探索自我的成果。他们以自身为鸿沟中的桥梁。

所以，心理咨询师是觉悟者和代言人吗？

准确地说，咨询师们才是真正意义上的心理病人。经过他们召唤、动员、科普来的好多病人只是配合着扮演了病人的角色，"附庸风雅"而已，或者勉为其难，不情不愿。

我从这本书中读到的，便是老老实实做病人的故事。这个老老实实不一定是主动的、有意识的，但一定是如此走过来的、如此经历的。

在我们说心理咨询的"中国特色"时，所表达的意义可能是双重的。一方面，是实事求是、老老实实的态度，是在面对客观现实；另一方面，是要小聪明，是搪塞、敷衍，典型的自欺欺人，"中国特色"成了防御的代名词。CAPA这个带有中国特色的品种，区别于其他各类中国特色的培训，不在于课程设计、学习内容与形式，而是没有后门可开，没有捷径可走。

再来看一下这一群咨询师"病人"各自的出发点和历程。先是有一颗种子，很早以前就埋下了，然后不知道在一个怎样的瞬间，破壳，绽开，发芽了，再然后，看到的是"贪婪"，拼命地汲取各种营养，慢慢地往深处扎根，颤颤巍巍、探头探脑地向天空伸展。每个人的追溯遵循着决定论的原则，小心翼翼地，不敢惊扰四周，在自己的一方天地中叙述着自己。于是，我们在他们身上看到了平实、平和，是辜鸿铭描述的中国人的"温良"。那是一点一点养成的。

那一颗颗种子，已经刻印了许多许多创伤。因此，退行是必然的、必需的，一直回退，退至退无可退，不破不立。撕裂开已经缠结、钻进肉里的裹尸布，经历锥心之痛、无名之痛，赤裸着，开始呼吸。在阅读本书时，可以感受到这些呼吸的声音。

这些老老实实的"病人"，不再幻想疗愈了，不再端坐在咨询师的位置上，而是老老实实地过着日子。这或许就是所谓"咨询师之路"。

这本书不是用来看的，这本书适合收藏，收藏这十几个老老实实的灵魂。

写于因新型冠状病毒肺炎闭关期间

"后浪"们的事故与故事

张沛超

　　我已经不记得是什么时候了，在CAPA的微信群里临时起意，说既然中德班的老师们都写了一本《我的心理治疗之路：中德班15位心理专家自述个人成长和个案实战经验》，咱们也可以跟进一本呗？比如《我们的心理咨询师之路》。本来就是一句自由联想，结果当时就有几位举手的同学了，当时我想如果这里人数凑不够，就去别的群里再招呼招呼，没想到很快就够数了，这就是摆在各位读者面前的这本"故事会"的缘起，也正是由于这样的缘起，本书看起来像是一本献礼CAPA的文集。

　　作者们我大多都认识，有几位在一起吃过的饭还超过20顿，但读起他/她们写自己的故事时，感觉又像刚认识了一次。让我稍感意外的是大家的坦诚程度，因为受训于精神分析背景下的专业从业者通常外显或内隐地遵守祖师爷弗洛伊德所制订的"戒律"：匿名、中立、节制。把自己的故事不光是酒足饭饱后小范围分享，而且还要形成文字公开发表，就我个人而言，5年前应该不会做。大家在写作过程中也不是没有踌躇，甚至有半道退出的。能够"坚持"写下来的，各有各的心路历程，等各位看正文中的故事时就会明白。我们16个人，可以说都是各有各的"事故"，从"事故"到"故事"这些年的转化，可以说与我们共同在CAPA的受训经历是分不开的。CAPA的创始人Elise女士自己就有当年震动业界的"事故"，当我们作为学员读到时也很是吃了一惊，很难把我们心目中这位精力充沛、意志刚强、活力四射的老太太同当年那个被抛弃、被排挤的女青年联系起来。老太太的坦然，来自她通过自我认识所透发出的勇气，那仿佛就是在说："看呐，那就是当年的我，所以你们也不需要害怕。"这样的勇气可以说是精神分析从其创立者弗洛伊德那里就开始的，弗洛伊德在自我分析中所透出的勇气和理性就是我们学习的榜样。

　　为什么我们16位会在一个将近500人的大群里响应号召来荟萃这本文集呢？其实私下里我也没有问过，只是在为了写这篇序言，第三次通读全部文稿时才发现一些"规律"：我们几乎全是"杂家"，受训于精神分析流派而旁涉其他取向。王继堃、葛毅、谭钧文都是家庭治疗方面的专家；陈玉英、李莉和严文华则是经验取向的探索者；我自己则是杂七杂八、学无常师的"认同弥散者"。王继堃、顾亚亮、栾津、刘彦君是医学出身后来转向心理学，段好宁、郑琛、谭钧文和我都是理工类出身转向心理学，陈玉英和吴海艳是文学科班，徐建琴对宗教心理学一直有浓厚的兴趣，李莉则是"世界环游达人"……似乎除了杨柳和刘婧恒之外全是"半路出家"乃至"多半路出家"，而目前大多是个人执业状态。可能是这些七拐八绕的经历反倒更加验证了我们与心理咨询的缘分吧。或许也正是因为我们斑斓的背景，因此没有"忠于"某个学派的羁绊，所以才会呼应着走到一起来讲各自的故事，所以我们也在隔空传递一种勇气：各位亲爱的读者，无须考虑你们各自的背景，只要心之所向，我们终究会走到一起。

　　如果再写下去，我可能会"剧透"过多，作为这场"故事会"的召集者，衷心希望各位能从中获益，并开始一段新的故事。我们的这寥寥数语，只是无数场盛大"故事会"的暖场。

深圳福田，2020年6月10日

Contents
目 录

我的故事之旅

王继堃

引　言

童年的我，小学和初中的寒暑假都是在农村和外公外婆一起度过的。记得一个夏日午后，外公教我读书。合上书后，他问我，你有没有想过以后要写一本书啊？我思索着写书的含义。外公继续说："一些名人和作家，他们长大后都会写一本书，献给他们最爱的人。如果你将来写一本书的话，会把这本书献给谁？比如说，有的人，把书献给自己的外婆。将来，你会不会也想写一本书。如果你将来写一本书，就献给你的外婆吧。"我思忖着，未来的我，会写书吗？于是，写书这件事情，成为我心灵深处的一颗小小的种子。经历若干年的风吹雨打和人生历练，"写书"的这颗种子慢慢发芽，长大了，并且开出了美丽的花朵。现在，我真的写书了，并把我的第一本书献给我的外公和外婆。

人到中年，越来越喜欢思考。过去的人生，我是如何度过的。现在的人生，我过得怎么样。未来的人生，我将如何度过？

如果80岁的王继堃老太太看到现在的自己，她会跟现在的自己说些什么？她会说，她这一辈子，最想做的事情是什么？

　　我想，她会说，用叙事浸泡生命，读书，写作，讲课，咨询。成为你自己，做最好的自己。

　　1997年，我第一次在电视上看到赵旭东老师，那是在崔永元主持的《实话实说》节目上，我一下子深深地被赵老师的个人魅力所吸引。赵老师是20世纪90年代出国留学后回国的第一位家庭治疗博士（赵老师在德国海德堡大学留学）。他回国后在昆明医学院（现为昆明医科大学）附属第一医院精神科建立了国内最早的心理治疗室，申请到了国内第一个家庭治疗研究的国家自然科学基金。从那时起，我就立志要成为一名家庭治疗师。

　　后来我大学毕业，成为一名精神科医生，接受了精神科方面的系统培训，诊治了大量的精神疾病患者。我也体会到，家庭对于精神病患者康复的重要性。几年后，我开始攻读昆明医学院附属第一医院精神科的硕士。当时，昆明医学院附属第一医院精神科一直与德国海德堡大学有着良好的合作关系，我们会定期接受德国的巴梦吉老师严格系统的心理治疗培训。在心理治疗室的单面镜后，我们观察现场的家庭治疗，观看家庭治疗录像。

　　后来我来到上海，继续攻读赵旭东老师的博士。读博期间，我接受了家庭治疗、精神动力学治疗、叙事治疗等系统培训，并且两次赴美国进修系统家庭治疗。在赵旭东老师和孟馥老师的"一年四季"家庭治疗连续培训项目中，在孟馥老师的家庭治疗连续培训项目中，我们一群小老师在赵老师与孟老师的督导和指导下，开展对心理咨询师的系统培训。从家庭治疗的基础理论到技术中，从经典家庭治疗录像的分析与解读中，从实践家庭治疗、接受家庭治疗督导的过程中，我收获的不仅是家庭治疗的理论、技术与实践，还有对家庭治疗的态度，以及个人的成长和家庭生活的幸福。

　　金庸先生的武侠小说《笑傲江湖》中，有一段风清扬指导令狐冲的故事。风清扬拿起地上的树枝，告诉令狐冲，武林高手是人剑合一的。一开始练的是招式，配合上乘内功心法，最后就算是用一根树枝，也可以有宝剑的锋利。我的体会是，学习和实践家庭治疗同样如此。一开始的学习是理论和技术（武功招式），配合内功心法（治疗师的态度），最后治疗师呈现给来访者的是一种人剑合一的状态。赵旭东老师、孟馥老师、玛瑞亚老师、吴熙琄老师等家庭治疗领域的高手，我感觉他们就处于这样一种至高境界。无声胜有声。

如今我是一位母亲、精神科医生、心理学老师、心理咨询师。我享受目前的状态：陪伴女儿成长的喜悦与幸福，看着她慢慢长大，我拥有了作为足够好的母亲的特质；陪伴来访者成长，给家庭带来扰动，相信来访者和家庭有解决自己现实问题的内在资源和潜力；指导学生学习，引导他们在成为咨询师和研究者的同时，享受幸福的生活。

萌芽——什么时候想成为一名心理咨询师

上高中的时候，某次一个同学心情不好，我和她聊天。到次年的元旦，我收到了她送我的一张贺卡，上面写着，"谢谢你和我的那次聊天，我一下子就豁然开朗了"。当我收到贺卡的时候，内心是震撼的，我没有想到与同学的一次聊天，居然为她解决了烦恼。

我的家族中有很多亲戚都是学医的，从小耳濡目染，也培育了我将来想成为一名医生的种子。小时候我身体不是特别好，经常住院。那个时候，医生和护士对我特别好，我觉得这个职业非常有价值和意义，于是立志将来也要成为一名医生。

在医学院学习期间，除了学习必修的科目之外，由于对人文社会科学非常感兴趣，我还阅读了大量的哲学、社会学和人类学相关的书籍。记得那时候印象最深刻的是弗洛伊德的《梦的解析》和《精神分析引论》。

精神科训练

大学毕业后，我进入云南省精神卫生中心工作。当我第一天踏入封闭式的精神科病房的时候，我的内心是有些恐惧的。最初两年的精神科住院医师训练，为我打下了良好的精神科基本功。我在临床中接触了大量的常见精神疾病患者，包括器质性精神障碍、精神分裂症、抑郁症、焦虑症、癔症、躯体形式障碍等。我所在的病房是女病区，多为重型精神病患者。我每次看到被家人送来住院的精神病患者，刚开始时要么衣冠不整、胡言乱语，要么郁郁寡欢，甚至达到木僵状态（一些精神分裂症患者、重度抑郁症患者，会出现一种一动不动的状态，不说话，不动。如果躺在床上，把颈部抬高，患者可以一直保持这个姿势，犹如枕着一个空气枕头。在夜间无人注意的情况下，患者有可能会自行活动）。经过一段时间的治疗之后，情况得到改善的患者，出院回家会换上漂亮的衣裙，每当这个时候，都是我作为医生最有成就感和最自豪的时刻。参加工作的第二年，带着这种工作的成就感，我参加了那一年的全市护士节演讲比赛，演讲的题目是《我爱我的职业》，并且获得了二等奖。

在精神科培训为我的临床工作打下了坚实的基础。有一次我收治了一名精神分裂症患者，女性，20多岁，她在大学是学数学的。她的家人告诉我，她的智商很高，没有发病的时候，她通过计算买彩票，曾经中过几万元的大奖。这让我感觉到，被诊断为精神分裂症的患者，其实他们有很擅长的部分。这些有问题的部分不是他们的人生故事的全部。

除了精神科的临床实践，在业余时间，我继续学习。在几年的精神科病房工作后，除了掌握生物医学方面的知识，我深深地感到自己需要在心理治疗方面有进一步的提升。我曾经诊治过的病人——精神分裂症病人、双相障碍病人、抑郁症病人等，过了一段时间，他们又来住院了。临床中我发现，精神分裂症患者的家属比一般人的家属似乎要更加难以沟通。当精神分裂症患者的症状改善出院后回家，即便他继续服药，但是没过多长时间，他的病又再次复发。这让我从一开始治疗病人的成就感，变成一种无力感。

这又让我思索，除了药物治疗之外，家庭关系和心理治疗对于患者及患者家属的重要性。我深深地感到自己需要在心理治疗方面有进一步的提升和学习。

2001年，世界心理治疗大会在昆明举办，与此同时中德班的某次培训也在进行，我有幸参加了认知行为治疗的培训。在某天晚上的培训课上，那位德国老师拿出一盒巧克力，发给在场的每一位学员，并对大家说，心理治疗师是为他人带来快乐的。这一句话给我留下了深刻的印象。

在参加培训的过程中，我遇见云南省精神病院的老院长万文鹏教授。万文鹏教授是世界有名的文化精神病学家，他工作扎根在云南，并且与德国的玛佳丽女士一起，把德国的心理治疗培训模式引入国内，开启了中德心理治疗连续培训项目，也就是被誉为国内心理治疗"黄埔军校"的中德班培训。万文鹏教授的个人魅力深深地感染了我，我立志将来也要从事文化精神病学和心理治疗相关的工作。

在大会期间，我穿梭在各个工作坊，对每种心理治疗都充满了好奇。当时有印度的瑜伽工作坊，认知行为治疗、家庭治疗、精神分析治疗工作坊等。记得那次大会印象比较深刻的是，我参加了赵旭东老师关于"职业耗竭"的讲座。

在工作中，我越来越觉得自己需要在理论上有更进一步的提升，于是我报考了昆明医学院附属第一医院精神科许秀峰老师和赵旭东老师的研究生，继续攻读硕士学位。当时赵旭东老师是昆明医学院附属第一医院的院长，医院图书馆订阅了大量的外文期刊，包括 *American Journal of Psychiatry* 等国际顶级期刊。我还接受了德国心理治疗专家巴梦吉老师的系统心理治疗培训。同时，赵老师邀请国外的心理治疗专家，为学生提供大量的心理治疗培训资源。

巴梦吉老师是一个非常和蔼的德国老太太，她每周用英语给我们上课。从心理治疗的理论、初试访谈到角色扮演等的训练，我如饥似渴地学习。那个时候，我也有幸参与了巴梦吉老师的个人体验活动。我们亲切地称呼巴梦吉老师为"老巴"或"巴老师"。上课之余，我们和巴老师一起去泡吧、聊天，玩得非常开心。

有一次，巴老师正在给我们上课。医院的一位行政人员悄悄进来，想要听课。巴老师看见了，礼貌地请她出去。在场的其他学员有人为她说情。巴老师严肃地说，我的讲课是培训专业人员的，并且再次请这位行政人员出去。我第一次深深地感受到德国老师做事的严谨。

此外，我们在单面镜后观摩赵旭东等老师做家庭治疗、看录像带、进行小组讨论。

身为赵门（赵老师的学生）的一员，我感到很幸福。

　　第一次听到缪绍疆师兄的名字，是在2003年的一次聚会中（同时还有其他师兄师姐，虽然从未谋面，却觉得无比亲切）。第一次见到缪师兄，是在我参加博士复试的时候。他总是乐呵呵的，令人观之非常亲切，"带着那份似笑非笑和潇洒不羁"（摘自姚玉红师姐悼文，孟馥老师非常赞同这个形容）。复试结束，缪师兄笑说，走，我带你去吃饭。同济大学校内一共有三个茶餐厅，他带我去了德语学院四楼的一个非常精致的茶餐厅（后来我有朋友来，我也很喜欢带他们去那里相聚）。我紧张地问缪师兄，你觉得我复试会不会过啊。缪师兄笑了："我看没问题。你可以发个短信问问赵老师，赵老师回短信很快的。"很快我就收到了赵老师回复的短信：晚上七点后来家里坐坐吧。

　　带着激动的心情，我知道自己已经正式成为赵门的一员。这是第二次去赵老师家（第一次是2003年在昆明过中秋节）。缪师兄带着我到赵老师家，赵老师把我交给缪师兄照看。我们赵门的规矩是大的带小的，在校最高年级的师兄师姐有责任照看低年级的师弟师妹。每个人都有机会成为最高年级的师兄师姐，成为师弟师妹的领头羊。长幼有序，秩序井然。

　　博士就读期间，我继续接触了大量的心理治疗培训资源，并且接受了赵旭东老师、孟馥老师系统的家庭治疗培训及督导，美国布朗大学Keitner教授的家庭治疗培训及督导，吴熙琄老师的叙事治疗培训及督导，Jill Freedman老师的叙事治疗培训及督导，John Miller教授的策略家庭治疗培训及督导，李维榕老师的结构治疗培训及督导，萨提亚家庭治疗培训及督导，数次担任中德家庭治疗连续培训项目的翻译和助手，并且完成了精神动力学的系统培训、督导及个人体验、CAPA初级组的受训，接受了法国精神分析的培训，等等。

家庭治疗训练

　　在博士就读期间，我曾经赴美国布朗大学附属罗德岛医院，接受精神科教授Keitner教授的家庭治疗培训及督导。Keitner教授是一个非常和蔼的美国人。我每天在精神科病房查房，观摩问诊，在单面镜后观摩家庭治疗，进行小组讨论。Ryan教授与Keitner教授一起合写过关于McMaster家庭功能评价模式，以及 McMaster 系统家庭治疗的书。她对我非常热情，对我的学业和生活都给予了无私的帮助。

在 Keitner 教授及同事的关心和帮助下，我翻译了 McMaster 家庭功能评价模式客观评定的量表，并针对中国人群开展了信效度的检验。McMaster 家庭功能评价模式是一个全面的评估家庭的工具，包括客观和主观评定两个工具，并且在此基础上有相应的家庭治疗程序和方法。

McMaster 家庭功能评价模式和家庭治疗，最早发源地在加拿大的 McMaster 大学，Keitner 教授是创始人之一。他告诉我，他之所以来到美国布朗大学，是因为在加拿大，他就像一条大鱼，在小池里游泳；而到了美国，他就可以在大海里自由遨游。

在多年的临床实践和教学的基础之上，我作为教员参与了赵旭东老师"一年四季"家庭治疗连续培训项目。这个项目为期两年，每年4次培训，每次两天。赵旭东老师就像一位严父，对我的学业悉心指导，对我的生活也给予了无私的关心。在观摩赵旭东老师做心理治疗的过程中，我深深体会到系统式家庭治疗的"中立"原则。正如赵旭东老师在他的德国二师父弗里茨西蒙（《循环提问》的作者）最新中译书《我的精神病、我的自行车和我疯狂的自我组织》的序言中所写到的："从被动的角度看，有人觉得家庭治疗师的中立好像是不太符合助人伦理，就好像是治疗师不想出力、怕麻烦似的。其实，系统治疗师看似疏离、无为的立场，恰恰是把人当作发展变化的人，激发对方复原力、康复潜能的。20多年来我诊疗过的大量案例显示，'处人于若即若离之间，处事于若有若无之道'的中国式立场，效果优于直接的干预。比如，面对心怀苦痛或怨恨的咨询顾客、病人，治疗师还可以把'也许吧'说成'未必吧''难说'，还可以变成问句'何以见得？'这样的回应，比治疗师'奋不顾身，跳下粪坑'要好得多。"

我也作为教员参与了孟馥老师家庭治疗连续培训项目。孟馥老师就像一位慈母，无论是在家庭治疗的专业上，还是在生活中，都给予了我极大的帮助和支持。我的新书《后现代心理治疗——叙事治疗入门》以及《无论走到哪里，家庭总是如影随形——家庭治疗十六讲》，尽管孟老师非常忙，但是她还是抽出时间，为这两本书作序，在此对孟老师表达我深深的感谢！

叙事治疗训练

2010年，中美首届叙事治疗培训在南京举办，在赵旭东老师的介绍和赞助下，我参加了Jill Freedman老师的叙事治疗的系统培训和督导。叙事治疗由澳大利亚的迈克尔·怀特和新西兰的大卫·艾普斯顿首创，其来源于家庭治疗，同时也属于后现代心理治疗的一种。

叙事是一种思维，一种态度，一种哲学观。叙事治疗就是带着叙事的思维和视野，陪伴来访者，帮助来访者改写自己的生命故事，重新找到自己的身份认同感，带着自身的力量，去面对生活中的困难。

我们每一个人，我们是谁？你是谁？我是谁？我们怎样看待自己，是由过去的种种事件所塑造出来的，塑造出我们对自己的一些固定的看法。

也许我们每个人的生活，一开始非常单调，觉得在自己的生活中没有任何开心和快乐。但是，由于一个小小的闪光点事件，我们主动做出了一些小小的改变。这些小小的改变，塑造了我们与周围其他人互动和相处的不同的关系模式。到最后，透过与他人的互动，也逐渐改变了自己对自己的认知。

吴熙琄老师曾经到同济大学心理咨询中心来做过一次讲座和督导。在吴老师的讲座和督导中，有鲜花，有音乐，伴随着温暖的氛围，一个个故事随着音乐流动，流到我的心里。在董海涛、王树江的推动下，姚玉红师姐、林贻真老师、赵燕、玉伟，我们几人组成了吴熙琄老师叙事治疗培训的陪伴老师。一方面，我们参加吴老师的叙事治疗培训及督导；另一方面，在吴老师的课堂上，我们作为陪伴老师，陪伴在场的学员，更好地理解叙事治疗。

这是一段美好的时光。每次培训结束后，吴老师单独给我们做督导。我们每一个人在吴老师的陪伴下，讲述自己的故事，有欢笑，有泪水，有感动。我们也在这个氛围中互相陪伴，走进彼此的内心，在叙事之路上相伴而行。

精神动力学训练

2009年，我参加了CAPA初级组精神动力学的训练。整个培训历时两年，包括理论学习、案例督导和个人体验等部分。每年3个单元，每个单元10次课，每次课的理论部分共约5个小时。此外，每位学员配备一名督导，对长程个案进行系统的督导，并且每位学员可以申请自己的个人体验师。

美国老师非常敬业。当时，我们上课基本上是凌晨五点多或六点多开始。带着惺忪的睡眼，集中到一个教室，我们小组的成员一起学习，一起讨论。有时，我们会因老师的口音导致的听不清或听不懂而烦躁，有时，会因为讨论的精彩部分而兴奋不已。接受CAPA训练的同时，我们也感受到文化的影响力。大量的英文材料和书籍需要在课前提前阅读，老师上课时讲得比较少，基本上都是鼓励学员提问、发言和讨论。

每个学习单元结束，老师会给学员评分，学员也会给老师评分。

上海大学心理咨询中心的秦伟老师，经常邀请法国老师来做精神分析的培训。我也经常去参加。每次都会有一个特定的主题，老师的语言很美，有时候听到老师讲到某个来访者的某个梦的解读，会让人觉得非常享受。

故事与我的生命

人在生命的许多重要时刻，都会有许多属于自己的重要存在。

在我的心理治疗之路上，我碰到过许多良师益友，也接受了许多流派系统的心理治疗培训。当我下笔写"我的故事之旅"时，我想写的不是高深的理论，而是与我身边的这些重要他人交往的温暖时光。

每个人都有自己的生命故事。人们在故事中活出自己的身份认同。在我自己的生活中，我也不断地用故事陪伴自己和家人。

故事与亲子关系

对于我的女儿来说，我是一个母亲。在怀孕的时候，我就开始给她讲下面这个故事：

有一只黄色的小公鸡，它的尾巴太小了。小鸡出门去，想要为自己寻找一条尾巴。小鸡问花牛："能送给我一条尾巴吗？"花牛说："我只有一条尾巴，有了尾巴，我才可以赶跑苍蝇。"小鸡问猴子："能送给我一条尾巴吗？"猴子说："我只有一条尾巴，有了尾巴，我才可以倒挂在树杈上睡觉。"小鸡问鳄鱼："能送给我一条尾巴吗？"鳄鱼说："我只有一条尾巴，有了尾巴，我才可以在水里游来游去。"

没有尾巴，小鸡伤心地回家了。后来小鸡长大了，成了大公鸡，终于也有了美丽的尾巴。

这就是在我怀孕的时候，每天给我女儿讲的故事。在她出生以后，特别是现在，她一岁多，每天晚上睡觉的时候，我都会给她讲这个故事，以及念一些儿歌。在我讲故事和念儿歌的过程当中，女儿就慢慢地睡着了。在陪伴女儿、给她讲故事的过程当中，我觉得自己非常幸福。

叙事治疗，是非常实践、非常生活化的一个心理治疗流派。不仅在我的心理治疗实践里，我会用到叙事治疗，在我自己的现实生活里，在我不同的角色里，我也会用故事来陪伴家人、陪伴自己、陪伴身边的亲人和朋友。

故事与夫妻关系

对于丈夫来说，我们作为夫妻也在用故事陪伴彼此。在我们刚刚结婚的时候，我跟先生之间的沟通是这样的：如果我在外面有什么不开心的事情，回到家，我就会跟他讲很多，很多时候我还没有说完，他就会打断我了，说："这个事情很简单，你就按照'12345'去做不就完了吗？"

当时我就觉得"我的话还没说完，你怎么就打断我"，那个时候我觉得自己首先是需要有一个人倾听，让我可以把我想要说的话都说出来，然后他也能够看到我的这些情绪。我并不需要他给我"12345"的建议，因为对一件具体的事情来说，我自己能够解决，但是我最需要的是有人倾听，有人陪伴，听我唠叨一阵。

后来，他就改变了跟我沟通的方式。有一次我先生在外地出差，我就打电话跟他说"我对你很不满"。要是以前我跟他讲这样的话，他肯定马上跳起来说："你对我有什么不满？我都已经这样了，你还对我不满！"

但是这么多年来，我们在生活当中不断地实践叙事，把叙事的方法用在夫妻之间的沟通上。所以那天我跟他打电话的时候，我相对来说还是比较平静地跟他说"我对你有意见"。

他就问我说："你对我的不满是什么呢？你对我的意见是什么？"然后我就跟他说了几点不满，他听了以后就说："那你觉得我做些什么会让你觉得比较舒服或者比较开心？"

当我听到他这么跟我说的时候，突然就有自己很被理解的感觉。他终于学会问我"你的需求是什么"，能够用我想要的陪伴方式来陪伴我！

所以在日常生活当中，我们夫妻之间的沟通其实也在不断地实践着叙事，把叙事用在现实生活中的很多方面，所以就沟通得越来越好。

叙事是非常生活化的，它不仅是一种咨询的技术，我们也可以用这种方法、理论和世界观去陪伴来访者。在我们自己现实的生活当中，无论是夫妻关系、亲子关系，或者朋友关系等，如果我们可以经常提醒自己，用叙事的思维来对待生活当中的关系，我们方方面面的关系都会变得越来越好。

故事里的快乐种子

在这里我想跟大家分享一个我和外公之间发生的故事。我小学、初中的每个寒暑假，都会在农村和外公外婆一起度过。我的外公是一名教师，所以在我很小的时候他就教我识字、背唐诗、猜谜语，我们在一起度过非常开心快乐的时光。我曾告诉外公如果我长大后写书的话，就会献给外公外婆。

这是我在童年和外公相处的非常愉快的记忆。到今天，这个预言真的实现了。现在，我的《后现代心理治疗：叙事疗法入门》很快就要出版了，我心中真的是感慨万千。我觉得童年时候我和外公发生的这个小故事，真的影响了我今天的职业选择。我之所以能够完成这样一本书，和我小时候跟外公之间的这些开心快乐的记忆有很大关系。

所以我们作为父母，也可以尽量多地去培育孩子心中的快乐记忆和快乐种子。在孩子未来的成长过程中，也许每一个童年时候和父母之间的快乐瞬间和快乐种子，都会成长为孩子面对困难和问题的内在资源。

来访者的疗愈故事

每个人都有自己的生命故事。人们在故事中活出自己的身份认同。当来访者来到我们面前的时候，他讲述的是充满了问题的故事。而实际上，以解构的方式聆听，好奇地思考他的问题故事之外的所有部分，都是我们可以去挖掘闪光点的部分。透过小小的闪光点，在时间轴的过去、现在和未来，通过行动景观（故事的发生）和意义景观（故事的意义）两个层面，不断贴近来访者，去丰厚来访者自己喜欢的生命故事，通过重新整合的对话、新建文件资料、仪式和庆祝、局外见证人等方法，从而改写人生脚本，重新建构来访者的自我身份认同。在与身边重要他人的故事中，让来访者看到自己的人生价值和意义，提升自己内在的自尊，带着新的力量，去面对与解决现实生活中的问题和困难。

简单来说，就是授人以鱼，不如授人以渔。

"生命的重复和轮回""生命的觉察和启航""生命的整合与新生"，这三个阶段是我在多年的叙事治疗和家庭治疗的临床实践当中总结出来的故事陪伴我们成为最好自己的三个阶段，接下来我主要谈谈后面两点。

生命的觉察和启航

①外化

叙事治疗中有一个概念叫作"外化"。推荐给大家一本绘本，叫作《我有一只叫抑郁症的黑狗》。叙事治疗最核心的一个理念就是"人不是问题，问题才是问题"，所以在叙事治疗里，我们会把影响我们的那个外在的问题外化出来，就像我们把抑郁症外化成为一条黑狗一样。

也许我们终生都需要和这条黑狗作伴，但是我们最重要的不是去和那条黑狗对抗，而是学会怎样能够和它和平共处。我们可以把影响我们生命的那些问题和困难外化出来，把它作为一个外在的事物，或者是动物，然后学习和它和平共处。

之前有一部电影叫《头脑特工队》，讲述了一种觉察我们情绪很好的方式。这部电影把人的5种基本情绪外化出来，每一种情绪就是一个小人，那么每一个情绪对我们都有非常重要的作用。

②解构

过去，女性要讲三从四德。很多女性嫁到婆家，与其说她是丈夫的妻子，不如说她是公婆的儿媳妇。像鲁迅先生的原配朱安女士，她一辈子都没有和自己的丈夫在一起，但是那个时代就认为，女性嫁过去了，就应该一辈子孝顺公公婆婆，所以她就恪守那个时代对传统女性的要求。当她照顾的公公婆婆去世以后，她就一个人孤孤单单地生活，直到80多岁时在周家的老宅子里去世。

董竹君女士，她14岁的时候因为家里特别穷被卖到妓院，但是她不甘心一辈子就在妓院里生活，她的思维就是特别解构的。虽然说社会都认为传统女性就应该怎么样。后来她遇到了一个辛亥革命的革命党人，两个人相爱了，她最终逃离了火坑。

其实也是她自己逃出来的，之后她跟丈夫约定：第一，她要去日本留学；第二，她不愿意和这个封建的大家庭生活在一起。我觉得这些都是她解构的生活和思维。

她去日本留学，然后又回到四川老家，但特别受不了封建大家庭的生活。她生了4个女儿，被公婆看不起，后来又生了一个儿子。她和丈夫的关系破裂后，就离开家庭，来到上海，创办了锦江茶楼和锦江川菜馆，即现在锦江饭店的前身。

可见这两种女性的不同生活，其实就在于她们有没有解构的思维。主流社会认为你应该是这样的，你就这样，最后就耽误了自己一辈子的生活，还是可以思考思考，"我可以有一些什么样的不同"。

③发现小小的闪光点

任何只要不符合问题故事的部分，我们都可以称作小小的闪光点。我们可以从每一个小小的闪光点发展出一个自己喜欢的故事，重新改写自己的人生故事。

④重组会员

在美国布朗大学学习家庭治疗时我常去一个餐馆，这个餐馆名叫GRANNY'S KITCHEN，就是"奶奶的厨房"。因为我小的时候和外公外婆的关系特别好，在我和外公交往的过程当中，有非常美好的回忆，外公对我的鼓励也影响了我今天成为一个什么样的人，影响了我的职业选择，让我增加了自我价值感。那反过来也是一样的，我和外公的这样美好的片段，我相信对于外公来说也给他退休后的生活带来了很多快乐和慰藉。

所以叙事里边的重组会员，就是我们在人生里会碰到很多很多的人，可能有我们喜欢在一起的，给我们鼓励、肯定的人，也有批评、指责我们的，我们不喜欢的人。就像一个会员俱乐部一样，我们可以把我们喜欢的人纳入我们的会员俱乐部里边来，把我们不喜欢的人排除在我们的会员俱乐部之外。

透过欣赏、肯定我们的人的眼光，我们能够看到自己的价值，重新建构对自我身份的认同，增加自己的内在自尊。当我们能够重新建立对自己身份的认同感、对自己的价值和意义的肯定的时候，我们的内心就会充满力量，然后去面对所面临的现实问题和困难。

生命的整合与新生

电影《分歧者2：绝地反击》的女主人公叫翠丝。在第一部里，她的爸爸妈妈为了保护她被坏人杀死了，然后她自己也在无意中杀了她的好朋友，所以她对敌人有很多的愤怒，其实她对自己也有很多的愤怒。

在影片快要结束的时候，她需要去参加一个游戏，如果游戏通过，她就可以拯救很多人。她第一次去参加那个游戏的时候，在那个游戏中看到了她的仇人，于是她和那个仇人对打，然后这个游戏就失败了，她和她的仇人一起掉到了地上。

第二次她再去完成这个游戏的时候，与她对打的人是另一个和她长得一模一样的人。当另外的那个自己在和自己对打的时候，她突然好像领悟到了什么，然后她放弃了和另外的那个自己对打。这时候，一切假象都消失了，游戏胜利了。

　　我想这个电影的隐喻其实也是在告诉我们，很多时候我们面临着很多的困难和问题，或者说内在的恐惧，也许和其他人没有太大的关系，而是我们自己对于自己内在的那部分恐惧没有进行一个整合。如果我们能够通过某种方式去整合、去面对自己内在的另外一半，我们的生命也就因此而完整了。

王继堃

　　华东师范大学临床与咨询心理学副教授，硕士研究生导师，精神科主治医师，同济大学精神卫生专业医学博士，华东师范大学心理学博士后，美国常青藤盟校布朗大学精神医学系访问学者。曾任职于同济大学附属东方医院临床心理科，从事精神科与临床心理咨询工作 18 年。

　　现为中国社会工作联合会叙事心理学部委员；中国中西医结合学会灾害医学专业委员会委员；上海市心理学会临床心理与心理咨询专业委员会委员；上海市长宁区特聘心理顾问；中国心理卫生学会心理治疗与专业委员会会员；上海市心理学会会员；中国医师协会精神科分会会员；中美精神分析联盟（CAPA）会员；壹心理最受欢迎讲师；国内企业家族传承心理辅导第一人。

只问耕耘，不问收获

李 莉

多年以后，当你读到这篇文章时，依然会看到我在2018年的挣扎。

2018年3月张沛超同学在CAPA大群里邀请15位同道共同写一本书，我是最后一个看到并响应的。当时我很有意愿参与，年初刚跟一些同道分享过自己的职业成长经历，2015年还接受过江光荣老师安排的访谈，觉得借此机会整理一下应该不难，也是件挺好的事儿。

没想到入群之后我就进入了逃避、退缩的状态。外在因素有很多，忙着工作、培训和生病，最主要的是内心冲突激烈：一方面很想让别人看到自己这些年的努力和成绩，但另一方面也非常害怕暴露自己，顾虑重重。撤不能撤，写又写不下去，我被彻底卡住了。

憋到实在受不了，我去求助了吴和鸣老师。我曾在中德班上听曾奇峰讲，武汉忠德心理医院（原中德心理医院）吴和鸣做的咨询最多，已经超过一万小时。当时我就心生敬仰，那可是我的奋斗目标啊。两年前，孟馥老师通过微信把我介绍给吴老师，没怎么聊过，可我深信，当我需要帮助的时候，他会在那里。

"等我安排。"

看到吴老师回复的那一刻，我禁不住泪流满面，放声大哭。好久没有这样痛快地哭了，心里的郁闷散开好多。

小时候看过一个美国电视连续剧《大西洋底来的人》，曾无数次幻想，当我深陷困境，当我在心底发出无声的呐喊，会有人从地球那边游过来，或者像超人一样从天而降，拯救我、安慰我，引领我走入幸福之境。这个幻想一直藏在我的心底，有时只要想到它就是一种安慰。

现在，托互联网的福，当我陷入困境，只要勇于求助，敢于展现自己的脆弱，再耐心地等一等，就会有人切实地伸出援手，而非仅在幻想中。这是我从事心理咨询最大的收获之一：一个真实、友好、安全的支持系统已经建立起来，在自助无效时，可以召唤很多良师益友。

两天后，我第一次通过网络见到了吴和鸣老师。

"我听了之后觉得很有意思，你呈现的这个问题是我们大家都有的，特别是我。我把这个叫作薄脸皮的自恋，很典型的，很想准备好，惊艳地登场，但总也等不到那一天，很难受。这个毛病不是一时半会儿能治得好的。"

耐心听完我的倾诉，吴老师一语中的，我破涕为笑。

"能不能就是碎片化的写作，把一个个的点很好地呈现出来，不是那么结构化，但很真实。"

吴老师出的主意深得我心，我打算把原始的博客素材和现在的反思结合起来写，就这么办了。自己走出来的这条路，只能按照自己的方式来写。以下的楷体字部分摘自我的博客或微信。

一点机缘

2018年4月底，我独自去美国休假，见到了2003年认识的朋友张华，她开车带我去拜访杜克大学的David Moore教授，他当时正在通过网络给中国的同行们讲授神经精神分析与哲学。

张华是我的夏令营营友竑波的高中同学，上次见面聊天时她说过一句话："要一个自己也通过心理咨询变得好起来的人给我做咨询，我才信服。"当时我就暗下决心，一定要成为她所说的那种人。助人自助，就是要先自助才能助人嘛。那已经是十几年前的事了，当时我和她的高中同学葛红刚刚拿到心理咨询师的职业资格证书。

在北卡美丽的高速公路上，我们少不了谈起各自的生活，张华问我是怎么走上这条路的，我自然又想起了15年前的那个春天。

> 回想2003年真是个多事之秋，自3月20日开始的伊拉克战争，到后来的每日SARS疫情报告，看电视、听广播几乎成了生活中的必需，感觉上半年全世界的目光都集中到了战争与灾难之上，死亡的距离其实并不遥远。不过，那种紧张与恐慌的气氛也让亲情、友情和爱情连接得更加紧密，与家人之间的书信和电话来往从来没有那么频繁。也是在那个时候，人们对心理问题的重视被提到了前所未有的高度。在一次偶然的闲谈中，听一位刚认识的朋友说起现在开始有心理咨询师的职业培训了，因"非典"停课，好像正在扩招。本来是陪她去报名的，鬼使神差，我也走上了这条路，开始了自己的心灵之旅，生活也从此转变了方向。（摘自2016年10月21日博客）

2003年也是我的出国旅游元年。年初借先生出差的机会，我和他一起去了法国、英国，后来又计划利用"五一"长假去德国。但突如其来的"非典"疫情开始迅速蔓延，几经周折办好的签证到最后关头作自动放弃处理了。重重的顾虑阻止了我们的脚步，我第一次意识到个人与国家的命运会联系得那般紧密……

正当我沮丧之际，营友竑波来上海出差，得知我平日很孤单，就把她的高中同学葛红介绍给我。还记得那个春光明媚的日子，我们仨在静安公园一个凉亭里见面，听葛红说她要去华东师范大学报名时，我脱口而出："我陪你一起去吧！"就这样，我把旅费变成了学费，成为上海首批持证的心理咨询师之一。

听说我把竑波和葛红视为贵人，张华兴奋地说："我一直觉得你干这行和我有点儿关系，那个消息是我告诉葛红的，她当时正在为换工作发愁，我刚好在报纸上看到招生广告，就推荐给她，这个职业是全新的。"

这是我此行最大的发现。有些人就是对新生事物非常敏感，贵人就在身边！

张华说她高中时就知道我了，因为总听竑波说起我们的科普夏令营，让她既羡慕又嫉妒。当时夏令营还是个新鲜事物，并不是什么人都可以参加的。我是主办单位的子弟，不知道这个机会有多难得，也压根儿没想到内向自卑的我还是别人羡慕的对象。仔细想来，每个人都有属于自己的资源。

那次夏令营也是我人生的重要转折点，短短7天的营地生活，让我和竑波等几位营友结下了终生的友谊，每年的营友聚会都是春节的必需。

那年我15岁，初中刚毕业，喜欢的几位哥哥姐姐都是重点中学的尖子生，他们博古通今，多才多艺，令我大开眼界。我仰视他们，奋力追赶，也变得活泼开朗起来。我学着他们的样子开始写信，也顺便给考入重点高中的初中同桌写了一封，多年以后，我们成了一家人。

哈，一次夏令营居然搞定了我的一生！再次想起十几年前叶斌老师在邮件中给我写过的那句话：人是需要有一点机缘的。

两个世界

在学心理咨询之前，我正挣扎在一份鸡肋工作中，心中充斥着温水煮青蛙般的危机感。和单位同事格格不入，可又害怕离开，不知道只有大专文凭的自己在体制外能干些什么？由于公司工程停工，很长时间只有我一人留守，我经常骑着自行车在这个梦想中的城市梦游般四处闲逛，如孤魂野鬼，毫无归属感，焦虑失眠、日夜颠倒是家常便饭。在那些黑暗沉重的日子里，我常常问自己："我怎么了？我怎么了？"

与此同时，我又总是生活在别处，经常通过旅游、读书、跳舞、参加培训和听广播来逃避内心的苦闷。后来我突然迷上了已经去世多年的张雨生，他嘹亮而深情的歌声把我带入音乐殿堂，灵魂的避难所。我开始四处搜集碟片，每晚在古典音乐中入眠。

这两个世界好像是割裂的，无法统一起来。在闺蜜眼中，我是个生活在梦幻世界里的人，不屑于人间烟火。

2003年4月，第一次去雁荡路的上海科技协会上心理咨询师培训课，那天刚好是我的生日。我坐在教室里既安定又兴奋，感到内心有个东西被唤醒，像个初生的婴儿，对一切都充满好奇。

心理咨询让我第一次深切体会到做自己喜欢并擅长的事是什么滋味，在过去的十五六年里我一直沉浸其中，投入了极大的热情，也生活在两个世界里：

白天、咨询、督导、学习、日常生活、东方、意识、头脑、自己……

夜晚、梦境、网络、旅行、业余爱好、西方、潜意识、身体、他人……

我的自助之旅从关注梦境开始，每天尽量把梦记下来，再进行自由联想和自我分析，晚上会带着问题入睡，邀请梦中的原始人给出回应。就这样，我不断从梦中汲取营养，了解自己，滋润白天的工作和生活，同时又把白天的苦乐反馈到梦里，创造出新的梦境。在这进进出出之间，梦境与现实的界限越来越清晰，同时又越来越和谐统一，自己也在这个过程中不断成长、变化。

网络和旅行也是一样，开始我只是单纯地为了逃避苦闷无聊的生活，后来发现探索网络和外面的世界、拥抱西方文明、亲近自然，也像是深入到潜意识当中，帮助我更加明白自己内在的需求，释放出很多压抑已久的生命力，体内的能量开始自由充沛地流动。自己快乐，也带给他人快乐。大概只有离家的人才能更深切地体会到回家的意义，上网和出游让我更爱家、更爱国，对西方心理学的学习也让我更加亲近东方文明与传统文化，想把所有学到的东西都整合在一起，运用到工作与生活之中。

也许，这就是《易经·系辞上》中所说的"一阴一阳之谓道"吧。

三生有幸

十几年前，网络上流行过一句话："前世五百次的回眸，才赢得今生的擦肩而过。"

这一路，我遇到无数同行者：老师、同学、同道、来访、学生、被督……

无论顺缘、逆缘，他们都在不同程度帮助我见自己、见世界、见众生，真是三生有幸。

无论顺境、逆境，我能从事这样一份助己助人的职业，安身立命，并对他人有所帮助，对社会有所贡献，也是不枉此生，三生有幸。

心理咨询让我摆脱了空虚和孤独，每天的生活充实而有意义，极大地扩展了我生命的宽度、厚度和密度，真是三生有幸。

回想起这一路遇到的众多有缘人，我总是心怀感激。由于篇幅所限，此处我只讲讲对我影响最大的三位老师。

朱建军教授是我拿证后接触的第一位老师，他的讲课生动有趣，常讲常新，他创立的意象对话技术把我们带回充满活力的动物世界，唤醒了心中的原始人。他让我们记梦，找感觉，培养共情能力，组织成长小组，这些都为我日后的发展奠定了良好的基础。他上课讲的很多话至今仍然对我有帮助：

"你不说，我怎么知道你要呢？既然你要，我没有理由不给你的。"

"写东西只要说清楚就可以了，不需要完美……"

朱老师也是我的第一位督导。记得2004年夏天我去杭州参加他的团体督导，那天我迟到了，进门坐下来就哭，默默流泪，或者趴在桌上小声抽泣，从头到尾，一言不发。之后大家一起吃晚饭，我坐在朱老师身边，听他给大伙儿讲梦的故事，又开始活跃起来，叽叽喳喳，问东问西，然后满心欢喜地坐火车回家。

有一次我请朱老师在他的新书上签名，要求他为我写一句心里的话。他很认真地看了我一眼，然后飞快地写下："你会等到你的时刻。"我当时有些迷惑，也有些欣喜，但更多的是期盼。

朱老师在北京，后来见面的机会并不多，但每次见到他，我的内心都有一份雀跃。那感觉让我想到儿时的自己，站在大院的坡上，看到父兄回家了，高兴得直跳脚。

2008年初我参加了一个学习小组，和其他小伙伴们一起翻译William J. Stockton教授的著作《现在全明白了！》。Stockton教授80多岁，我们私下都叫他grandpa。他为我们提供免费的视频团体督导，算作翻译酬劳。开始参加的学员陆续退出了，后来又加进几位CAPA学员，督导小组一周一次，共进行了两年。

个案对我而言并不困难，在督导中最大的挑战来自英语。其他同学的英语都比我好，我感到很自卑，像是退回到不太会讲话的孩童状态，每次都缩在角落里，暗自着急：今天一定要开口了，哪怕打声招呼也好，要让地球那边的grandpa知道，我也在这里。

拖到最后，我终于鼓起勇气用我的"baby English"汇报了案例，那感觉，真是糟透了，很多东西都表达不清楚，还得不时求助旁边的同学。

视频中的grandpa靠在宽大的扶手椅上，满面笑意："Lily，你的英语说得很好。"

我常常会自责，这里做得不好，那里也做得不好。

有一次他听完之后非常认真地对我说：

"Lily, always remember you are a very good and very nice person. One of the reason why you are so nice and so good is because you are caring, and you want to help person. That always be true."

写到这里，我的眼睛依然是湿湿的……

一个人的缺点就像是秃子头上的虱子——明摆着。心理咨询是一个从垃圾里面找黄金的过程，我们要有一双善意的眼睛，从来访者身上发掘优点和资源，不断强化，使之发展壮大。鼓励如同阳光雨露，批评像是风刀霜剑。小苗苗要靠什么来生长呢？

我从grandpa的眼睛里看到了爷爷和姥姥对我满满的爱意。

在他的鼓励下，我斗胆接受了Elise的邮件邀请，参加了CAPA第一届培训。忘不了2011年他在纽约请我和Wendy吃的那顿墨西哥大餐，他已步履蹒跚，稀疏的头发梳得一丝不乱。2018年我去纽约见Elise，才得知他老人家已经去世好几年了……

不知道是不是直接用英语上课压力太大，CAPA刚开学两个月我就意外骨折了。我觉得这是个严重的自我挫败问题，必须得申请分析师了。我被分配给了加拿大的第一位华裔精神分析师王方，她曾是第一届中德班家庭组学员。当时她刚被Elise招募进来，可能是CAPA唯一能讲中文的分析师。

2009年初，我开始了一周3次的视频精神分析个人体验。当王方回国休假时，我体验过一周4次的躺椅式经典精神分析。因为分析时间长，彼此很熟悉，面对面的感觉和视频没多大差别，只是她比我想象中的更高一些。

由于小时候我跟妈妈和姐姐的关系不好，我们的工作一开始是比较困难的，我当时很渴望有位男性分析师，因此在她面前我毫不掩饰自己的失望和攻击性。有一次她没有出现，我空坐在电脑前，感觉又被"妈妈"抛弃了，悲愤交加地给她写邮件。写完了，她来了，原来是我记错了时间。

渐渐地，我感受到自己的幸运，我们之间没有语言障碍，没有文化隔阂，唯一要忍受的就是时差和网络连接问题。渐渐地，我感受到有她陪伴的种种好处：

> 有了分析师，你不必在来访者身上寻求肯定，这会更有利于咨询；有了分析师，你不必在领导们身上寻求赞赏，这会更有利于独立；有了分析师，你不必在同行们那里寻求嫉妒，这会更有利于和谐；有了分析师，你不必在上帝的面前寻求认可，这会更有利于自由。（摘自2009年6月26日博客）

整整7年，王方陪我一起探索了心灵的角角落落，伴我完成了所有的CAPA培训，帮我度过很多艰难时刻。分析费从开始的5美元逐渐涨到她的正常收费，我也从脆弱到坚强，成长为一名合格的咨询师，更加认同自己的女性身份。回顾过去的心理咨询之路，王方给了我最稳定、最持久也是最有力的支持。分析结束后，我还是每年和她会谈一两次，只要我有需要，她都会在那里。

四架马车

参加专业培训及工作坊3800+小时；
接受团体及个体督导1600+小时；
精神分析个人体验530+小时；
身体能量分析治疗80+小时；
沙游及团体体验合计600+小时。

从以上数字中你可以看到，我这十五六年真是使出了洪荒之力。目前我已提供咨询及督导合计12000+小时，相当于每工作2小时就有1小时的培训、督导或体验作为支撑。

培训、督导、个人成长和传统文化是四驾马车，并驾齐驱，引领我在这条自助助人之路上持续不断奔跑。有时我会感到身心疲惫，但从未觉得职业枯竭。这一行要想做好，活到老学到老是必须的。

1.培训

我参加的培训主要以精神分析为主。当初选择这个流派作为主攻方向，不仅因为大学时读弗洛伊德《梦的解析》埋下的那颗种子，也缘于叶斌老师说过的一句话："学精神分析的人都比较自信。"自卑的我当时正需要这个呢！

我是从意象对话技术开始学的，朱建军老师把它归为荣格学派，之后参加的沙盘游戏、舞蹈动作、意象体现、艺术治疗、声音疗愈等也都属于荣格学派。在自体班、CAPA和中德班等培训中又反复学习了精神分析的其他主要学派，目前正在参加的IIBA（国际身体能量分析协会）认证培训也属于精神分析，是身体取向的。

我还参加过龚鉥心理剧、儿童青少年诊断与治疗、认知行为治疗、家庭治疗（包括萨提亚、结构式和系统式）、叙事治疗、欧文亚隆团体治疗、聚焦取向心理治疗等培训，还和两位台湾老师学过6天的家庭系统排列。

总之，我把自己感兴趣的、能接触到的都学了一遍。仔细数了一下，自打我上了心理咨询这条"贼船"，参加的培训和工作坊居然有80多个，还不包括这几年风起云涌的微课和网课。按圈内人的玩笑话，我算是重度学习型人格障碍患者了。

之所以学这么多，开始阶段是因为资源太少，除了报不上名的中德班，几乎没有长程培训，也没有持续的督导。当做咨询遇到困难时，除了看书，只能通过参加各种工作坊来寻找解决办法、缓解焦虑。后来觉得只学精神分析还是不够，并不能应对所有来访者的问题，其他流派都要认真学一下。上了CAPA又去参加中德班，主要是为了寻求认可，希望被国内的老师们看见，修复被拒绝的创伤。

同样的理论，当你在不同阶段学习时，听到的不同，体会到的不同，理解到的也不同。

同样的理论，不同的老师讲，听中文和听英文，看中文和看英文，感觉都不太一样。

比如弗洛伊德有关梦的理论，大学时看不懂，后来通过各种培训反复学习。今年参加了Mark Solms博士的工作坊，又从最新的神经精神分析的角度去理解梦的机制，常学常新是最大的感受。

2.督导

在2003年咨询师培训时，听叶斌老师介绍国外的专业学习，那是在督导下的实践。得知国内的老师们大都没有经过这样的训练，我很失望。当时我们的条件已经算很好了，华东师大心理咨询中心会有每周一次的专业学习或案例讨论，叶老师还组织过敏感性训练小组，比起那些单枪匹马拿了证就做的人幸运多了。

从澳大利亚回来的韩岩老师2006年在华东师大办了一个工作坊，花了一下午的时间为我做督导，我汇报了一个咨询时间最长的个案。那次督导坚定了我继续工作下去的信心。

第一个正式的督导是2006年家庭治疗团体督导，认识了孟馥老师，她是第一位让我特别想亲近的女老师，她时常出现在我的梦里。这十几年来，她一直在支持并见证着我的成长。

之后我参加了几年上海荣格小组的很多团体督导，还有Robert Bosnak和Jill Fisher的梦的意象体现网络督导……

直到2008年9月参加CAPA培训，终于有了每周一次的个人督导，我向往的培训方式终于来了。迄今为止，督导过我的老师有33位，其中8位是长程的个人督导，除台湾邱敏丽老师外，其余的都来自CAPA。

我的最高周督导记录是在2012年，一周之内参加6个督导，有团体，有个体，有网络，有地面，都赶一块儿了。那时刚好接了几个很有挑战性的困难个案，压力山大，特别需要支持。

3. 个人成长

我从2003年起开始记录自己和家人的梦，厚厚的梦日记已经写到第12本。在那些缺少督导和支持的日子里，梦始终是我忠实给力的伙伴和助手。

2004年我开始通过意象对话成长小组了解自己，持续了3年。

2006年我去南禅寺进行十日禅修，之后做了一年沙盘游戏治疗。

之后又投入一个个成长团体，在一次次冲突中看见、修通……

在培训中学到的东西，我总会先在自己身上试一试。

2004年听朱建军老师讲到一种发泄愤怒的方法，用很多张报纸卷成硬棍打桌子。当时公司刚好搬进新大楼，周围基本没什么人，我便在办公室尝试了一次，边打边喊，声泪俱下，棍子打烂了，再卷一根，直到精疲力尽为止。之后我浑身酸疼了好几天，像是自己被暴打了一顿，我对此法深感疑惑。

神奇的是，随着疼痛逐渐消散，我开始感到前所未有的轻松和喜悦。第二次再试就没那么愤怒了，对那个我一直怨恨的人居然多了几分宽容和理解。

在2018年7月的身体能量分析培训中，我看到老师让几位同学用同样的方法释放愤怒，甚是欣喜。

4. 传统文化

第四章中的"挫其锐，解其纷，和其光，同其尘"可能是古人抄错了，或者是竹简插错了，却像半道上杀出来的程咬金，一下子引起了我的注意。如果加上"为无为，则无不治"，再加上"功成而弗居"——共情、陪伴、支持、理解，分享喜悦，共感痛苦，解除症状，最后功成身退，这不正是一个心理治疗的全过程吗？看来要想成为一个好的心理治疗师，也要努力成为圣人才行。（摘自2011年6月11日博客）

上面是我2011年学习《道德经》时写的感想，其实做心理咨询和治疗并不需要先成为圣人，只要能不断地帮助来访者形成对自己的理解，逐渐在内心对不确定性产生更多的包容，治疗效果就产生了。

在申荷永老师的课上常听到《易经》等内容，我看到很多荣格分析师也喜欢引用《道德经》和奇经八脉，作为一个中国学生我却对此知之甚少，深感汗颜。

2009年骨折之后我开始对身体重视起来，听徐文兵和梁冬讲《黄帝内经》，对中国传统文化越来越感兴趣。2011年去督导Fran家住的时候，我还特意跑到费城的中国城去帮她配中药茶，用乱七八糟的英语向她大讲养生之道。那年从美国回来后，我拉先生去拍了一套古装艺术照，一起学习《道德经》，还跟周信文教授练了一两年少林内功。

在身体能量分析培训中，很多身体练习都是传统中医的方法，也令我十分感慨：东西方理论与技术的整合才是硬道理。把中医和儒释道好好学一学，是我后半辈子很想做的事。

五颜六色

这条路，酸甜苦辣咸，五味杂陈，悲喜交集。

故事一：热线电话

由于有了我们第一批持证的咨询师，华东师大心理咨询中心开始了对外服务。有些有经验的同学在培训期间就开始接个案了，我觉得自己还没准备好，就先去徐光兴教授组建的心理健康辅导中心做了值班助理，并作为"林紫15号"从热线电话开始实践。从2003年底开始义务咨询了三年半，累计接线500多小时。

道是无偿却有偿，这三年的"热线生涯"带给我的收获无法用金钱来衡量。完全没有想到，当初带着兴奋、紧张、好奇与热切的心贸然闯入的这个领域，会深深地触动心灵，最终改变了我生活的轨迹。

尤其难忘在夜晚值班的那些日子。当幽玄的天衣遮掩了太阳的光芒，内心的孤寂、矛盾、痛苦甚至光怪陆离更易于呈现，在电话中听到的一切都仿佛来自另一个神秘世界。

当时的条件比较艰苦，冬天一个人待在一所民办学校的顶楼小房间里值班，没有空调，光线也不是很明亮，裹着厚厚的大衣仍然冻得瑟瑟发抖。如果恰好遇到一位喋喋不休的"祥林嫂"，那更是苦不堪言，只想大喊："救命啊！"

山东一个刚工作不久的苦闷医生常常打电话过来，开始每次要说很长时间，后来却只想听听我的声音，很快就挂掉，很明显他对我产生了情感依赖。当时我没有经验，慌得不知如何是好，竟问了他的地址，买了几本书匿名寄过去。之后，他再也不来电话了，我带给他的既是希望也是失望。

最新奇有趣的是一个想找新主人的"狗人"，和我通了三次电话。据说他从高中开始就想做狗，大学毕业后被雇佣到一个女老板家做"宠物狗"。他像真狗一样生活，住狗笼，吃狗食，像狗一样讨好、跟随、受训练。他给我学了几声狗叫，真像！听得我一愣一愣的，当晚便梦见自己也是一只狗，穿过一片低矮幽暗的灌木丛。他带给我的是对人性更深入的了解。

当我取得了一些进步，能更耐心地倾听、更准确地把握对方的问题时，便能在咨询中尝到更多的甜头。有时会遇到个别聪明善思的来电者，其实他（她）已经跋涉了很久，就快走出迷雾了，万事俱备，只欠那临门一脚。这时，你只需稍加提问与引导，他（她）便恍然大悟，顿觉醍醐灌顶，把你想说的话都主动地说出来，问题迎刃而解！然后他（她）会欣欣然地感谢并感叹："我为什么没早点儿给你打电话？"哈哈，在此之前，你非你，我非我，未必能有这样的完美时刻。那时的电话咨询就变成了愉悦的享受，双方都获益匪浅。很可惜，这也是可遇不可求的，和大熊猫一样稀罕。

不过，无论是水到渠成还是无功而返，抱着无私和奉献之心所做的事对人的心理会有极大的好处。接完电话回家时通常都很开心，心中充满了助人的自豪感和价值感。喜欢伸展双臂，让自行车从长长的桥上顺势冲下，感觉自己像小鸟一样自由自在地飞翔。别担心，速度不是太快，而且睁着眼睛，绝不会像电影《天使之城》里的梅格·瑞恩那样傻，每次"飞翔"时都会不由自主地想到她，嘻嘻……（摘自2007年4月13日博客）

故事二：面询第一天

2004年8月我和葛红、庄丽等几位同学去北京一座山上参加了7天意象对话中级班集训，回来之后我自信心爆棚，终于有勇气挂牌面询了，很快就在华东师大心理咨询中心接到第一个预约。

第一次面询我很早就到了咨询中心，假装淡定地和值班的大三小助理聊天，得知她是双胞胎之一很是惊喜。其实前一天下午，我焦虑得如同热锅上的蚂蚁，跑到学校总想抓个人问问我该怎么做，回家后又临时抱佛脚拼命翻书，一宿没睡好。

看到预约表上登记的是一个7岁的小女孩厌学，就理所当然地等着一家三口过来，结果是大大小小7个人呼啦啦涌进咨询室，好不热闹！原来那个厌学的孩子也是双胞胎之一，忘了是姐姐还是妹妹，同来的还有妈妈、外婆、舅舅和舅妈等人。

看到这个阵仗，我大脑一片空白，内心直打鼓，先请值班助理帮忙倒水，然后强装镇定地走进去咨询了一个半小时。单独给小女孩做了意象对话，又和妈妈及外婆谈话，她俩争先恐后地表达自己的想法，都希望得到我的肯定，让我这只菜鸟第一次体会到了满满的信任感和权威感。一周后，小女孩去上学了。

第一次咨询的成功开了个好头，对我来说是个极大的鼓舞。我时常想到那位母亲，她事后的多次电话反馈和感谢真是太重要了。想想那对双胞胎姐妹今年也该20岁了，和当年值班的小助理差不多，这也是一段奇妙的缘分。

这次咨询的成功离不开整个家庭的支持，他们齐心协力一起来到咨询室，像玩儿一样就把咨询做了，丝毫不会让孩子感到紧张和羞耻。

当天晚上我接待了第一位成人个案，而他就没那么幸运了，由于严重缺乏家庭支持，集抑郁、焦虑、强迫、依赖和成瘾于一身，14年过去了，他的改变缓慢而艰难。不过，也正是这位来访者推动我不断参加培训、努力提高自己，学来的东西几乎都在他身上试过了。在个案量不多的日子里，他的存在和依赖对我是很大的支持。

故事三：拥抱

与父母和解，重建亲密关系是我从事心理咨询最大的收获，2005年春节我为此跨出了重要的一步。

像很多东方人一样，学英语是接触西方文化的开始，而在英国旅游的一小段时间则让我亲身体验了西方文化，和一对外国老人的邂逅帮我拉开了拥抱的序幕。

上次提到的老爷爷叫Len，是威尔士人，晚上特意开车到宾馆来接我们去他家做客。临行前老公提醒我，欧洲的礼节是拥抱，而非握手。我的心开始怦怦直跳，从小生长在非常正统保守的环境中，家人之间几乎都没有什么亲密的表达。我有点紧张，也有点兴奋，到欧洲也有十多天了，经常看到人们见面拥抱亲吻的场景，那份亲近也着实让我羡慕。

Len的夫人Babara是一位开朗健谈的胖老太太，他们的家是一幢独立的三层别墅，拥有美丽的花园，还有一个鱼塘……临别前，Babara热情地拥抱并亲吻了我们，非常自然，在她温暖而柔软的怀抱里我舒服极了。Len开车送我们回宾馆，临别前，我又得到了他的拥吻，他高大而结实，双臂非常有力，当他俯下身亲吻我的双颊时，感觉到自己的脸有点热，幸好有夜色遮掩……

记得刚参加工作时曾有位男同事说我像个修女，因为我从不像其他女同事那样和别人亲亲热热、搂搂抱抱、打打闹闹，有点不食人间烟火，比较冷漠孤僻，宁愿一个人待在角落看书，梦想着远走高飞，奔向另一片广阔天地。那位同事绝对想不到多年以后当我梦想成真，踏上另一片土地，接受了另一种文化之后，开始变得那么贪恋别人的拥抱，仿佛一道关闭已久的情感闸门被拥抱神奇地开启，爱的感觉开始奔流不息……

后来在和很多老师、同学、朋友的拥抱中，我逐渐体会到自己一直渴望的是儿时和父母之间那份未曾充分满足的亲密。解铃还须系铃人，去年春节回家之前我打定了主意：这次回家一定要和父母好好沟通，好好拥抱。

和父母谈了很多儿时的事情，尤其是一直避讳的话题，爸妈听后感到非常惊讶，一直觉得我是家中最受宠的孩子，却并不了解我当初内心的想法和感受。家长与孩子之间往往最缺乏沟通和理解，虽然是最亲近的人，但心与心之间的距离有时却最遥远。再后来，我让爸妈给我讲讲他们各自的经历以及生活中最难忘的事情，还不时地在本子上记录着，父母很配合，像答记者问，还有点争先恐后，哈哈! 看得出他们都很开心，也需要被子女了解，也渴望着子女的倾听，那几个晚上我和爸妈的心贴得很近很近……

那天晚上，和爸爸妈妈又聊了很久，他们的作息一直很规律，该去休息了，爸爸进了他的房间，门还没有关，我下定决心，排除万难，终于走了进去。犹犹豫豫，进进出出后，我最后轻声说了一句："爸爸，我想和您拥抱一下，可以吗?"声音很小，但爸爸很敏感，立刻转过身来张开双臂："好呀!"我走入了他的怀抱，但还是有点拘谨，他也不是很自在，拥抱了没多久就放开了，但我还是感到非常激动。之后我又去了妈妈的房间，这次容易多了，曾经紧张对抗的母女关系早已软化，我已经真正理解了"打是亲，骂是爱"的含义……

从那次拥抱之后，我和父母的关系变得更加亲密。在离开的那天，哥哥、嫂嫂和姐姐都来送我，出门前，我和每个人都相互拥抱，妈妈还在旁边不断提醒："和你嫂嫂抱一抱。"哈哈，我感觉自己又回到小时候，成了个拥抱玩具。(摘自2006年7月21日博客)

故事四：相伴 CAPA

2018年是CAPA成立10周年，主席Elise照例和一些美国老师从地球那边飞过来和各地学员见面，在北京、杭州、武汉、深圳、南京和上海6个城市举行了年会，是历届规模最大的。从A组到K组，CAPA每年招收40人，现在接受过和正在接受培训的中国学员已经超过400人了。

作为A组学员，我从参加培训到提供督导、做助教、参与面试，一路相伴，亲身见证了CAPA这10年的发展壮大，感到非常荣幸和骄傲。

在电影《冰雪奇缘》中有个激动人心的镜头，姐姐一边唱着《Let It Go》，一边大步向前走，路在她的脚下随着歌声向上延展，最终抵达属于她自己的冰雪宫殿。

这正是我参加CAPA的感受。

CAPA是一个由下至上的组织，从学员的需求出发不断发展出培训课程：2008年从零到A有了两年期初级班，接下来是为期一年的《正确诊断》和《儿童发展》选修课程，后来又有了两年期高级班，一年期婴儿观察、督导和助教训练班。精力充沛的Elise四处招募老师和督导，不断满足学员们嗷嗷待哺的学习需求，铺就了一条不断提升的职业成长之路。

CAPA培训是我梦想中的心理治疗培训，每周上课一次，包括理论、技术和案例讨论，每位学员都配有一周一次的个人督导，还提供低价的心理治疗和精神分析个人体验。唯一的不足是通过网络进行，开始阶段我们忍受了很多网络连接带来的挫败感。

精神分析的学习充满动力，有时会非常痛苦。一个班级或者一个小组就像是一个家庭，老师像家长，同学们像是兄弟姐妹，过往的创伤很容易被现实中的互动所触发。由于小时候的经历，我时常感觉自己是最脆弱、最自卑的那个。

记得最初两年参加初级组培训时，我们在华东师大心理咨询中心上课，10个人共用一个视频窗口。我会习惯性地坐在第一排李孟潮边上，从师生变成同学，可想而知我的兴奋和焦虑。调摄像头的小助理一不留神就会把我排除在镜头之外，有一次看到视频中没有我，眼泪瞬间就下来了。后来我意外骨折，在家上课，单独开一个窗口。趴在床上看着9位同学挤在一个窗口，我时而孤独，时而高兴，好像自己又被送回老家了。

参加CAPA培训前，除了第一个成人个案持续进行外，我的咨询都是短程的，一般不超过12次。2010年初级组毕业后感觉到自己的能力大幅提高，长程个案增多，咨询开始变得深入持久，脱落率也不断下降。那年我在两位同学的激励下装修了自己的工作室。随后我们组成4人小组，先是学习和同辈督导，后来变成个人成长团体，每周活动一次，持续了三四年。我们在冲突中相伴成长，相爱相杀，有时也相当惨烈。

在2014年参加督导班培训时，我们可以申请美国的精神分析学院，通过网络进行精神分析师候选人的培训了。这曾是我的梦想之一，如果再早两年，我一定会拼了命去参加的。可面临这么好的机会，我却陷入长期痛苦的纠结之中，算命、起卦，甚至夜不能寐。

每当这些时候，我都需要回到分析师王方那里，疗伤、讨论。CAPA提供了全套支持！

我在旅途中常常得到老人的照顾和帮助，在CAPA培训中又遇到无数美国老法师（上海话中对资深前辈的一种尊称，也是我们平时交流中常用的词），在我的职业成长道路上起到重要的引领作用。有些人以他们的形象或者话语保留在我的头脑中，有些人被我内化到心里，融入血液，成为内在客体，展现在我的工作态度和生活方式中。

开课前一个月就接到了Fran Martin博士的邮件，我以为火星人马丁叔叔来了，她是我第一位个人督导，工作了4年。去纽约开会时我遇到了Charles Bonerbo博士，请他做我的督导，工作了7年。通过网络培训已被广大同行认识并喜爱的Jerry Blackman和Lea Klein等都是我的老师，Blackman还把我们的邮件往来写进了他的书里。

2016年春天，我在Robert Gordon博士的陪伴下，以助教身份给G组的学妹们讲了一课，就此结束了持续8年的CAPA培训，依然记得当时身体的紧张和兴奋。

CAPA让我成长，成长也带来分离，是遗憾，也是收获。

故事五：游学

2003年元月第一次出国旅游，为我整个身心的改变开了个好头。2011年元月我和两位CAPA同学应Elise的邀请去纽约参加美国精神分析协会第100届年会，开始把学习和旅游结合起来。

能在地球那边和督导及老法师们见面拥抱，与众多白发苍苍的老法师们共聚一堂，令我兴奋不已。在中国城举行的CAPA师生见面会上，我站起来分享了那个有关拯救的幻想："When I was a little girl…"有位素不相识的女老师居然听得泪流满面，结束后给了我一个大大的拥抱，同学也说我判若两人。当我放弃与他人比较，真实地展示自己时也是很牛的。

　　会后我又去了波士顿、费城和洛杉矶等8个城市，从东到西，从北到南，独自把美国走了一遍。见了不同流派的老师和督导，还住在一些老师家里，像是回到阔别已久的老家。梦想成真的感觉真好！

　　我在哈特福德医院参加了一次John W. Goethe主持的住院医生督导会，分享了一位80多岁的女病人痛苦坎坷的人生经历。他在督导时不经意地用我和他早晨的一段对话举例，再次令我感动不已。来上海演讲的那次他也是这么干的，很自然地把我们在路上的交流内容融入演讲中，让我真真切切地感觉到被聆听、被重视、被他放在心里。

　　2013年5月底我去瑞士参加第25届国际聚焦心理学大会，在会上做了一小时的英语演讲，表达自己的观点：Body is our home。5月初我的妈妈突然去世，那次会议和之后的旅行都在帮我完成哀悼过程。在维也纳，我参观了弗洛伊德故居，还去了George Brownstone医生的工作室，我们在北京举行的亚洲精神分析大会上认识，他曾通过邮件给过我很多帮助。在法兰克福，中德班老师Wolfgang Merkle带我参观他们的医院和附近的美术馆。在布拉格，我看到那些美景，又想起曾经的自己，总是生活在别处……

　　2015年9月我去意大利西西里岛参加荣格学派的"艺术与心灵"治疗大会，当我和身边一位来自苏黎世的女士兴致勃勃地讲起寻访荣格故里和柏林根塔楼的经历时，她旁边的男士突然告诉我，他就是荣格的孙子。那一刻我惊呆了。

　　2017年在多伦多举行的IIBA第24届年会上，我认识了身体能量分析创始人勒温的儿子Fred，他花了10年的时间拿到认证。对了，2011年在纽约开会时还见到了"牛哥"（弗洛伊德）的曾孙女，一位抽烟的女艺术家。能够和这些著名心理学大师的后人接触，满足自恋是肯定的，对这个职业也更添了认同感。

　　非洲有句谚语，养育孩子要举全村之力，我想养育一个咨询师也是如此，整个地球村都要为此作出贡献。这些游学经历让我接触到更多国外同行，有了更宽广的视角、更开放的态度，也到达了很多旅游目的地。从作为家属出游，到带家属出游，我的家庭地位也大大提高了。

故事六：危险的心理咨询

心理咨询是个高风险的助人职业，既辛苦又赚不了大钱，还会遇到各种各样想不到的困难、危险和挑战。

我在新手阶段总是渴望多积累些经验，无知无畏，好奇心很重，还特别喜欢挑战自己。接待过的来访者从3岁到75岁，只要是约我的都来者不拒，至少先看看是什么情况。我为此付出了不少代价。

心理咨询是一个生命去影响另一个生命的过程，我们要投入整个身心，接收来访者传递的各种能量和信息。有一次我听一位遭遇严重家暴的来访者倾诉了两小时，我的身体像散了架一样，哪里都痛，回家大睡一觉才缓了过来。

曾经跟一位自闭症小女孩和她的父母工作，一次咨询结束后，我失控地蹲在地上，蜷缩成一团，泪流不止，强烈的孤独和痛苦席卷而来，久久不能平复。我和督导长时间的努力只是让父母正视了孩子的问题，看到了他们对孩子的影响，并转介到更合适的机构。此刻，小女孩那双美丽却空洞的大眼睛浮现在我的脑海，还是让我觉得很心痛，很无力。

2012年，《中华人民共和国精神卫生法》出台，华东师大心理咨询中心也不能对外服务了。我在督导们的指导下结束了一个困难的公益个案，建议他继续寻求精神科医生的帮助。此后，这位来访者通过邮件或QQ不时对我进行恐吓和辱骂，持续了一两年。这让我非常寒心，每周两次，持续一年多的艰苦工作居然是这样的结果。这也让我非常恐惧，连去中德班上课听讲座都提心吊胆。

还有一些有自杀风险的个案，也让人寝食难安，心力交瘁，甚至开始怀疑人生……

这些困难个案让我深深地意识到心理咨询的危险性，也深深地意识到自己的局限性，以后接个案就越发谨慎了。

与那些在医院和学校工作的同行相比，个人执业的咨询师就像是野生动物，虽然自由，但没什么保障，只能依靠自己不断参加培训和督导来提升专业技能，增强竞争力，让自己活下去。除了寻求督导的帮助外，找分析师倒苦水、找同行抱团取暖都是非常必要的，这是一个需要打群架的职业。

永不放弃曾是我的信条，随着学习的深入、经验的积累，我开始慢慢学会放弃。参加完中德班，我逐渐放弃了团体治疗、儿童青少年治疗和家庭治疗，也放弃了挑战高难度个案。人生苦短，我不需要成为全能选手，专注在自己擅长的领域，对自己、对来访者都是一种负责任的态度。

保持清醒，保持活着，保持健康地活着。

故事七：成为注册督导师

2008年汶川地震时，我注意到了中国心理学会注册系统，这是一个有情怀的组织，我喜欢的很多老师都在其中。2010年，在叶斌老师的号召下，我们这些兼职咨询师也开始申请中国心理学会的注册心理师了。我因学历太低，再次被拒。

那年我也有了一个新身份，给在咨询中心实习的研究生们做团体督导。做了之后才发现，成为督导也不是件水到渠成的事。

2013年我参加了CAPA的督导班培训，开始在老师们的指导下提供长程督导。此后还给CAPA学员义务督导了两年。不过，我对怎么做督导依然不清晰，也对自己没信心，仅凭1000多小时的被督导经验来工作。

2015年我去武汉参加了第一届注册督导师培训班，向美国APA临床督导领域的首席专家Carol A. Falender和Rodney K. Goodyear系统地学习督导知识。令人惊喜的是，我和尊敬的钱铭怡、江光荣、贾晓明、徐凯文等老师成了同学。

参加完第一阶段培训后，就像邯郸学步一样，我发现自己更不会做督导了，不知该怎样在动力学取向的督导中融入胜任力模型。我常常在督导中纠结，又在结束后沮丧：哎，这次督导又没用进去！

第二阶段培训后，我和几位小伙伴参加了两位教授的网络团体督导，钱铭怡老师也在其中。通过督导慢慢把课堂上学的东西消化整合进工作中，我对自己的督导胜任力也开始有点信心了。

督导工作真心不容易：责任重，既要帮助咨询师提升专业技能，促进其职业成长，又要保障来访者的利益。工作量大，看逐字稿，有时还要听录音、看录像，这些都要花大量时间和精力。督导关系错综复杂，各个维度的移情反移情、平行关系、伦理……通通都要考虑，如果加上机构的因素会更复杂，还有令人头疼的评价问题。由于接受督导的大多是新手，收入也相对较低。怪不得有很多同道不愿意提供督导。

不过，督导工作带来的收获也是巨大的：在受督导者身上我常常能看到当年的自己，督导他们的同时会引发很多思考，督促自己进一步学习，和他们一起成长。督导时脑海中常常会浮现出过往督导们的样子，他们温暖而支持的眼神不断给我力量，我也非常希望把这些温暖和支持传递给新来的同路人。当看到受督导者取得了成功和进步时，我更是由衷地欣喜，从他们身上我体会到为人师长的满足感，也对自己和受督导者的职业发展越来越有耐心，越来越有信心。

2016年我通过了注册督导师的评审，那块饱含曲折艰辛的牌子被稳稳地摆在工作室的窗台上，这次倒是瓜熟蒂落，顺理成章。

故事八：自卑与超越

从小到大，我一直很自卑，原因很多，出生顺序是其中之一。

我是父母的老生子，在我出生那年，哥哥16岁，姐姐13岁。据说我从小受到家人的溺爱，尤其是哥哥，他的工龄刚好是我的年龄，结婚前他一半的工资都可以花在我身上，我今生的第一张照片也是他带我去拍的。如果姐姐欺负我，哥哥就会打她，我躲在门后偷偷看他们打架，既害怕又高兴，我想那个被救助的幻想可能与此有关。姐姐的数学特别棒，是重点中学的尖子生，身材苗条又漂亮。小时候我总觉得自己像个丑小鸭。

我时常发现自己置身于一群比我优秀的人当中，并为此感到深深自卑，比如前面提到的夏令营。这和年龄无关，我总是能敏锐地捕捉到别人比我厉害的地方，尤其是学历。

记得刚上自体班时看到周围的同学有硕士、博士甚至是海归，顿时又自卑了。我感觉自己像个幼儿园的小朋友，在一群高中生，甚至是大学生中间，觉得自己很差劲，很渺小。事实并非如此，我的咨询经验是最多的，在很多地方我并不差。但这丝毫不影响我在某些时刻崩溃，感觉又被打回原形。

这次写稿也是一样，当我回看群里其他人的简历，发现大都是硕士、博士，还有海归时，瞬间又玻璃心了。其实我是A组的大师姐呢，可这只能使我更增烦恼，更添无助。

自卑让我非常痛苦，也带来极大的动力。我从小就是个争强好胜的孩子，总是试图超越。

在工作学习中，"笨鸟先飞，笨鸟多飞"是我对自己的要求。坚持学习，努力实践，拼命赶超心中设定的一个个目标，比如grandpa的一万小时。上中德班时我的每周咨询量刚刚超过20小时，得知给我做体验的德国老师每周工作30小时，我的心又开始蠢蠢欲动，向着下一个目标进发。

自卑给我带来很多好处，我就像拥有一个自卑探测器，在咨询中能敏锐地感知并深深地理解那些自卑的来访者，尽力帮助他们摆脱痛苦和挣扎。自卑也让我经常保持谦虚，谨记"三人行，必有我师"，天外有天，人外有人，敬天爱人。

由于自卑，我在入行初期会有意识地注意来访者的学历背景，好像是在积攒"博士"个案似的。当咨询取得进展时我会很得意：看，文凭不代表水平吧，学历也与快乐和幸福无关。

作为补偿，我在网络上和生活中总是喜欢和博士们亲近，也把自己整成了"博士（doctor）"。不知道从何时开始，我不去在意这些了。也许是博士个案已经多到数不过来，已经有不少博士来找我做督导了。随着咨询经验的增多，我越来越发现人与人之间的相似性，不论是外企高管，还是农民工，他们都和我一样，在心灵的某个角落都隐藏着深深的自卑感。我也越来越发现每个人的独特性，外在的身份、地位、学历、名气、财富都无法定义这个人。放下自身情结，专注在每个来访者身上，帮助他们认识自己成了更重要的事。

故事九：自我关怀

"名与身孰亲？身与货孰多？得与亡孰病？"这是近几年最引我深思的问题。

妈妈在世时总是催促我好好吃饭，早点睡觉。可我和妈妈一样，是个拼命三郎，一旦投入就常常废寝忘食。从小受到的教育是"轻伤不下火线"，工作和学习永远排第一。成为心理咨询师后，我更是以来访者为中心，就连旅游也是为了恢复元气，在咨询中保持最佳状态。

专注的倾听让人把所有注意力都集中在来访者身上，甚至可以起到镇痛作用。2008年11月摔跤后，我不知道自己骨折了，接连三天忍痛骑车去学校做咨询。咨询中我会渐渐忘记身体的疼痛，也许是麻木了，来访者一离开，那钻心的感觉就立马回来。

就算是骨折，我也没有中断咨询和CAPA的课程，直到春节休假。有很长一段时间我是趴着上课的，在家里的床上或教室的桌子上，还趴着完成了《现在全明白了！》的部分翻译和《督导与反思：心理咨询案例集》中的案例报告。现在想想真是太拼了，当时的我可是痛并快乐着，还写了很多博客自娱自乐。

骨折恢复之后我开始关注身体，每周都去做中医调理，尽量规律作息和饮食，加入了养生党。也是从那时起，我才开始意识到咨询师的自我关怀不仅是私人问题，也是伦理要求。

好了伤疤忘了疼。随着专业技能不断提高，身体状况日渐好转，加之喜欢挑战的个性，我的工作量一年比一年大，自我关怀还是被排在后面。

记得两年前曾在简单心理微信群里看到，咨询师长时间每周工作30小时以上，免疫系统和神经系统会受到损害。年初我就对此有过担心，没想到几个月后就亲身实证了。

2018年5月，我从美国回来没几天就爆发了严重的带状疱疹，每次呼吸都会引起剧痛，吃不下，睡不着，吃药，拔罐，调理，折腾了一个月才好。

身体再次向我发出警告：不能再像以前一样拼了！

2013年在瑞士参加聚焦大会时，一位当地的治疗师问我每天的生活是怎么过的，我当时不无骄傲地挑了一周中最忙碌的周四与他分享：早晨五点半起床（有时会更早爬起来看文献），吃好早饭就开始上CAPA网络课，中午有时和同学们一起吃饭聊天，下午接着工作，晚饭后又接着工作，还要进行督导和个人分析。

我也很好奇他们是怎么过的，他说：早晨起来先看看报纸，吃吃早饭，大家会在一起弹琴、唱歌、聊天，上午工作几个小时，中午再好好吃一顿，下午工作，晚上大家又会聚在一起，有很多唱歌、跳舞等娱乐活动。

我听了真是羡慕极了，那才是生活呢，我只是在准备生活。

以前我的理想是向一些美国老师学习，工作到八九十岁，生命不息，战斗不止。现在我要好好想想George Brownstone对我说的话了：除了工作，我们还要享受生活。

不论是母亲还是咨询师，为了能给予"蜂蜜"，你要努力让自己成为一个幸福的人，体验生活的甘美。

故事十：身体的智慧

身体是充满智慧的，它会把你带到对的地方。三四岁时，我在老家有过一次壮举，独自一人翻山越岭从奶奶家跑回姥姥家，奔向爱的怀抱。

在学心理咨询的这些年，我的身体也帮我做了很多选择。错的选择总是非常痛苦，对的选择让人身心舒畅。

2004年我曾听朱建军老师介绍过躯体治疗，当时觉得好神奇，通过人的体型就能看出他的过往经历和人格结构。2006年跟Robert Bosnake学习梦的意象体现技术，开始了解身体的智慧。后来参加了意大利分析师马龙的荣格心理学与躯体治疗工作坊，之后我经常做他教的扎根练习。

2016年听闺蜜Daisy说，她要参加IIBA（国际身体能量分析协会）认证培训，一年4期，一共4年，都是地面的，还有治疗和督导。我整个身心为之一振，马上决定参加，也彻底放下了要不要申请精神分析学院的纠结。当时招生已近截止，我非常担心报不上名，还写信给纽约的分析师Dorothy求推荐，她两年前就跟我提过Scott Baum博士，IIBA的前主席，也是培训老师之一。

当时有一位长期抑郁的来访者正困扰着我。我们的咨询一周两次，已经工作了两年多，尝试过各种方法，他头脑层面的东西都非常清楚了，但情绪却很难出来，躯体症状也不见好转。我建议他去按摩、去运动，但都收效甚微。他也是促使我参加这个培训的原因之一。

第一次尝试扎根练习时，他体会到腿部强烈的灼烧感，觉得那是愤怒……在督导的帮助下，我们的咨询方式变得更加灵活，有时站着，有时坐着，有段时间他坐在瑜伽球上和我讲话，这些都是为了与身体有更多连接。一年后，他的躯体症状基本消失，和父母的关系也有了极大改善……

在2018年7月的身体能量分析培训中，一位学员大笑不止，让人好生羡慕。大笑会引起横膈膜的震动和放松，并且向下传导到腹部及骨盆，是一种非常放松的方式。

在2007年初我也有过这样的体验，因为一句不算太搞笑的话就笑得停不下来，肚子都笑疼了，这是儿时才有的难得体验。因为遇到了心理咨询，我整个人都不一样了，释放了内在的紧张，摆脱了抑郁，喜悦满溢出来。

我在回顾自己的培训经历时发现，很多印象深刻的记忆都和身体相关，比如舞动治疗工作坊中，我在一位学员持续的目光注视下满场奔跑；龚鉥心理剧中的童年游戏和千人拥抱；在身体能量分析培训中，和同学们重新体验从母婴互动到满地乱爬的成长过程。我的身体喜欢这些练习，每每做完都身心舒畅。

在培训中，我讲述自己的身体故事，回忆起中学时和爸妈一起去公园练太极、大学时去青年宫跳健美操等情景。当我深陷痛苦时，身体运动常常能把我拯救出来。当我开始掌控自己的身体时，我对生活的掌控感也会随之而来。今年的很多个早晨，我和一两个同伴通过视频进行身体练习，有时还即兴跳上一曲，非常快乐，好像又重回青年时代，这正是我想要的生活。

通过两年多的培训，我的工作方式更灵活了，与来访者的关系也更加真实，自己的身体也产生了很大变化。

我希望自己身体健康，恬淡虚无，长生久视，见证每一位来访者的变化，见证身边每一位亲朋好友的变化，见证这个世界的变化。

七上八下

总结一下，在我过去15年的职业生涯中，2010年是一个分水岭。

那年夏天父母来沪参观世博会，那时我正准备装修工作室。他们看到我的事业逐渐走上正轨，放心多了。当初他们对我的选择都持反对意见，只是天高皇帝远，管不了我。

年底结算时，当年的咨询收入第一次超过当年的培训支出和装修费用，我高兴地跳了起来！前7年都是严重地入不敷出，终于结束了啃老（公）族生活！

"上半辈子你养我，下半辈子我养你。"我给先生开出的空头支票有望兑现，感谢他一路以来的支持，否则我很难顺利转行并度过艰难的起步阶段。

前7年我不断做加法，参加的培训多而杂，兼职的机构也是多而杂，疯狂地在各个地方跑来跑去。除了花费大量时间在网络上梦游、写博客外，个人生活几乎靠边儿站，先生出差想带我去玩也总排不上档期，在他眼中我又走火入魔了。

后面8年我开始做减法，由于个人执业的压力，培训和督导依然很多，但逐渐收缩战线，专注于成人个案与督导。我开始安排每年休假了，把更多时间转向个人生活，关注身体健康，发展兴趣爱好。

2014年我入驻了简单心理，不再为个案发愁，长久以来的危机感减轻了很多。工作越来越忙，一天下来累得够呛，只想早点休息，也不再有时间写博客了，对网络的兴趣也逐渐减少。目前我在进一步减少工作量，希望自己再多些时间读书、思考、娱乐，让工作与生活更平衡。

妈妈去世后，我们回家的次数增多，也不再做"团体治疗"了，只是尽量多待在家里，陪家人聊天，去公园锻炼，或者一起出去游玩。我不再努力干活刻意表现，安心偷懒，安心享用父兄做的饭菜，每一口都滋养，每一口都幸福。

后　记

终于完稿了，这经历如同两万五千里长征，个中艰难，始料未及。

从春花烂漫，到层林尽染，过去的八九个月我重温了一路走来的足迹，也重温了拖延之痛。

本来要说故事，却成了一场事故。与吴老师交流后稍微解放了一下，七拼八凑了初稿，发给亲朋好友征求意见，改稿又卡住了。稿子没完成，培训又开始了。

"我怎么了？为什么一篇稿子会让我变成这样？"

"美国加州的治疗师把它叫作AFGO, Another Fucking Growth Opportunity。"

我的治疗师Garet Bedrosian给出一个好玩的命名。

人的心灵成长是一个螺旋式上升的过程，过去的创伤总是不时地会被激发，每一次都是成长的机会。

这次写作是一个整理的过程，也是一个疗愈的过程，更是一个减肥的过程。从3月到9月，我整整瘦了20斤，在培训中被老师同学们一通羡慕，也是前所未有的收获。

如果你想减肥，可以考虑写本书。

文章还是不尽如人意，但我决定放过自己。能把事故再变成故事，已经很好了。一篇文章的水平也不能定义一个人。

心理咨询不能包治百病，也不是让人越变越好，而是越来越真实，更加完整，而非完美。想到这里，我的身体非常放松，心里也有种愉悦的感觉冒出来。就这样了。

最后，感谢所有来访者的信任，感谢我的家人、亲朋好友，以及吴和鸣等老师的支持和反馈，感谢Joy同学在我最挣扎的那些早晨的陪伴和那份珍贵的礼物，感谢主编张沛超同学及其他小伙伴的宽容，感谢王五云编辑的佛系催稿，感谢你从头看到尾的耐心，也感谢自己这些年的勇气、力量和坚持。

十分感谢！

李　莉

上海首批持证心理咨询师，中国心理学会注册督导师（D-17-004），个人执业。与梦想一路同行，读万卷书，行万里路，助己助人，阅人爱人。 联系方式：psychelily@foxmail.com。

回望向心之路

刘彦君

第一部分：结缘心理学

中国人常说："三十而立、四十不惑、五十知天命"，如今，早已过了知天命年龄的我对知天命的理解是"不跟自己死磕！平和、宁静地看待、面对和接受生命中的出现和存在"！

与心理学的初次相遇

如果不是家庭出现重大变故，我的人生轨迹大概会与今天大相径庭。为了尽早减轻家庭负担，我被迫放弃了继续求学的机会，早早地开始工作，挣钱、养家。1984年，经过激烈的竞争，我考上了一个医学类的大专。在那里第一次接触医学心理学的内容，可能因为那个年代，心理学在中国才重新起步，也可能因为那个年代的医学还是典型的"生物医学模式"，所以，医学心理学关注的重点主要还是围绕着疾病发生、发展、转归过程中心理变化对其的影响。通俗一点来讲，就是主要看的是"病"，很少看见整体的"人"。不过，即使如此，因为在临床工作中的经历与体验，我确实看到了心理学的神奇作用，因此，对心理学产生了好奇和兴趣。

记得当时病房刚好有一位女病友在手术的前一天晚上做完所有的术前准备之后没有请假悄悄地回家，以致影响了第二天的手术。当时，医院因为这件事对当班护士进行了处理，大家心里都对病人和医院有不同程度的抱怨，而我利用在课堂上学到的"角色原理"，即病人角色缺如、角色消退、角色强化等概念解释病人的行为，从而得到了大家的理解，很快消除了抵触和负面情绪。

在医学心理学的教学过程中，学校还结合学习内容，放了一部关于"巫术"的电影，当然，是作为"封建迷信"的反面教材来学习的。但是，在观看影片过程中，我的情绪还是被那些特定的阴森、恐怖的氛围所影响。结合自己的切身体验，我认为巫术能在我国不发达的偏远、落后地区屡禁不止，与当地老百姓的贫穷、思想落后甚至交通不便等有极大的关系。完全被"巫术"控制，放弃甚至是拒绝医学的救治，导致生命的无谓丧失和身体的伤残，实在是令人惋惜！但是，巫术中确实有心理治病的因素，例如，其中被反复强化的"仪式化"的程序等会给在现场的人营造特定的心理过程和情绪变化，正如弗洛伊德在《图腾与禁忌》中指出："巫术本质上是一种以对待人的方式来影响灵魂的做法：使他们息怒、改善关系、和解、剥夺权利，使他们服从命令，即利用所有在活人身上证明为有效的一切手段。""而灵魂和魔鬼只是人类自身情感行动的一种投射而已，他将情感的电荷转向他们，然后在外界世界中再次安排他们与自己内在的心理过程相会。"通过思考和查询资料，我撰写了《浅析巫术中的心理治疗现象》一文，该文最终发表在《中国医学伦理学》杂志1989年第3期上。

还记得在实习的时候，来了一位中年农村妇女，因和婆婆吵架之后就失声不能讲话，医生询问了病史，做了相关神经系统的详细检查，然后，开的处方是葡萄糖酸钙静脉注射。我曾经因为过敏反应使用过这个药，所以，对于这个治疗方案迷惑不解，医生没有给我做过多的解释，只让我去取药。在注射前，医生交代病人说："这个药是专治你这个病的，一会儿，药打进去的时候，会有浑身发热的感觉，如果开始浑身发热，就跟我点头示意，然后你就张大嘴，大声喊，听清楚了吗？"病人看着医生，半信半疑地点了点头。之后，医生嘱咐我进行注射，当药物缓慢地通过上臂的静脉进入身体的同时，医生在旁边大声地询问："热了吗？"病人点头承认后，医生又大声地指导病人："张开嘴，大声地喊！大声地喊！"病人在医生的示意中，张开嘴，开始好像有点吃力地憋着气，但在医生的指导下继续努力着，终于发出了"啊……"的声音，医生说："好了，没事了，没事了啊，现在试试看，能不能说话？"……送走了病人之后，医生告诉我，她得的是"癔症"，我用的是"暗示疗法"。

随着医学模式从"生物医学模式"向"生物—心理—社会模式"转变，以及责任制护理体系在医疗护理中的运用，心理护理如何在临床护理实践中应用得到越来越多的关注，但在当时，护士们只能接触一些心理学的概念和术语，心理治疗在国内也没有展开，医院里也只有精神科，接待的也基本上是重性精神病人。如何在操作层面上应用心理学的知识和技能、评估心理状况、减轻或消除致病心理因素并促进疗愈等困惑着我们。鉴于对临床护理实践的思考，我撰写了《心理护理重在操作》，发表在《护士进修》杂志1991年第12期上。

确切地说，我学心理学在职业发展上的源动力很大一部分来自临床实践。回望过去，我知道，当时对心理学有着极大的误解和偏见，想当然地以为身大于心，以为心理学不过是服务医学的辅助学科而已。现在，我明白，心理学与医学一样浩如烟海，它们就像黄河、长江一样按照各自的方式流经不同的地域，形成各自的地貌和气候特征。

初次听说"老佛爷"

1987年底，我在陕南一个小镇上准备生孩子、坐月子，小镇上每周都有集，逢大集时，狭窄的街道上人群摩肩接踵，两旁挨着店铺门口是一个接一个的地摊，摆放着几乎你能想到的所有的吃喝拉撒的东西。当然，生活日用品主要是从武汉的汉正街和西安的康复路批发来的，琳琅满目。即使挺着个大肚子，我仍旧乐此不疲地逛着，从街道的这头到那头。很令我诧异的是，在那个仍显封闭的小镇上，竟然能发现像弗洛伊德《梦的解析》《爱情心理学》《图腾与禁忌》《文明及其缺憾》，弗洛姆的《爱的艺术》，以及勒庞的《乌合之众》等这类的书，我买了几本感兴趣的，悄悄藏在了枕头底下。后来，我才知道，20世纪80年代是改革开放后我国掀起的第一个心理学学习高潮。

生完女儿后，丈夫很快返回单位上班，留我一个人在婆婆家坐月子。首先是生活上完全不习惯，结婚前我从来没有离开过城市，而那时却待在真正的农村小镇，住土屋、用旱厕，没有自来水，靠炭火取暖。关键还有语言不通，当婆婆家人彼此讲当地话时，我在旁边完全听不懂他们在说什么，所以，没有办法交谈，当然，我的内心也有很大的抵触和排斥，我能和农村妇女有什么共同话题？

丈夫的家人和亲戚是淳朴、憨厚、耿直和善良的，特别是婆婆，虽然那时候她并不是很认可和喜欢我这个从城里来的媳妇，但还是竭尽全力在饮食和生活起居上给予最大的照顾。

前前后后，我在那里一共待了将近2个月，在丈夫离开之后，我想，除了生活上的不适之外，精神上是孤独的，没人可以诉说。而且，后来回忆起当时的种种，我应该多少还有些产后抑郁。因为不能母乳喂养，女儿被我强行地进行"科学喂养"，3个小时喝一次奶，中间她醒了，饿了，撕心裂肺地哭闹，我也冷漠地不为所动，不理不睬，在一旁看我的书。那种典型的对女儿的要求不回应的"冷静"，几乎天天都在上演，有时候，女儿哭的时间太长了，嗓子都有些嘶哑了，婆婆在门外的院子里来来回回地转，眼里含着泪水，嘴里用地方话嘟哝着……

学习心理动力学取向的人都非常清楚，我们3岁以前心身发展以及被养育的方式等将深刻地影响和塑造着我们的人生！一个人如果能在婴儿早期得到非常安全的照料，基本需求有适当的回应和满足，就容易建立基本的安全感。能及时恰当地回应婴儿的就是一个"足够好的母亲"，而这个"足够好的母亲"作为女孩的第一重要客体和依恋对象，因为在早期与女孩建立了非常真实的情感关系，给予了女孩充分的爱和抱持，就能使女孩的自我有一个健康的发展与成长。

　　我想我应该算是一个"问题"母亲，没能给予孩子"足够好的陪伴"，并且试图训练她按照我的"方式"成长。

　　那些日子里，陪伴我的就是当时买的那些书！有些，比较容易的能理解，而有些则很难看懂，有些地方，自认为是看懂了，但是在心里不愿也不敢认同。印象比较深刻的是看弗洛伊德的著作，对于他的人格发展分期，在那个年代，"肛欲""性器"，这些都是没办法跟旁人张口讨论的，所以有时候甚至觉得，自己除了对医学专业以外的这些东西感兴趣可能都是一种病态的表现吧！

"心理学"考研的挫败

　　20世纪90年代初期，我被调入省级卫生行政机关，负责护理管理工作。平台大了，起点高了，使我有机会了解国内外的行业发展状况，我收集到的英美等国家的注册护士考试资料显示，有相当多的内容和题量是考查护士对精神医学和心理学专业的学习与掌握情况，而相关内容国内的护士在学习培训的时候根本就不涉及，为此我还与同行进行过探讨，大家对此都迷惑不解。

　　此时，我的几个好朋友先后考取了医学院的研究生，多少有些刺激到了我，于是，我也想尝试一下，在选择专业时，毫不犹豫地选择了心理学。在准备考研的过程中，先报名在陕西师范大学旁听《普通心理学》，然后又花费不少精力去参加政治和外语的培训。虽然付出了很多，但是在考试中，因为专业深和英语分数不达标，导致与研究生录取失之交臂。

　　考研的挫败对我的打击不小！我想这辈子的强迫性重复之一就是，因为没有参加过高考，过正式的大学生活，因此，就通过不断地参加各种学习和考试进行补偿。不过，心理学的考研学习，让我收获良多。通过《儿童发展心理学》和《教育心理学》的学习，我深刻地意识到了我在爱的名义下的各种"严苛"教育理念和言行对女儿造成的心理伤害！而且，我还缺失了女儿心理发展最关键头3年里的陪伴和养育，一岁半以前，我把她丢给了婆婆，5—7岁的时候，又把她放在了全托幼儿园。

《儿童发展心理学》中，关于"情绪、个性和社会性的发展"对我的影响也许是后来我专注于心理动力学的缘由之一。母亲的过早离世，让我没有办法还原自己的早年生命的成长历程，与女儿的依恋互动，让我怀疑对母亲那些依稀模糊的记忆的真实性，修复的可能性只有被分析才能实现，这些都是后话！但是这样看来，那些曾经的苦难和挫折对于今天的我的引领意义深远。

大洋彼岸的冷漠与温情

也许，改善女儿与我的亲子关系，并借此修通和重构自我一直是我潜意识里强烈的动机和内心深处的执着信念。2002年我放弃了自己职业升迁的大好前景，陪女儿远渡大洋，在新西兰求学，一待就是5年。

真正是"无知者无畏"，年近40的我，一开始一点没有意识到自己即将面临的是一种什么样的生活。一落地，我和女儿分别进入不同的学校学习语言，曾经"自信"地以为自己多少还是有些英语底子的，谁知道，第一天，经过听、说、读、写的测试，我没一点悬念地被扔到了初级班（此后，我再也不敢在任何人面前炫耀我的英语专业专科文凭了）。我以一个"全残废"的起点开始了异域他乡的新生活。

为了尽快地适应国外的生活和过语言关，最初的一两年里，我都是和女儿租住在老外家，真正是只要一睁眼，看见的、听到的、说出来的一定是英语，其实，梦里咕哝着英语的场景也是经常的事。

在出国之前，我跟女儿的关系很"僵"，从我眼里看她，几乎发现不了什么优点和可爱的地方，所以，她也很少从我的脸上看见"慈母般的"微笑、鼓励和怜爱的目光，我们彼此之间几乎没有亲昵的肢体互动。我跟她的对话，除了日常生活当中必要的协助外，其他的除了要求还是要求，剩下的就是指责。结果不仅不能解决任何问题，反倒让我们的关系更加糟糕和恶化。

在国外，除了我们彼此，没有一个亲人和朋友，上课回来后，我们只能待在一间屋里，睡在一张大床上，身体不舒服了，心里郁闷难过了，开始还能自己憋着，时间长了，只能向彼此倾诉，寻求彼此的帮助。慢慢地对彼此的了解、理解、情感的牵挂也越来越多。

在一次雅思口语考试时，因为话题是围绕着歌曲《Silent Night》来展开的，考官Kathy在考试之后，把我引荐进入了Baptism Church带领的奥克兰小组。此后几年中的每个周末，我几乎都是和他们在一起度过的，他们也抽专人给我辅导学习《圣经》。后来他们还希望我接受"洗礼"成为真正的"基督教徒"。

国外生活5年，值得回忆的东西很多，为什么会想讲这一段？我想，参加教会活动的经历大概为我日后"专职"心理学工作打下了思想基础。我们从小接受的都是辩证唯物主义教育，而宗教的东西都是唯心主义的，但有时候，哲学、宗教以及心理学，它们对人的影响有异曲同工之妙。

我的工作学习之余的另一项社交活动是参加lifeline的公益服务。那天，我下班开车回家，车内的收音机里播出了一则广告，大意是lifeline招募志愿者，广告声情并茂，激起了我极大的兴趣，于是前去应招。招募活动是在晚上进行的，现场黑压压的，聚集了二三百人。面试之后也就百余人被录取，被录取者每周参加一个晚上以及周六上午的培训，授课老师大都来自香港青山医院。课程有概要的理论讲授，主要是技术的反复实践练习，练习的时候两人一组，两三个月之后又进行了一次淘汰，录取了四五十人。再后来的培训实际上是团体成长小组，我印象比较深的是让每个人画"生命树"，画完之后，挨个进行分享。前后持续约半年的培训结束之后，我们才被允许跟着督导见习，然后是在督导的陪伴下实习，最后是自己单独值班。参加值班的新人，每周值班一个晚上，一个晚上参加学习或者小组讨论。

到现在，我只记得带我的督导老师是一位来自台湾的全职妈妈，衣着得体，人很和善，讲话轻柔，语速慢但清晰准确，与她待上一会儿，会不自觉地被影响到，音量和语速也会降下来（与此同时，焦虑的情绪也应该有减轻），她陪伴3个孩子上学，在来之前自己也有不错的职业。她是一个虔诚的佛教徒，带我一起值班的时候，我看我的专业书，她在我身后一旁默默做自己的"功课"。

当年被培训的时候我是稀里糊涂的，后来的系统专业学习让我了解到，当时的培训内容主要局限于"人本主义心理学"的范畴、无条件积极关注、来访者中心理论、同理心等。

我有"枪"了，但是"枪"里没有"子弹"

2007年春天，我回国了，女儿仍在新西兰求学，而丈夫仍在外地工作，一家三口分别在三个地方。此外，生活习惯和工作也需要重新适应，与新西兰的宁静和空旷相比，国内热闹和嘈杂的环境令我焦虑不安。同时，我好像很害怕与人交往，讨厌虚情假意的寒暄，在人多的场合，也越来越不愿讲话。常常周五下午下班回家后，我就一个人宅在家里直到周一早上再去上班。整个夏天到秋天，我不知怎的迷上了霍妮，我认真研读了她的《我们的内心冲突》《我们时代的神经症人格》等书。

有一天单位来了一位朋友，我从闲聊中得知国家人社部心理咨询师考试的消息，下班后立即去报了名。2008年5月的考试因为汶川地震被推迟。但是，也因为汶川地震，心理咨询与治疗被人们广泛关注，越来越多的人来参加学习。考过心理咨询师资格证的人都知道，那套学习资料可谓是"压缩饼干"，里面几乎没有什么"废话"，每句话都是考试的重点。不过，中国人最善于考试，特别是年轻人，他们"背功"又好，考试前好好地临阵磨枪一番，成绩都不会坏到哪里去，而我，无论如何有这么些年始终没放弃的坚持，证当然是顺利地考了下来。培训机构开始经常有慕名而来的求助者，机构的工作人员鼓励有证的人在机构开展工作。短暂的兴奋之后是迅速地掉入谷底，面对来访者，我该怎么开始、怎么工作？考证时学的那些东西都是理论，到跟前怎么用，完全乱了章法！虽然，lifeline的工作经历可以勉强抵挡一下，但是形形色色的来访问题显然令我难以招架！

因为我急于求成，而且没有规范的实践学习机会，也着实动了些歪脑筋。一天，我接待了一位外地的高三学生，因为弃学被家长带来，3次咨询下来，我已经黔驴技穷，无计可施了。没办法，跟机构商量请我的老师接手，当然，老师的技术绝对是一顶一的棒，一次下来就解决了问题。为了偷艺，我拿出十二万分的真诚，说服了机构的头儿，悄悄在房间里面放了录音机，为的是看看老师到底是如何工作的。当然，在今天，我明白这个行为是有违咨询伦理的。

那阵子，我最深的感触也是常常对别人说的话就是："枪"——我有了，但是，"枪"里没有"子弹"，所以，当面对敌人的时候，我没法往上冲！

为了得到"子弹"，我首先自学了许又新的"神经症"、钟友斌的"认识领悟疗法"，以及施旺红的"森田疗法"；同时去上各种培训班，有申荷永的沙盘游戏治疗的网络C级和B级班，还参加了沙盘游戏团体成长小组和沙盘个人成长小组，朱建军的意象对话心理治疗初级班以及班后的练习体验小组，催眠、音乐治疗、释梦等学习班以及亚隆团体个人成长小组；等等。

我参加了不少的学习班，也花了不少钱，对自己的咨询信心的增强却好像没有明显的效果，反而因为从小记忆力差，记不住那些缺乏内在联系的条条款款，更让自己对使用上述各种"技术"进行咨询心生畏惧。

与精神分析的因缘际会

2009年春天，我参加了一个精神分析的培训，这次，有机会比较系统地了解"老佛爷"精神分析的核心概念。记得上课的时候，老师曾问大家：学精神分析主要是学什么？乍一听这个问题，觉得有些可笑，但再一思考，还真觉得自己回答不了，我不禁为自己感到羞愧！学了一大圈，结果竟然回答不了这么简单的问题。

那个老师讲得不错，基本上是以精神分析的发展历程为框架来讲的，也因为她的讲课，我的头脑里才形成了心理动力学的基本轮廓，她的PPT和讲课录音在之后相当长的时间里是我反复研读的提纲，后来，在此基础上，通过学习西方心理学史，我才知道并记住了弗洛伊德、荣格、阿德勒、克莱因、温尼科特、科胡特和拉康等学科巨人。她在课上，比较详细地介绍了"老佛爷"的精神结构地形学说——潜意识理论；人格动力理论——生本能和死本能；本我、自我和超我的人格结构理论；焦虑以及自我防御机制的人格适应理论；

口唇期、肛门期、生殖器期、潜伏期、生殖期等心理性与发展期以及早期经验等。在谈到"俄狄浦斯情结"的内容时，还延展地讲了克莱因的一些相关概念，比如好乳房和坏乳房、偏执分裂心位和抑郁心位等。但当时对于这些理论，我有些不以为然，而且慢慢才习惯了老师上课时张口闭口的乳房和阴茎，"老佛爷"说人的"俄期"是在3—5岁，在那个时候，女孩子恋父妒母，男孩子不仅恋母还有"阉割焦虑"，不过，克莱因可是把它提前到了半岁左右。半岁的婴儿，连话都说不了，怎么可能？！

那次学习班的实践部分是要求学生做作业，每天观看一集"扪心问诊"并指出那些咨访对话里，哪些是"解释"，哪些是"面质"，哪些是"澄清"，哪些是凝缩、移置、象征，哪些是移情、反移情等。老师倒是很认真，据说是批改了每一份递交的作业。而我以忙为借口，只把"扪心问诊"匆匆地看了一遍，一份作业也没有做。

看看，国人备受诟病的浮躁以及重理论轻实践的特点在我身上有着几乎完美的呈现，之前奔波于各类培训班无非是幻想着可以一口气吃个胖子，而拒绝做作业大概也是相信自己学了几个精神分析的概念，就是掌握了精神分析吧！好在现实一次次修正我、警示我、教育我！几个月后，我再次回到了同样的课堂，这次，我很老实地做学生，不仅没有缺席一次课，而且"扪心问诊"第一季的每一集我都按照老师的要求去做，一集的故事也就是25分钟左右，但是，每次我做作业都要用两个多小时去一帧一帧地慢放，分析那些精彩的对话。

因为是精神分析课程，逃不过关于"个人分析"的话题，课间，听着那些已经开始分析的同学神神秘秘、遮遮掩掩，但又好像带着充满自豪和炫耀的神情，讲着被分析的种种经历，不由地心生羡慕和嫉妒，有什么了不起的，不就是被分析吗，我难道不可以试一试吗？！就这样，我开始搜集相关信息，做着个人分析前的准备。

不是刻意为之，但是阴差阳错，我的个人分析正式开始的那天刚好是我的生日，潜意识理论使我相信，心理现象没有什么事是偶然或者碰巧发生的。为此，我更愿意相信，我的个人分析开始于我的生日，正好响应了我自己内心的期待——自此之后，我的精神生命才重新开始，因为心理学的滋养，因为精神分析，我的那些早年经历和情绪体验可以被重构，创伤有机会被修复，重新聚合的自我将逐渐丰盈、有力！

对个人分析的认识也是一个逐渐完善的过程，在没被分析之前，我和大部分人一样，想象着在分析的每个小节里，分析师或者像父母、长辈、老师、兄长般的谆谆教导，或者如朋友一样可以促膝谈心、交流……但事实却是：分析师几乎绝大部分的时候就两句话："好，我们开始吧！"，以及"今天就到这里吧，再见！"分析师常常是沉默地坐在那里一言不发，脸上也没什么表情，顶多偶尔会有鼓励的目光和会意的点头（其实很多是我自己的投射），在我进行长篇的控诉、愤怒的指责或者泪如雨下的抽泣的时候，他也偶尔会打断我，冒出一两句令我摸不着头脑的鬼话。

实际上，变化正在悄悄地发生着，首先是我越来越多地体会到生活中的愉悦感、充实感，即使每天超负荷的工作和学习，但是，第二天一大早醒来，都感到能量满格；其次是专业上，我同时参加着沙盘游戏、意象对话和亚隆团体的小组活动，不知从什么时候开始，在小组活动中，我的敏感性和感悟力不断增强，旁人好奇地问发生了什么？我仔细想了下，和其他人唯一不同的是我的个人体验已经有二三十个小时了。

分析带来的成效包括：焦虑、抑郁等不适感受得到减轻或者消除，一些无意识冲突得到了解决，人际关系有不同程度的改善，能有较为合适的方式应对现实，对自我的接受度和自信心得到提高，生活的愉悦度改善。

被分析的日子不总是阳光明媚、心旷神怡，随着分析的逐步深入，触及越来越多的核心主题时，我在现实中的日子也越发艰难。记得有一年，大概在4月前后，我有工作会议在厦门开，当时恨不得最后一刻报到，主要想躲开老朋友相见时热闹的寒暄和亲切的拥抱，但躲得了初一躲不了十五，在会议间隙和餐厅，总还是避免不了老熟人的相见和问候。不过，晚报到的"好处"是可以单独享用一个远离热闹的空间。那一次的会议我是尽可能地"离群索居"，开会时躲在角落里，就餐时胡乱扒拉几口就匆匆离席，一个人的时候，不是发呆就是听音乐。会议结束后，会议方组织大家一起去鼓浪屿等地游览，一路上，我坐在大班车的最后一排，戴上耳机，一遍遍地听着《我们都是好孩子》，向着窗外的脸上，悄悄滑落着抑制不住的泪！

还有一年，分析导致的躯体化症状此消彼长，最厉害的大概是在国庆节前夕，感冒断断续续地持续了一个月，可症状却迁延着，总也好不利落，特别是咳嗽，虽然能用的中药、西药都用了，但一直除不了根儿。因为老公从外地返回休假，有天下午，陪着老公去会他的朋友——一家私人医院的老板，期间，我不停地咳嗽，老板关切地叫来了放射科主任给我照X光，照片的结果似乎令人担忧，之后，先是老板被叫了出去，接着是老公被叫了出去，好大一会儿，老公和老板一起进来，老板虽然还是笑眯眯的，但是老公一直阴沉着脸不太搭理我。第二天，老公又给我约了一家大型三甲医院的CT检查。因为CT室的主任是他的同学，检查后在等待期间，老公又被神神秘秘地叫了进去，问这问那的，他有些不清楚，然后又把我叫进去询问，来来回回地折腾了好长时间，主任决定不了，只好约了下午的呼吸科主任一起看。记得那天中午，老公脸上是愁云惨淡，没吃几口饭也几乎不跟我讲话，而我，虽然心里也是七上八下的，焦虑得不行，但是好像做了什么亏心事似的，看着他的脸色，小心翼翼地挑着话跟他讲。好容易捱到下午，见了主任，同样是不能确定。我的CT片显示的是被称为"毛玻璃样改变"，一般是炎症或者癌症的表现，难以确诊的时候，只能进行治疗性的鉴别诊断。当时老公和我最担心的是肺癌。当然，最终，我得的是一种比较麻烦的炎症，而不是癌症。

我自己理解这段时间的躯体化症状可能是，分析中太多的沉默阻碍了内心大量的情绪被看见，而经常出现的肺部病症是否是一种"生命的气息不能流畅"的表达？

无心插柳柳成荫——走进CAPA

2010年10月，张天布老师在省医院开培训课，据说是因为有大师授课，名额十分有限，当时，我一个朋友让我陪她一起去报名，在了解了授课内容之后，我也临时抱佛脚，想办法挤进了学习班。那个学习班究竟讲了什么我都不记得了，唯一对它记忆深刻的是：在那个时间和地点，以那样的方式知道了CAPA，当然，在学习班我第一次见到Elise。班上的很多人惊叹Elise如此大的年龄还有如此惊人的体力和智力，承担着周围很多年轻人都不可及的工作量，而我虽然因为在国外时，见惯了满头银发的"工作狂"，但是看见Elise的状态，也在心底里暗暗希望自己将来的晚年生活依旧可以如此地忙碌、充实和丰富！另一个被同学们在课下悄悄议论的是Elise的强势和直率！与她同行的还有她的美国同行，在学习班上报告自己的案例时，Elise很直率地谈自己相反的观点。特别是当报告有些超时的时候，她几乎是"很不客气地"打断，然后示意尽快结束下课。

从Elise那里我和朋友拿到了CAPA的招生申请传单，最初的想法第一是喜欢这个又学专业又学英语的一举两得的培训，第二是初步算了一下，一年的学习费用也不会比国内随随便便的培训班贵。但我对是否能录取也没抱太大的期望，于是按图索骥、照葫芦画瓢，竟然一步步地通过了面试，被CAPA录取了。其实，和CAPA的很多同学相比，我既不是科班出身的，也完全没有正式的临床和个人执业，完全没有专业上的优势，也没有语言上的优势，更没有年龄上的优势，能被录取的原因之一可能是迄今为止，西北地区参加CAPA学习的只有寥寥数人。

CAPA的同学大概都有自己"痛苦"的求学经历，我也不例外，我的单位距离我家，一个城东一个城西，可谓是路途遥远，晚上下班高峰回家，没有两个小时是到不了家的，每逢上课的那天晚上我都不能回家。因为医院业务扩张，机关用房都让给了临床一线，所有的行政人员都搬到了太平间上面搭建的"临时建筑"里。记得第一次上课的那天晚上，上完课已经23点多了，简单的洗漱之后，我把机关的走廊门和办公室的门都从里面反锁了，躺在办公室的沙发上，想着楼底下就是阴森的太平间，无论如何都睡不着，辗转反侧之后，还是爬起来把电脑的音乐和办公室的灯都打开了……

但是，不可否认的是，CAPA给了我最规范的专业训练。被迫阅读海量资料，在当时确实是令人苦不堪言的，有些讲理论的老师不仅要求阅读，还要求写读书报告，甚至要在课堂上分享，想偷懒都不行。但是，现在回头看，这些训练对于毕业后自己逼自己在PEP上查阅资料和翻译大有裨益。讲技能和带连续案例讨论的老师，确实是功力深厚，在课堂上结合案例或者他们自己的临床实践进行授课，让我们在自己的实践中少走了很多弯路。

　　跟当初和我一起走进心理咨询行业的同道相比，我可以算得上是顺风顺水，几乎没走什么弯路，我的一些朋友有不少人如今还在奔波于各式各样且价格不菲的培训班。我是幸运的，因为在国内心理咨询行业鱼龙混杂的状况下，竟然没有花大价钱，且"瞎猫碰上死耗子"，遇到一个专业分析师（当初找分析师开始个人分析的过程每每让我想起来都有点后怕！），况且因为她的指引，我才有能力"慧眼识金"走进CAPA，进行系统的专业化培训。

第二部分：对心理动力学的认识过程与初步实践

对被分析的思考

　　如果你被训练有素的分析师分析过，有一定的被分析时数，一般而言，你会跟我一样认为：从事临床心理学的专业人员，在执业前和执业过程中进行一定时数的个人分析是一个修炼内功的过程，它是核心，是心理学知识和技能结构的底层基础。虽然，每一种学术流派取向对分析时数有不同的要求。

　　我对个人分析的理解如下：第一，它首先是了解自己最可靠的方法；了解自己，知道我是谁？我有什么？我想要什么？我有什么特点？我喜欢什么、讨厌什么？我将来会有怎样的发展等问题是每个人都关心的话题。这大概就是为什么很多人热衷于"血型""星座"和迷信"算卦"的缘由之一。除此之外，一般人大都是通过别人、通过外界环境给自己画像，比如，我可能因为昨天那个谁怎么夸我而沾沾自喜，而今天又因为老板略带贬损的评价而郁郁寡欢，这当中的偏差很多时候不但严重扰动我的情绪，而且常常令我非常困惑。而较长时数的个人分析可以让我们了解自己的心理结构特征，使用的防御机制类型，早年的经历以及曾经的创伤对自己的影响，分辨自己认为的自己到底是谁或者更像谁，理解自己的情绪、言行习惯、面对和解决问题的方式等。

而经由个人分析了解自己的目的不是让自己最终成为谁，而是用自己的方式成为自己。即使个人分析结束之后，被分析的经历让我们有了比较强的自省能力、感悟能力、自我陪伴和养育能力，能在后来的岁月中，面对情绪状态中的自己和别人，即刻感受并领悟当下发生了什么？并学会去探索如何发生以及为何发生？

第二，通过被分析才能由己及彼，真正理解潜意识到底是什么，理解潜意识的运作方式。单单关于自由联想的训练，以及能在分析场景下无障碍地讲述那些自由联想的内容都需要相当长的时间。我常常说，心理医生比医院里的医生"更具有人味"，更能在较短的时间里触及病人的内心，其真正的原因不仅在于心理医生掌握了很好的"直击人心和打动人心"的技能，而且在于他们给病人使用的所有"技术"他们都亲自尝试过，在被分析中经历的"酸甜苦辣"让他们能很快地觉察到病人的细微变化，准确地与他们产生共情。

第三，个人分析其实还是一个咨询的手把手教学过程，毫不夸张地说，每一个从事心理治疗的人的治疗风格无疑都带有自己的分析师的风格，他是第一个带你入行进行实践的领路人。而督导一般只能在技术层面上帮助到咨询师，并且督导一般也不处理咨询过程中咨询师自身的心理问题。即使是采用逐字稿进行督导，你也没有办法报告当下场景中的每一个瞬间、来访者非语言传达的信息以及你对这些信息的理解和反应。所以，假如一个咨询师在入行之初就有个人分析师和督导师这两个强大的护航人进行引领和保驾护航，想不会咨询都难！

影响个人分析时数的因素，我认为第一是今后选择的工作流派和工具，动力学取向的咨询师不仅被分析的时间要求长，而且还有频次要求，如果一个咨询师他自己没有经过一周4~5次的分析频次，他基本上无法hold住同样频次的来访者。至于其他流派可视具体情形和要求而定，我的一个精神科主任朋友，对心理学的内容很有兴趣，但是，非常反感精神分析和心理动力学，也反对个人分析，他曾报名参加了一个"读弗洛伊德经典"的读书会，大约一年后，他还是熬不下去了。后来他又去报名参加了一个认知疗法的学习班，他说，我知道我的自我防御很重，但我不想对此工作，而且我并不感觉烦恼。

第二是与什么样的来访者工作，我国目前还没有临床心理学家、临床心理医生序列，在医院有医科院校训练的精神科医生。文科院校心理专业的毕业生，从事临床心理治疗者，只有心理咨询师和心理治疗师序列。而依照《中华人民共和国精神卫生法》，心理咨询人员和心理治疗师不能对精神障碍者进行诊断和治疗，也就不能像国外心理治疗医生那样具有独立处理精神障碍来访者的权限。因此，如果自己对将来的职业生涯有明确的规划，期望与较典型的心理疾患来访者工作，还是要尽可能多点时数的个人分析。

如果说个人分析是修炼内功的话，那么与之相比的技能技术的学习与掌握就是外功。相关资料显示，各种学派以及各种治疗技术在治疗效果上并无统计学差异。这一方面可能是说明心理治疗上的"共同因素"的影响，另一方面也可能是"术业有专攻"，对于不同的疾患、障碍、问题、症状和不同的人，不同的治疗方法有自己的独到之处，即治疗适应症，当然也有禁忌症和非适应症。

比如，一位高度焦虑的来访者，根据其焦虑原因，可以选用的短程且迅速缓解焦虑症状的方法，有认知治疗、系统家庭治疗，或EFT，等等。如果来访者有意愿希望通过改善人格结构，从根本上找到应对焦虑的方法，才考虑长程的动力学治疗。

心理治疗是孤独者的职业，老师的工作不能观摩，没有标准可以模仿，工作中也没有同伴可以讨论，而且，每一个来访者的情况也各不相同，治疗师在特定工作环境里的态度、话语、神情、内心的真实感触、专业性的反应都是当下发生的，带有即时性、情境性、现实性的特点，正向、负向的效果即刻产生，经常让治疗师始料不及。所以，如果没有个人分析，但一定要有督导，最基本的也要有朋辈督导，以期对工作思路、方向、技术方法、危机防范进行校正。

精神分析的魅力

心理专家赵旭东教授曾说："最好的治疗就是不治疗。"我理解这句话的意思是：不治疗不是真的不治疗，而是治疗师跟着来访者的状态和节奏，对其自由联想进行工作和讨论。这样，你不必在分析前设定目标、程序和技术线路，不用记忆太多的概念和定义，甚至都不用记住上次分析的内容，真正是放空自己的信马由缰，这些都是精神分析吸引我的魅力所在！

经典的精神分析技术主要是自由联想，弗洛伊德时期的自由联想被描述为"让患者躺在长沙发上，将头脑中浮现的所有想法和盘托出，不要自认为不重要、无关联、无所指而删掉一些内容，不要进行评判"。现在，折中版的自由联想不一定需要长沙发。当来访者使用自由联想时，对治疗医生来讲就非常简便和省力，对来访者而言，不受强制的自由选择主题，虽然看似随意性很大，但是请相信：在潜意识控制下，来访者谈论的内容一定是当下对他们而言最重要和最核心的。

关于中立、匿名和节制：所谓中立是指在治疗当中，要在宗教、道德、社会的价值观等方面保持中立，没有立场、没有评判。维持中立并不是一件容易的事，因为每个人都有一套自己的价值观体系，它在日常生活和人际交往中自动发挥作用，所以，它实际上是无处不在地影响着我们的。比如说关于离婚，一般而言，人们看到的多是离婚的负面影响，像配偶之间的贬损、攻击、争斗带来的情感和物质的伤害，尤其是带给孩子的创伤和痛苦。与之相比较的是较少意识到结束不幸婚姻的积极方面，如重新获得发现和发挥自我潜能以及寻找情感归宿的机会等。所以，思维定式导致立场的偏颇在所难免！还有一种常见的例子：治疗师本人是一位因第三者介入而被离婚的原配，当她接待一位介入别人情感生活的来访者时，在来访者讲述自己的困惑、周围人的不理解，甚至原配对自己的攻击、羞辱所造成的心灵伤害时，治疗师还能一点都不受自身经历的影响，很容易地保持中立的态度吗？不过，刻板地保持所谓一成不变的中立关系，形成缺乏反应、没有表情的中立形象，不仅会疏远咨访关系，也没有"人"的真实与鲜活。

所谓匿名是指为了维持来访者的移情和幻想，治疗师尽可能地不将与自己有关的信息暴露给来访者。但是，现代社会，随着互联网和各种社交媒体形式的迅速发展，每个人的个人信息都比过去任何时候容易获取，特别是一些专业大咖们，在他们的专业文章、讲座甚至各种学习群、朋友圈中很容易收集到他们的学术观念、个人喜好等各种信息。

所谓节制一般是指在分析情境里，分析师不按照来访者的意愿随时随地满足要求或给予响应，而且不对来访者抛出的问题、冲突有过多的卷入。中国有句古诗"不识庐山真面目，只缘身在此山中"，当分析师在分析中被来访者影响，有太多的卷入时，就可能身陷来访者的问题，由此，便无法真正带领来访者一起走出"泥沼"。相反，太节制的分析，会让来访者觉得"冷漠"、没情感、没温度、难以靠近。

虽然，在分析中我们不需要"做"太多，但依然有我们需要工作的地方，它们是什么？

第一，有一个清晰细致的头脑和身体，并保持开放和放空的状态。当我们在工作时，悟性、洞察力以及敏锐的感受性，帮助我们从来访者的讲述中去发掘和发现，一方面来访者借由我们的在场，呈现过去与现实的联结，体验和理清身体的、情绪情感变化，包括脑海中浮现出来的各种念头，以及一闪而过的无意识幻想等，慢慢地，来访者逐渐看到自己、认清自己、理解自己。另一方面，我们的状态成为来访者的"榜样"，被他们认同和内化。同样重要的是在咨询互动中，在必要的时候，保持刻意的"抽离"，做一下"悬浮注意"的功课。

第二，对"抱持"的理解。温尼科特的"抱持"是个形象的概念。延续抱持的形象在咨询里是治疗师的臂膀，以及咨询中治疗师持续地hold住来访者的情绪和精神状态。"抱持"容易被片面地理解为一种积极的态度、和蔼慈祥的神情。有资料在详细阐述"抱持"的概念时，描述为第一是一个好容器，第二是一个好母亲。要求治疗师可以像母亲一样关注来访者，对来访者的任何表现都给予正性反应，让来访者体会到安全、温暖与接纳，减轻内心的冲突和焦虑，减少防御的使用，甚至让他们"如沐春风"等。而我觉得要把握好"抱持"的母亲是一个"足够好的母亲"这个"度"，使来访者感到安全和被接纳的最正确的"抱持"打开方式是"没有敌意的坚决、不含诱惑的深情"。

第三，保持客体的稳定性。我认为客体的稳定性有外在的稳定和内在的稳定两个方面，外在的稳定一般是指治疗框架的稳定，通常是说来访者，每周可以在固定的时间、固定的地点、不变的环境中会见治疗师。最常见的问题是有些治疗师不重视治疗框架的稳定性，过于随意变动设置，还有的治疗师因为有太多的社会活动，无法保证每周的治疗时间固定不变，经常变动见面时间。我的分析师每年只是在夏季有一个月的假期，然后，一年到头，分析都不会有变动，即使是刚刚好碰上了大年三十那天，她依然可以工作，这让我的家人很不以为然。那时候，刚入门的我，也不能理解她的做法，觉得过于刻板，内心里同样有诸多抱怨，只是敢怒不敢言而已！然后我就找各种理由请假和逃避。但是，随着分析的深入，我逐渐意识到她的这份稳定带给我的意义。内在的稳定性是指治疗师的稳定性，包括治疗的目标和方向、对待来访者的态度，甚至是自身的服饰、语音语调和情绪状态等。客体的稳定性的重要性在于，经过长程的治疗，来访者通常会将治疗师进行认同和内化，稳定有助于这一过程的发展。

第四，怎样倾听。对心理治疗师而言，倾听既是心理治疗的基本功，也是工作中关键技术之一，任何流派的治疗师都需要首先接受倾听技术的训练。倾听的动作是治疗师发出的，但是倾听的内容是来访者完成的，因此，倾听是治疗师使来访者借助言语或者非言语的方法和手段，详细叙述当前面临的现实或者心理问题，所体验到的情绪情感和身体的症状体征以及内心的思想和观念等。如果治疗师能在来访者讲述的同时，进行观察，并针对讲述"内容"适时地提问，就可以达到一定的治疗效果。

1.很多时候，人们只需要一个耐心的倾听者，在倾听者的陪伴下，来访者感到被关注而不是被忽视，让不安的情绪和焦虑得到宣泄。

2.倾听时提问的作用：选择性和非选择性倾听，不仅是收集资料，还通过提问，对重要问题加以聚焦关注和澄清，引发来访者的思考，从而引领问题的解决。

3.倾听时观察的内容包括：来访者的面部表情、眼神、形体动作、姿势、仪容仪表、服饰以及由此形成的综合印象。

记得我刚刚开始工作的时候，因为害怕说错，所以，大部分时间选择主动不说，由着来访者自己讲，当然，会在来访者激情讲述的时候，保持目光接触和专注地听，然后在治疗结束之后尽可能地记录来访者讲述的内容、方式以及自己的感受和研判，一段时间的积累之后，感觉渐入佳境。不过，在自我感觉良好的时候，也要防止内心的小自信和小傲娇，不要急着在来访者面前显示自己"水平"，要提醒自己"谨言慎行"，并保持一定程度的"节制"和"悬浮注意"。

第五，沉默的承受。沉默是在分析中经常出现的一种状态，无疑，它是最为常见的阻抗形式。刚开始咨询的时候，咨询师可能会对来访者的沉默有焦虑甚至是一丝恐慌，在思考来访者沉默的原因的同时，多半会急于打破沉默，说点什么。当然，一些资料也显示，沉默的类型和原因可以有很多，比如：思考性的、情绪性的、违抗性的、怀疑性的以及茫然不知所措的，治疗师可以视不同情况，选择主动打破沉默，引导来访者进行表达。

记得我自己被分析的时候，有段时间，觉得内心有很多"不好"的念头，每次，分析之前我都下决心向分析师"打开心扉"，好好地倾诉和表达，但是，当面对分析师那张"臭脸"时，就什么也说不出来，然后就在那些"无聊的议题"上绕啊绕，绕到自己都痛恨起自己来。内心堆积起来的愤怒令那段时间的分析有很多的沉默，有次基本上分析刚开始就冷了场，之后，我就一言不发直到结束，当然，在离开之前，我似乎从分析师的脸上发现了"不快"，心里多少有些得意"哼，姐有钱，姐就不说"……但是，这些经历和体验也让我可以陪伴来访者较长时间的沉默。

第六，坦诚的意义。尊重、真诚、无条件积极关注等对于建立良好的咨访关系有着十分重要的意义，不过，我以为，尤其对于新手，坦诚的力量最不可小觑。来访者在自己的问题中挣扎了很多年，"久病成良医"的他们，很容易辨认出是否是真正的"真诚"，在错误和失误面前，我的坦诚往往不仅让我们的关系更加紧密，而且也给我的专业形象加了分。

第七，充分认识到评估的重要性。长程动力学治疗一般要有初期评估、中期评估和后期评估。一般而言，来访者与治疗师一开始接触，评估工作就开始了，初期的评估通常需要1~4次，或者更多。初期评估中非常重要的内容是自杀自伤评估，特别是对于有抑郁症以及边缘型人格障碍的来访者，评估危及生命的行为不能忽视。除了规范的初期、中期和后期评估之外，治疗师要保持评估的意识，我的老师曾说，实际上每一个治疗小节内的前40分钟，可能都是聆听、观察和评估的工作，解释的工作往往可能只需要最后的几分钟而已。

对入门新同行的心得建言

心理学在我国的发展繁荣也是这二三十年的事，我们起步虽然晚，但发展迅速。不过，迅速发展的心理治疗行业也由于规范和监管不力呈现以下怪现象：成功学等相关学科变身心理学，国外的杂牌军变成国内的正规军，心理咨询和治疗人员舍弃基本功训练，热衷于直奔高难度动作，不屑于长时间系统规范的训练，浮躁的"一夜成名"的心态依然存在于许多人心里。

心理学为第一专业的年轻人

当代社会，高科技人才的成长周期被大幅度延长，例如一个在三级医院可独自处理基本临床问题的住院医生，首先要读5年医学本科（而文科和工科只需要4年），然后选一个方向攻读研究生学位，或者在国家指定的有资质的医院进行3年的规范化培训，然后在医院内定科室，进行至少1年的各科室轮转，最后，才能在科里担当住院医师，在主治医师的带领下管病人。所以一名临床医生的专业培训周期至少是9年，且不说，现在各一线城市中大型三级甲等医院进人的门槛已经升到非博士学历不予接受。

我国的心理学专业人才的规范化培训虽然起步晚，但无论是学术思想体系、学科理论框架，还是各院校和专业的学科带头人，本科、硕士、博士等各层级的学生及数量等方面显示，心理学在我国的规范的培训体系已初具规模。

所以对于可以做到第一学历就学临床心理并立志以解决人们心理问题为目标的年轻人，可以走规范化的路。也可以仿照国外的做法，在上学期间就开始找分析师，做个人分析（有的大学时已经开始这么做了）。我认为无论将来是否选择心理动力学方向，一定时数的分析体验都将对执业生涯的健康发展大有裨益。

其次，至少学习并熟练掌握一门外语，因为，毕竟大量的心理学文献来源于英语、法语和德语。虽然，这几年有很多专业人员从事文献的翻译工作，但是，由于每个翻译者的专业背景不同而导致的翻译上的歧义也是十分常见的，因此，具有读原著、参加国际学术会议、与国外同行进行无障碍交流、讨论的语言能力对助力专业上的快速精进非常有意义。

这几年在CAPA的学生中，就有很多这样经过系统本、硕、博培训，并且英语很棒的年轻男女。看见他们在各种专业活动中活跃的身影，我是既羡慕又佩服。

不同年龄层次的半路出家者

我在网上看到一个段子，说有些人为什么喜欢嗑瓜子？尤其是影视作品里喜欢把那些没什么文化、地位、品位、能力的家庭妇女设定为这样的形象，一个明确的原因是嗑瓜子的回馈周期很短，不需要麻烦的努力过程，从磕开到吃进嘴里，花费不了一秒钟的时间。

但是，知识的学习和工作技能的掌握却完全不同，不是一两年的认真努力和练习就能做到的。

心理学尤其是精神分析的学习是一个漫长的过程，分析师需要在长年累月的个人分析与督导学习中慢慢积累。"慢就是快"这句话在学习心理学知识和训练心理学治疗技能方面特别适用。

有很多当年曾和我一起学习甚至比我早入行的同事，到现在仍然没有自己的目标，没有形成自己专业体系框架的原因之一，我认为是当"靠谱"的老师审慎、真实、坦率地介绍那些系统的由基础理论到技能实践的培训项目时，往往很容易吓跑那些想一夜成名、走捷径者。还有些人被一些闪耀的"头衔"和所谓的"权威"所迷惑，流连于各种高额培训费用的、短期压缩饼干式的学习和工作坊，脑子里大都是孤立的、碎片化的概念和条款，单纯的短平快获得的各种证书，虽然令人眼花缭乱，但限于时间，理论部分不能展开讲，实践部分没有案例可以观摩具体的运用过程，更没有练习的机会，难以掌握技术的精髓，通常也就是照葫芦画瓢，不具操作性，使用起来危险性很高。

对于只想探索自身问题困惑的人，最好的方式是读专业书并参加有专业人士带领的读书会，以及听科普类型的专业讲座等。心理学的学习特点是"体验式"的，在学习内容触及自己的心理问题和困惑时，学习的过程就是解惑的过程，也是促进心理健康的过程。

当然，还有很多人对心理学及相关专业都好奇和感兴趣，就像20世纪初弗洛伊德学说最初传入我国时，学习并实践的人很多，但并不是所谓的专业人士。而且，中国的传统文化、哲学、宗教、历史中心理学的因素都十分丰富，因此，跨专业的学习、研究、应用对学科的发展无疑具有非常重要的意义。

常听人用"正人者先正己，助人者先自助"来描述心理学的专业人员，其意思好像是说，心理学的专业知识对于这类人来讲是自助技能，先自助再助人。这话乍看起来是没错，从实际情形上看似乎也有这样一个先后顺序。但是这句话似乎暗含着一种居高临下的姿态。所谓，能正别人者，自己已经是"正"的；能助别人者，因为先自助了而且有自助能力了，因此不需要别人的帮助了。

我的观点如下：首先，和临床医生相比，心理医生确实更能与来访者保持密切的联结，这不仅是因为他们是来访者最隐秘的心事的倾听者，是来访者自己早年重要关系他人的被投射者、被移情者，还因为他们给来访者使用的心理治疗技术都是通过个人分析在自己身上先行实施过的，来访者在治疗中经历的所有冲突、纠缠和挣扎他们都是一一体验过的，他们是涅火凤凰的重生者。

其次，心理咨询师和心理治疗师学习与从业的最初动机往往是对自身的心理问题有困惑，但是，人心如浩瀚之海，没有人可以宣称自己是一个"完美"的人，人格完善没有句号，只能永远在路上。这就好像我们当中的很多人，有这样那样的疾病，如高血压、糖尿病，甚至是癌症，现代医学没有什么手段和方法将身体内所有带病的细胞和组织完全清除掉，所以，我们必须一方面和疾病做斗争，另一方面也要容忍自己"带病生存"。而心理学从业人员就是这些带病生存的病人，他们品尝过疾病的痛苦，体验过与疾病斗争的艰难，也更清楚忌医讳医的危害，知道在什么时候寻求专业人士的帮助。

心理学从业人员不能通过学习和实践成为不再会有心理问题和疾患的"完美的人""道德高尚的人""人格完善的人"。我们和普通人一样会因为丰富多彩的现实生活而喜怒哀乐，会因为挫折而沮丧，因为丧失而难过，但是我们不会拒绝面对，不会强迫自己承担，而会在一次次的"生活事件"中成长，在陪伴来访者的治疗中成长，让内心更丰盈和充实，而最终，虽然我们不一定因为从事心理治疗行业而活得更长久，但我们会因与不同人的心灵相伴而体会生命的绚丽多彩，我们会因为精神的滋养而不再感到空虚和碌碌无为，怀着敬畏与悲悯，达到人生的自在与圆满。

刘彦君

性别：女
年龄：55 岁
学历：本科，学士学位
职称：陕西省第四医院 主任护师；西安培华学院 教授
职务：陕西省第四医院 副院长
资格：国家二级心理咨询师；国家中级心理治疗师
居住地：陕西省西安市
爱好：独处算一个，读书算一个

我的小生活

刘婧恒

现在，我终于可以简短地用一个词来介绍自己：全职心理咨询师，并忍不住翘翘想象中的尾巴。心理学这条路自18岁走起，从本科、硕士、大学老师、博士、辞职一路走来，直到建立自己的工作室。

我刚刚过完33岁生日，回头看，泪流满面。18岁懵懂地走上这条路，25岁决定继续在这条路上走下去，33岁的自己觉得随时可换一条路重新出发。所以，除了泥沙，还混合着血肉之躯；除了自己的意愿，还混合着命运。

作为一个替代儿童的出生

以一个梦来展开对我出生的描述：

全家人一起去外婆外公的老家。政府正在重建这个家，想要把它建成纪念馆。我看见两条路，高低起伏。我想象着可以在道路上迅速冲下去又冲上来，觉得无比兴奋。我正要选择走右边一条路，听见妈妈在后面不远处喊道："不是这条，左边才是正确的路！"于是我迈上左边的道路，下坡，上坡，拐弯，右转，来到一个黄褐色的门前。这个门是木质的，看起来很原始，左右各一扇。站在它面前觉得它非常巨大，似乎高出我很多倍。

　　这时有一些游人走过，问道："这是你们家吗？"我妈妈很骄傲地说："没错，就是我家！"外婆外公在门前，我想要给他们拍照。外公和外婆走到旁边，在一个匾额底下，外公执意要拍照，外婆有点害羞不肯。外公就用手去搂她肩膀说："拍吧拍吧。"我心里觉得"哇，好可爱"，微笑着，准备按下手中相机的快门键。

我小学三年级的时候，有一次在我的姨娘（妈妈的妹妹）家里玩。大人们在一边谈话，我一直很喜欢听这些女性之间的对话，琐碎的、充满情感的家长里短。有一位说："你们还记得吗？我们的大姐。"大家看了我一眼，有人想要制止她。她说："没事儿，都这么大了，可以知道的。"接着，我听到了一个家族的秘密：我妈妈并不是家族里的长女，在她之前还有个姐姐，从小面瘫，艰难地长大到了20多岁，有一段不错的婚姻，怀了孕，可是却因为难产而死。最后大家告诫我："千万不要在外婆外公面前提起哦，他们太伤心了。"

　　在某年心理学大会上，我第一次听到了一个名词："替代儿童"。回顾我的成长历程，我才突然明白，我就是母亲家族的"替代儿童"。我才知道，作为一个女孩子，在明显重男轻女的家族中，为什么我会被大家捧在手心里长大。因为这个家族失去了一个姐妹、一个女儿，以及一个外孙女。而我能够活下来，就已经是大家当时所有的愿望。我不知道是不是该庆幸，这些死亡让我变得珍贵，但这种珍贵又带着某种扭曲。

　　在我一岁的时候，爸妈由于工作繁忙，无奈之下把我从一个小城送回了乡下外公外婆家。当时照顾我的人包括：外婆外公，妈妈的四个妹妹，一个舅舅，全村的七大姑八大姨，加上每个月回来看我一次的爸妈，热闹却充满了混乱。如果按照依恋理论来说，我几乎失去了妈妈这个依恋对象，然后又充斥着复杂的脸庞、声音、气味、身体的接触。我最初的记忆，充满了对这个世界以及陌生人的恐惧。我最喜欢的是躲在角落，希望大人们不要看见我。如果当时我有个哈利·波特的"隐形斗篷"，我想我会整天都穿着它，然后我就可以仔细地观察他们与这个世界。

不过，我渐渐建立了对外公的依恋。我外公以前是一个军人，是我的理想情人的样子，很男性化，但对我很温柔，很幽默，菜也做得很好吃。我有一种被爱、被接纳的感受。而我父亲的家族极度重男轻女，所以我和爷爷奶奶这边并不亲近。我小学一年级的暑假，爸爸突然心血来潮让我去奶奶家度暑假，虽然孤单的日子很长，但是如果有家人在的场合，我仍是非常被关注和宠爱的。4岁以前，我是整个母亲家族里唯一的小孩。但是在爷爷奶奶家有堂哥堂姐，这个家族对于小孩的照顾只是负责让他们吃饱，活着。我觉得无聊、孤独，而这种感觉几乎充斥了我记忆中的童年时光。

两岁半之后我被重新带回爸妈身边，再也没有那么多人的照顾，而爸妈的繁忙工作，让我从混乱的依恋中，突然又陷入了大段空白的单人空间，这些底色深深地印刻在我的身体里。在这些过程里，也许埋下了我想要理解人类心灵的种子，极度渴望与人有深刻的连接。

回到开头的梦中，我仔细地分辨那些象征。那条分岔的路，似乎在说人生的旅途中，有好多选择。每个选择好像基本上都是我自己选的，选完和我爸妈报备。但当我向妈妈说，我可能不想结婚生小孩，妈妈就会抓狂。我就很好奇地说你不是一直让我自由地选择自己的人生吗？妈妈说："那是因为你以前的选择都是对的。"我那时才明白，原来我并不能完全自由选择。可能我某方面也希望能按照妈妈的希望、按照社会的价值观去走。所以这个梦也许在提醒我要重新观察自己的人生选择。我在好奇那个我没去探索的右边的道路是什么样的。也许有一些崭新的我完全没有探索到的可能性。

在那道黄褐色的门里，有着我从小得到的复杂的爱，可能也有更深、更内在真实的我自己。而那个家正在被重建，就好像我内心的重构。我曾经是一个非常自我的人，学着热爱的专业，为来访者付出心力，付出爱，其实一切都是从自己的位置出发。而我现在的改变是，我真切地觉得人类是一体的，我们来自同一刻的宇宙爆发。宇宙和我同在，社会和我的联系，他人与我的联结，都展现在我眼前。

那段孤独的岁月，让我学会了自己和自己玩耍，习惯了没有他人的世界。而在咨询的场景里，我的孤单就消散了，我觉得我和他人联结起来，他人需要我关注的时候，我的注意力就能回来。这一洞察抚慰了心中那个孤单的我。

孤独一直是我人生的重要议题，我想要与人类深刻地联结，想要和宇宙有所接触。

成为情结的肉与冲突

在我成为咨询师的道路上，身体一直是个拦路虎。作为一个心理从业者，却常年在和身上的肉做着斗争。

我认为，女人身体上的肉，分两种：懂事的和令人羞耻的。

那天正在吃饭，身旁不算瘦的友人吃得很香，等大家都停下筷子之后，她依旧欢快地甩着腮帮子吧唧吧唧，吃得不亦乐乎。我心中一阵挖苦，难怪她总是号称减肥，却没有成功过一次，真是个什么都不成的loser啊！我用同情的心态对她说："别吃了，这个容易长肉的。"朋友拿着生煎包，怯怯地看了我一眼，狠狠地咬了一口，又叹口气，放下了它。生煎包中流出一盘子的油，亮晶晶的。等回过神来，我为心中升起的鄙夷感到万分羞愧。

毫不谦虚地说，我从小就是个特别漂亮的孩子，大人见到我都会想要惊呼一句："这孩子真好看啊！"然后忍不住就要揉捏一番。天知道，我有多畏惧那些冲我奔过来的巨大的成人。

9岁起，我渐渐发胖。青春早期，我站在人群里，就成了一个扎眼的"胖子"。我还记得，13岁时，妈妈带着我去买衣服，我看中一条红色裙子。定定地看着，想象它在我身上旋转。妈妈注意到我的停驻，自言自语："估计你穿不上。"她翻了翻吊牌，比画了一下衣服的大小，问店员："有她的号吗？"店员从头到脚扫描了我一遍，嘴唇啪嗒一开一合："没有。"眼珠子转向别处，殷切地拿着手上的白色裙子，递给那个露出肩胛骨的女孩儿。我不记得那时候是什么感觉了，只是之后让妈妈不解的是，作为一个青春期的女孩儿，为什么不爱逛街。

怎么去疗愈这些创伤？有句古话说："抚养一个孩子，需要整个村庄的力量。"我想，疗愈创伤也是吧。

我第一次感受到身体被正常化，甚至被赞赏，是我来到美国纽约的第一天。我走在即将要待上两年的校园周边，一个高大的男性从我对面走来，冲我微笑："我喜欢你的T恤！"然后他就这么从我身边走过，消失在人海中。我低头看看我那黑色T恤上闪亮的自行车，呆立在当场。在地铁里，会遇到身形是我两倍大的人；在学校里，会有人称赞我的耳环；在酒吧里，会有人请我跳舞；在商场里，我可以随便选择喜欢的衣服。终于，我不再是那个扎眼的胖子了。我带着这些内化的美好回到国内，以及增加的 5 kg 体重。回到中国的那一刻，我变成了一个无论如何也不能说是"壮实"或"有点胖"的女孩儿，而是一个确确实实"肥胖"的女人。

然而，我也不再是13岁那个逃避的女孩儿。我来到了成人世界，说实在的，我觉得成人世界比儿童世界友善多了。我有引以为豪的专业，以及环绕着具有社会化功能的善良同事，还有淘宝。

在心理治疗的领域里，肥胖有许多的意义。可到底是神经症造成了我们的"肥胖"，还是我们有了"肥胖"的身体才引发了神经症？

在精神分析里，我们也经常有这样的解释：在无意识中，你将自己的身体变得肥胖、巨大，是因为你害怕自己的性魅力；你曾经被性猥亵过，所以需要强壮的身体保护自己；你不想变成你妈妈那样的女性，要用不同的身体来对抗；你一直被忽略，想要被看见；等等。

我承认以上这一切，并且现在的我从社会意义上来看，不算"肥胖"了。从美国回来的几年间，我接受善意，接受咨询，我试图与过去的自己和解，我努力瘦了10 kg，也算是个"正常"女人了。

我发现很多公众号教导大家，如何根据自己的身材选择适合自己的衣服，总体来说，大部分的目的是如何"显瘦"，以及最近看到一篇《如果你头大，应该怎么穿？》的文章。

我突然想起一个身材很好的朋友跟我说过："如果你太瘦弱，可以吃蛋白质加健身；如果你太胖，可以做高强度间歇训练；如果你眼睛太小，可以给自己来一刀。可是，如果你头大，那就是绝症了。"他一边说一边流下了晶莹的眼泪。

我学到了很多这种知识。我也觉得，当一个人胖的时候，自己就仿佛活在一个圆形监狱般的世界里。

也就是说，我觉得当时的我，活在世界的中心，每个人都在看我。而我需要根据学到的知识，将那些丑陋的肉藏起来。

所以当我第一次看到有女人在光天化日之下露出两条雪白的如同大腿一般粗壮并且随风飘荡的臂膀之时，我捧住了我的下巴。可是当我目光移动到她的脸上时，那是一副骄傲的面容，再看看她走过我身边，那晃动的肉，仿佛随时可以伴着双手摆动的幅度，扇在我的脸上。当年还是个少女的我，是困惑的。

这么多年来，我也渐渐摸清了自己身材的优缺点，最令我苦恼的莫过于上半身雄壮，加上流淌在床单上的腹部肉肉。还好靠着遗传，我拥有"正常"粗细的双腿，于是以前的我常常穿着宽大的上衣，加上短裤，来显得比起脱下衣服的我要瘦很多。

我认定，为了看起来美，为了别人觉得我美，我要把那些丑陋的肉藏起来。

但是我最近爱上了钢管舞。

时隔20年的今天，我捏着自己柔软的、可以流淌在床单上的肉肉，不得不承认，我还是希望它们消失。然而，有时又怀疑，作为一个咨询师，连自己的身体都不能接纳真是很失败啊。

那些令人厌恶的肉好像在表达它的主人是贪婪的、懒惰的、软弱的、丑陋的。这一切带来了黏附于肉的羞耻，顺着它的柔软流向四方。

在心理咨询师的圈子里，我们常常流传这样一句话："咨询师是什么样，就会吸引什么样的来访者。"我的经验印证了这句话。我常常会碰到，和我有同样苦恼的女性来访者，而我，用生命与她们共情。

在我刚刚开始工作的时候，碰到了这样的来访者，她从高中开始就一直很想减肥，但总是半途而废，最成功的一次是高一暑假两个月瘦了10斤，但开学后又立刻反弹了。在这个过程中，妈妈经常帮她制订减肥计划，她从未执行过，在这些年中她认为最大的问题就是从未坚持过，并且妈妈一和她说这个问题她就感到烦躁。我向她分享自己的经历："我的妈妈也一直要求我减肥，给我提供各种帮助，可是妈妈的关注和帮助给我的并不是鼓励和支持，而是指责以及觉得自己不够好。而我希望从妈妈那里得到'无条件的爱'，无论我是什么样子都能得到妈妈的肯定和赞赏。关于自己，虽然觉得自己过胖，想要变得健康，但害怕别人知道自己这么努力都不成功，害怕努力后还不成功就会失望到绝望，就会觉得自己真是不够好。所以在别人面前我会假装自己并不在意，不敢说出来也不敢努力。于是我向我的妈妈表达了希望不要一直指责我胖、不要催促我减肥，因为这样会让我觉得很受伤。"当我向她分享妈妈这种行为给自己带来的感受是受伤和觉得自己不够好的时候，她开始流泪，痛哭。她妈妈很在意她是不是有毅力。她害怕自己制订计划又不实行，会让妈妈觉得自己是个没有毅力的人，会觉得自己很没用，不够好，会希望自己什么样都是妈妈最爱的人。同时与她讨论和演练如何向妈妈传达自己的想法，她决定寒假的时候和妈妈讨论这个问题。并且与她确认减肥是自己想要改变的目标，不是为了他人，而是改善自身、增强自信的一个目标。

现在回想起当时我作为咨询师的这一做法，确实觉得自己真是一腔热血，满身自恋。那一刻的我不仅是为了来访者的福祉在分享我的经历，更多的是想要展现自己的魅力，想要与对方有所连接，从而感受到自己的价值和存在。

等我好不容易半推半就地部分接纳了自己的身体之时，瞬间，我发现我爸妈认为我成了"剩女"，而我当时刚过25岁。于是遵从爸妈的指示，我投入了如火如荼的相亲大业之中，但均以失败告终。

2014年我离开大陆，开始来台湾读博士学位，我知道有一部分原因是压力很大，想要逃离父母的身边。在这期间，我的父母仍旧不放弃经常给我介绍相亲对象。几乎每次电话都因为结婚的议题不欢而中止，而除了这个话题只有苍白的问候。他们也常常因为担心我无法结婚而焦虑到失眠，在电话里不断向我诉说这些，让我充满愤怒、担心、愧疚。我的愤怒来源是觉得他们在使用病痛来向我施压，但又对于无法满足他们的愿望而感到愧疚。当我心情稳定的时候，这个担心和愧疚会促使我主动问候他们，以及试图去聊一些除了结婚之外的话题，希望能拉近和修复我和父母之间的关系。可是长久的疏远，已经让我们彼此都不知道除了结婚之外还有什么话题可以聊。而这个话题一谈起就又会引起冲突。我常常因为达不到父母的期待而感到伤心和痛苦。这个难过里有伤心，有内疚，有愤怒，有悲凉，有不被认可、不被赞赏的痛。这也让我想到从小到大一直渴望被父母，尤其是被母亲认可和赞赏的渴望得不到满足，这个不被满足一直存在于我们的关系中，让我觉得不够被爱，也让我怀疑自己、否认自己，尽管爸妈给予了我他们能够给予的一切，但是我还是无法向爸妈跨近一步，也无法和爸妈修复我们之间的关系。

我与父亲的冲突在于理性上的观念不和，我与他都不愿意让步。我父亲认为作为子女孝顺是非常重要的，而实现孝顺的方法之一就是结婚生子。比如对于是否必须要结婚这件事，我想要让他同意和理解我所认为的追求自我实现、活在当下更重要，而他则写信和我说道"结婚是自然规律，99.9999999%的人都要遵循这个自然规律，希望不要叛逆，不要好高骛远。你是心理学者，人都有从众心理，不要另类。家庭和谐，平安，普通，天伦之乐就是有意义和幸福。"所以我们都陷在互相想要对方认同自己意见的冲突中。我感受到我和爸爸的冲突似乎是个人自由和社会传统价值之间的战争。这里又有各种文化带来的限制。

除了父母之外，我受到的其他压力会比较小，但有时也会有一些。比如，2013年的冬天，一群朋友一起吃饭，其中有一位已婚男性是我第一次见到，大约四十岁不到，当晚由于我们顺路所以一起搭计程车回家。在路途中聊起我还没结婚，这位男性语重心长地告诫我："你年纪不小啦，要赶紧找人结婚啊，不然就很难再找到啦。"我当时又惊讶又愤怒，不过只是笑笑未作答，但是心中就立刻把这位男性归类于不会继续交朋友的人。所以通过这样的归类，我身边的朋友都不会是给我带来"要结婚"压力的人。这也是我让自己能轻松生活的方法。

那时和同学去探讨这个议题之后，当晚极度伤心难过，夜不能寐。虽然我其实一直知道自己只要在电话中、信件中问候父母，回家的时候带一点礼物，顺着他们的话讲，就会让他们安心愉快，但是我一直追求的是心灵的亲密，这一点无法妥协。而这个心灵的亲密又被以上所提到的情结卡住。

我的父母和亲属因为受到更多中国传统文化的影响，觉得在某一个年纪结婚生小孩是理所应当的事情，这不仅是个人的责任，而且是整个家族与社会的责任。而我由于文化的变迁，并且有出国读书的经验，比较接受结婚生小孩是一件自己需要负责的事情，是自由的，是由个人决定的。而这两种观念就会有非常大的冲突。有时候我也会替上一代感到心痛，他们经历了太多文化的创伤，被深深地绑在社会价值上，无法动弹。

我和父母的关系在感知到结婚压力之前是比较疏离的，并且由于成年之后一直离家读书，交流很少，冲突也少。而在感受到这个压力之后，虽然表面上我们的冲突似乎在于一些观念的不一致，但我觉得那似乎不是激起我那么多情绪的重点，而是在这个争论之下，我觉得我和父母互相不接纳对方。我渐渐意识到我渴望得到父母的认可，达成父母的期待，而内心又希望父母无论如何都能接纳我，都能理解我，无条件地爱我，这让我一遍又一遍地对父母失望，感到受伤、难过、愤怒。虽然我理智上试图去理解父母，理解他们的不完美，可是内心那个受伤的小孩一直阻碍我去接纳我的不完美的父母，而结婚这个议题变成了这些情结表达的出口。

奇妙的是，我内心也部分认同了在某个年纪需要结婚的观念，却又在理智上反抗这个观念。虽然我某个部分很讨厌"孝顺"这个名词，但在心灵深处想要做一个"孝顺"的小孩，可是这个也会与追求自己负责的自由人生有矛盾。所以有时候这些矛盾观念也会给自己带来焦虑感。此时我就会和朋友聊一聊，或者和我的分析师聊。这些都会让我平静下来，关注当下的生活。不过这种焦虑也是我同意父母给我安排相亲的原因之一，当然另外一个原因也是希望维持和父母的关系，不至于继续恶化，以及实现某方面的孝顺。这种顺从让我父母的焦虑减少一些，并且也让他们和我有一些交流的话题。

通过"逼我结婚"这个主题，我也能感受到父母想要改变我们之间的关系，希望和我更亲密。可是这种"想要更亲密"让我觉得害怕，而我又觉得我怎么可以拒绝父母想要和我亲密的观念呢？我怎么可以不喜欢自己的父母？我怎么可以想要和我的父母保持疏远的距离呢？这些想法让我感到非常内疚。

　　从克莱因的理论来看，我在偏执分裂位置和抑郁位置中游走。有时候我还处在全好或全坏父母的幻想中，渴望他们能够达成我所有的渴望，理解我，认可我，无条件地爱我；如果没有达到，我就会愤怒，用疏远，用不结婚来攻击他们。当我看到自己也不能接纳父母的全部，也并不是无条件地爱他们的时候，我看清父母有支持我的一面，也有责备我、不理解我的一面，他们有些可爱又可恶，这时我又会失落、伤心和愧疚，也能够比较温和地与父母沟通。

　　除此之外，我开始试图做关于此议题的初步研究。同时我也采访了几十位受到此议题困扰的青年男女。在访谈过程中，我发现很大一部分人会谈到和父母之间的关系。这些被访者的结婚压力来源主要是父母，以及重点会放在和父母关系的挣扎纠结冲突中。在这个过程中，如果自我的内心有所成长，同时和父母的关系能够有一些转好，那么结婚的压力也会随之有所减小，或者不再将这件事作为两方唯一关注的焦点。

　　首先我想要分享的是一个被访者L的故事，我想她代表了一部分感受到强大社会压力的人。这位被访者是一位39岁的未婚女性，生长在一个北方的小城市，今年来到一个南方的大城市工作。来到大城市之后，她感觉生存压力变大，但是之前在小城市感受到的巨大的结婚压力变小了。大城市人与人之间的冷漠和孤独，同时也给了从小城市来的L别样的自由之感。而她在小城市的时候，那个压力常常会变成羞辱的感觉。

　　L说："在我的家里，我被当作一个儿子抚养，父母并没有对我逼婚。但是在社会上不一样，在北方，女人的青春就是那么一段儿，过了这个村就没这个店了。基本上，过了30岁，你就完了。完了的意思就是，你只能找年龄差距特别大的，离婚了的，带小孩的。"L在家乡时刻都能感受到左邻右舍对自己的指指点点，有些热心的阿姨叔叔一看见她就扑上去劝她不要太挑了。

　　本来L的心态是，"我都到这个年纪了，找到一个合适的人本来就可遇不可求的，那么能遇到就遇到，遇不到一个人也可以"。可是当去年妈妈生病之后，她一下子觉得自己一个人的力量无法照顾妈妈，后悔自己没有成立家庭，她觉得如果有了家庭，至少还有人能支持自己，也许不是实质上的帮助，但至少，心理上有个依靠。当时她觉得特别难过、孤独、孤立无援。L也尝试了各种相亲，可是在相亲中总是能感受到有一种买卖猪肉的感觉，男性的资本是房子、车子、钱，女性的资本是年轻漂亮，而自己在乎的心灵的契合似乎完全被忽略了。L也不愿意去参加同学聚会，因为在聚会中大家都会谈家庭、谈小孩，当她说出自己还未婚的时候，总是会招来各种异样的眼光。

故事讲完了，L的人生还在继续。令我非常感动的是，L说到如果自己的故事能够给有类似遭遇的人一点共鸣，她就觉得自己的苦没有白白承受。

另外，有一位男性受访者X在访谈过程中对于结婚有很大的经济压力的担心。他觉得自己在经济上都比不上周边的朋友，没有车，觉得这给他在找到心仪的对象上带来了很多困难。X也担心自己不能给未来的妻子提供一套房，同时也不愿意和自己的父母共住，因为他对于独立生活有强烈的渴望但又有恐惧。同时，他对自己的评价是相貌一般，身高有点矮，性格温和但又有点倔强，觉得配不上条件比较好的姑娘，但又不愿意降低要求。而这些艰难和痛苦，X说这是第一次认真向别人倾诉。虽然X是一个个案，在访谈过程中，我深深地感受到了男性的巨大经济压力，但是社会甚至不让男性去表达他们内心的痛苦。女性虽然是弱势，可是似乎更被允许去表达自己的痛苦，而男性连表达的权利可能都被剥夺或压抑了。

除此之外，听完这个受访者的故事我久久不能平静，那种没有把别人当成一个人来对待，同时也投射出了其实自己也没有把自己当成一个人来对待的现实。我们变成了脸、身材、财富、学历、性格等堆积起来的一个物体，而不是一个活生生的人。在我的脑海中，有一个意象，似乎我们和未来的那个对象被分成一块一块肉、一根一根骨头，心脏在这儿，再放一点钱，那儿再放一个学历，然后各自被放在两边的天平上，称称看是不是平等，是不是相配。

随着我年纪增长，我妈妈的焦虑变成了你现在不赶快生孩子，以后可能就生不出来了！我问她，我可以不生小孩吗？她说：不生孩子就是不负责任，就是自私！那么问题来了，作为一个女性，未婚生子可以吗？于是我最近开始关于这个话题的访谈，其中有一位女性让我印象深刻。她说，因为男方有这样的习俗，如果没有生出儿子，是不太愿意去领结婚证的。而自己也是因为觉得很爱这个男人，决定未婚生子。只是后来感情有变，而女儿已经生下也不能再塞回去，并且觉得无论如何孩子真的是上天给自己的一个礼物。我问她，那在这个过程中最困难的是什么？她说，那困难多了去了！比如说，钱和政策。我说，那如果选一个最痛苦的呢？她平静地回答道："我的妈妈不好意思和别人说我的女儿没有结婚就生了孩子。我让妈妈丢人了。"

当我们不被自己的母亲认同的时候，该是多么痛苦啊。

这让我想起咨询师对我的一次分析。当时我特别不理解我父母，尤其是我母亲反对我和其中一任男友在一起的原因。那一次咨询师试图给了一个嫉羡（envy）的解释，她说也许是一个母亲对女儿的嫉羡，对女儿有自由和无限可能的嫉羡，当时我并不认同这个解释。在访谈中，来访者也常常被亲戚和爸妈说找对象"差不多"就可以了，来访者对这个词非常愤怒，觉得那就是说自己不值得更好的，觉得自己没有被认为"足够好"。我想到，这是不是一个集体无意识的嫉羡，在父母辈的那一代是"差不多"就好的，是有着很多冲突和不幸也要忍让和把婚姻坚持下去的。而他们发现自己的子女拥有了选择和谁结婚、选择结婚或者不结婚、选择结婚了再离婚的自由的时候，潜意识的嫉羡让他们用各种方式攻击自己的子女。有的是用控制子女的结婚对象，有的是用各种方式逼迫子女结婚等；而子女又潜意识地用反对父母介绍对象、不结婚，或是闪婚闪离等方式来攻击自己的父母。这当然不是唯一甚至不是正确的解释，但是如果子女试图用各种方式去理解这些行为，也许会帮助子女去理解和接纳自己的父母。

而我则带着流动的肉与冲突的伤痕走在咨询师的道路上，试图去帮助那些和我类似的人。

在美国和中国台湾的求学经历

大学毕业后，我选择来到美国纽约大学读心理学研究生。当你离开自己的国家，进入一个崭新的文化时，你需要准备什么？有人说这是一个拼爹的时代，我想说，其实这是一个拼早年养育质量的时刻，或者大部分情况下你可以说，这是一个拼妈的时刻。很可惜，我一岁、两岁的两次重大分离，以及太多混乱的养育者，让我进入新环境的状态岌岌可危。我感受到恐惧、不安、孤单、空虚，失去生活的乐趣，惶惶然不可终日。如果现在来诊断，大概是陌生环境触发了分离焦虑以及未形成完好的恒常客体，从而引发抑郁症开始发作了。这时候，我需要一个温暖而细腻的"妈妈"，很可惜，美国崇尚的独立自主只能作为一个有力量的"爸爸"。当时，由于有一门课我一直在课堂上很少发言，我发现老师给我的期中评定是"F"，也就是挂科。我非常紧张，因为这代表我有很大的可能需要额外花学费重修这门课，而纽约大学的学费之贵在美国也算是翘楚了。我躺在床上哭了一天一夜，鼓起最后一丝勇气给这门课的教授发了封信求助，企图以系所唯一中国学生的身份博得同情。而教授的回复是："我能理解语言和文化的困难，但是你需要想想如何在接下来的半学期中弥补自己的不足，担负起学生的责任。"于是我只好擦干眼泪，接下来半学期的每次课之前都准备好自己的发言，并且多写了两篇作业，最终以"C+"完成了此门课程。但是我知道我每天都在煎熬，抑郁丝毫未得到好转。

　　幸好，我学习的专业是心理咨询。在纽约的第二学期，我上了一门团体治疗的课程，让我理解了真正的开放与共情。其中有一位同学温柔又有魅力，印象最深刻的是由于他身高高于一般人，每次和别人交谈的时候都会屈膝弯腰下蹲，别人坐在座位上懒得动弹，他就直接跪在椅子旁边，尽量让自己和别人平视。在一次团体中大家分享了对他这样行为的赞赏，他答谢了大家，开始讲起了自己的故事。他是纽约同性恋运动的一位发起人，每年纽约都有同性恋大游行，他希望劝说所有的同性恋者站出来。当时他是个激进分子，有一种瞧不起那些躲在人群中不敢表达自己是同性恋的人们的心态，觉得自己高人一等。直到碰到了一位前辈对他说："虽然站出来是很勇敢很好，可是我们没有理由硬要别人都出柜啊，他们有他们的难处，或许不站出来对于他们的生活更好，那么为什么要站出来呢？而我们这些能够得到尊重、堂堂正正做自己的人，应该感谢那些温柔又开放的人，而我们自己又有什么可以骄傲的呢？"这位同学深受震动，他说除了勇气之外，从此努力做一个温柔的尊重他人的人，因为觉得这样才是真正的开放。而我在成长的过程中，身边一直有同性恋的亲密友人，他们因为家庭和社会的压力，常常觉得很辛苦，所以我一直抱着鼓励他们的态度，希望他们能勇敢地站出来活出自己，甚至不断提出如何向父母坦白的意见。回想起来自己是多么狭隘，自以为开放又勇敢，实际上却忘记了温柔地去理解尊重他们。当我将这个想法表达给我的一个同性恋友人的时候，他一语不发突然拥抱了我，泪止不住地流。我感受到心与心的理解和靠近是多么温暖又有力量。在纽约大学两年的课程给了我许多的知识，锻炼了我的学术能力，但我更珍惜的是遇到的各种各样的人让我学会了开放、平等和尊重，抑郁的情绪也稍稍转轻。

2014年夏天我到加州大学伯克利分校做实习生，既然来了旧金山那么在空闲时间必然要去参观一下著名的同志街区。这也让我想到我第一次作为少数群体的时刻，那是我第一次来到纽约大学，作为班级里唯一的中国人感受到的孤单、寂寞、害怕。这些经历也让我能深刻感受到归属感的重要性。当我还是个实习咨询师的时候，遇到一个从中国香港来纽约读书的高中男生，18岁，因为逃学，并被诊断为轻度抑郁，所以被送来我的办公室。他走进来坐在我旁边的椅子上，低头不发一语，高大的身材紧紧缩在椅子中，我强烈地感受到他的不安和害怕。后来我了解到，他独自一人来到纽约，英文没有熟练到能听懂上课的内容，害怕与其他不同种族的同学靠近，又与中国内地的一群学生有很多不一样而被排斥。来学校对他来说变成了一个巨大的压力，一个人反而能够轻松做自己，可是一个人的孤单、害怕、寂寞又怎能独自承担。在与他治疗结束的时候，我问他在这个过程中觉得最有帮助的是什么？他的回答是进入了一个学习英语的社区团体，在那里他交了一个也是来自中国香港的好朋友，并且找到了一些有类似经历的同伴。当时的我失落了好久，心中大叫："那我呢？那我呢？我可是陪了你大半年啊！"

我现在来回味，才越发觉得属于一个群体，发现和自己共享类似经历、类似感受的人是多么重要的事情。同时，作为主流社会中的大多数人，也许更应该试图释放对少数群体的善意。因为，作为多数群体真的是很难去体验作为少数群体的无归属感。

对青少年感兴趣是源于我在一所公立高中作为一个学校咨询师的实习，同时接受学校督导师的督导。我遇到的第一个来访学生，是一个14岁的来自中国的非法移民，必须要自己养活自己，睡过打工的网吧，睡过地铁，父母在别的州打工，自己独自生存。我担心地问他是否可以坚持下去。他对我说："这就是生活。"我本来是想问他怎么能缺课，本来是想关心他的学习计划，但这些话被我咽下去，无法说出口。他开始聊他的人生、他的生活态度、他的没有计划的计划。他说："为什么人生要有计划呢？我只是想，今天可以活下去。"在这里有没有合法身份的中国人，只顾赚钱不管孩子的中国家长们，不会讲英文的中国学生们，这让我每天都非常难过，甚至不想去面对。在这之前，我觉得自己处在一个生存之上、生活之下的状况，忧虑自己的学业、感情、未来的发展，柔弱地哭过。我这样的小孩，我身边和我一起成长的人，没有忧虑过下一顿饭在哪里吃，房租能不能交，要不要花学费去上学。可是对于我实习的地方，对于很多人来说，这些生存条件是首要的。我开始学习和社会工作者们共同帮助这些学生，常常会面对无奈的状态，我的督导要我记住："What we can do is limited"。我心中带着这句话去做了我能够做到的，在这个过程中，我看到了作为咨询师的力量限制，与各种职业的人们协作的重要性，体会到了青少年们在这个阶段是多么艰难，多么反叛，又多么坚强，多么有希望。

可是，回国后与大量的青少年工作之时，我发现自〔己〕是那么天真与简单。中国与美国的青少年其实面临着完全不同的困境，〔我对〕这个群体的时候都一无所知。在国内的青少年更多地与其家庭〔　〕以说他们的"问题"与父母和整个大家庭息息相关，作为个〔　〕不可能单独与青少年完成一个有效的工作。"纯真"的我〔　〕却与他们一样束手无策，重新陷入了无能为力的状〔态〕逃跑。

我想起2009年夏天回国之后一时没有决定好自己〔　〕来具体要做些什么。真的要非常感谢我的家人并未给我催促〔　〕我用了大半年的时间去休整和寻找自己前进的方向。在我迷茫的那段时〔间〕Live音乐解救了我，我在全国各地跑来跑去看了一场又一场的演出，大到容纳10万人的鸟巢，小到10个人就塞满的咖啡馆。每次我都好感动、好高兴。

在我人生最黑暗、最孤独的时刻，追星解救了我。于是在我一切都安定下来的时候，我突然决定要到那个明星的家乡去读博士。台湾这个梦是从爱一个叫作"五月天"的乐团开始的。五月天陪伴了我整个青春，在我一个人最难度过的时候，我拼命地看他们的视频，拼命地听他们的歌，得到过无数安慰。当我开始渐渐走上正轨时，他们也就渐渐退到我的心底后面，只是我知道，当我需要他们的时候，我随时都可以拿出他们的音乐来安慰自己，从此音乐成了我生命中必不可少的要素。因为爱他们，我开始对台湾音乐充满了兴趣，听遍了所有能找到的台湾独立音乐，看过了我所能接触的所有台湾音乐人的演出，在这个过程中不断加深了我对台湾的热爱和理解，越了解越对孕育出这些音乐的土地充满了好奇。

我是个热爱旅行的人，去过很多地方，但一直迟迟未踏上去台湾的旅程，这是因为台湾是一个太美的梦，我不舍得匆匆把它做完。我热爱这片土地的景色、音乐、文化气质、人民，仅仅十几天的旅行并不能完成这个美梦。我想要在这里生活几年，深深沉浸在文化中，与台湾人民相遇，听着音乐感受现场，拼命地学习，与一流的心理学导师共同工作，才是我想要的美梦。

我确实在台湾得到学术上的大步成长。

在台湾两年，太多的事不胜枚举，任何生活上的困难都被温柔妥帖地照顾着，我仿佛回到了从未享受过的母亲的怀抱，有力而细致入微，带着温柔的坚定。

我在想，如果当年我选择先去台湾读硕士，再去美国读博士，会不会让自己的内心得到更顺遂的发展？温暖的台湾让我内心的孤单和害怕先得到抚慰后，再去感受自由而有力量的美国，也许我的内心就会少一些矛盾和拧巴。

从深度心理治疗到关心社会

我刚开始接触心理咨询的时候，并不知道有什么流派之分，也没有老师教导我去区分它们。那时候我在学习成为一个学校心理咨询师，重点是，什么是有效的，怎样结合所有的资源，包括社工、学校老师、精神科医生，甚至警察，以及社会公益支持，以便于更高更快更强地帮助眼前的学生。

我第一次被询问"你是什么流派的"，是2010年在国内的"存在主义国际大会"上。当时的我，才开始去接触各种不一样的流派，试图去贴近它们。但我并没有立刻找到心仪的对象，东学一点西学一点，似乎也都有点兴趣，但又不至于让我全身心投入。直到我来到台湾，有一门课叫作"心理治疗理论"。这门课的要求是每一个博士生要选一个治疗流派，叙述它的人生观和世界观，以及它为什么和自己的内在契合。我突然明白，在生活里很多事情和找终身伴侣是类似的：直觉上的喜欢，加上理智上的契合，以及命运的帮助。

当时，两位教授有水火不容的看法，有一个觉得应该纳入所有的治疗流派为我所用，另一个觉得和自身的个性与价值观的契合度才是最重要的。在我看来，确实有一些流派背后的哲学观是完全不同的，甚至是冲突的。所以在这个过程中，我渐渐发现，我爱上了心理动力学，或者说得更准确一些，我遇到了我的爱侣。在心理动力学治疗里，有一个部分是希望能够帮助我们的个案获得真实感和独特感。真实地、独特地在这个世界上生活，这很难，但又太吸引我。除此之外，长程的、稳定的、极其亲密的陪伴也是我从小就极度渴望的，而这些，心理动力治疗统统给你。

当我工作到第五年的时候，我觉得自己已然是个疗效很不错的心理咨询师了，每天骄傲地昂扬着脑袋。但是，很奇怪的是，当时我的来访者几乎都会在20~30次咨询的时候说自己已经痊愈，让我备感困惑。但我想，也许是我疗效太好了吧。有一次，我们玩塔罗牌，抽取一个牌卡。当时我抽到了一张牌，牌上写着"be patient"。当年去加州大学伯克利分校实习的时候，吃幸运饼干，掰开饼干也赫然写着"耐心等待"。我很震惊，想到荣格讲的共时性，这对我是很大的提醒。通过和督导以及自己分析师的讨论，我才知道可能一是我太急切地想看到来访者的转变；二是我很害怕进一步的亲密。

我多年前就尝试读荣格，一直处在拿起来读一会儿，生气，摔书，过一阵儿拿起来再读一会儿，生气，再摔书的循环中。我和咨询师朋友们讨论，大家似乎都在不同的时刻摔过荣格不同的书。因为我抱着一颗"荣格，荣格，我们一起玩吧"的心，结果，你热脸贴了他一个冷屁股。王秀冰咨询师跟我说，当她连荣格的自传都摔过的时候，她决定暂时屏蔽这个冷屁股。

这学期在台湾认真开始修荣格理论的课，与荣格学派的分析师讨论，我说到摔书经验时，她温柔一笑，说道："我也摔过。"那一刻，我们坐在温暖阳光下的庭院，世界安好，一坨鸟屎刚好掉在国际分析心理学会理事长约瑟夫·凯布雷（Joseph Cambray）写的《共时性：自然与心灵合一的宇宙》这本书上。我和她一起大笑，无须言语。

荣格学派的维雷娜·卡斯特（Verena Kast）在《童话的心理分析》中写道："反移情的作用一方面和分析者对受分析者根本问题的了解有关，另一方面也和受分析者目前梦中呈现的现实问题相关；除此之外，在介入的过程中总会有无法解释的要素。"

我喜欢最后一句，那一刻无法解释的亲近，仿佛我们在心中击了一下掌。

有一天，看《小王子》，我注意到作者安东尼·德·圣埃克苏佩里（Antoine de Saint–Exupery）1921—1923年在法国空军服役，曾是后备飞行员，后来又成为民用航空器驾驶员。而小王子这个故事正是由一个飞行员来诉说的。我突然明白曾经听到的，这是一个作者走着自性化历程的一个故事，那永恒青少年的情结久久不散。

我围着操场跑步，我感觉到孤独。我的脑中浮现出一个意象，荣格仿佛是中间那个我围着跑的圆圈，我在他的周围用神话，用童话，用经验，用感受，用一切尝试与他接触。当我感到孤独时，他终于从石头堆里移开冷冷的屁股，回头冲我抛了个媚眼。

第二天我戴上时隔5年回到纽约现代美术馆MOMA购买的一对耳环，那是一对"∞"（无限符号）的耳环。我想有一天我也会如这对耳环一样，从荣格的圆向外跑去，跑出自己的一个圆，形成一个无限的符号。

最后我终于选择了深度心理学、精神动力学这条路，去念了中德班，后来又加入CAPA，最近，正准备去加州的旧金山荣格学院，也许会去做一个荣格分析师。

我知道，我不仅想做一个躲在安全的咨询室里的个体咨询师，我还想要为这个社会的少数群体发声。因为我自己作为肥胖者、作为文化中的少数群体、作为大龄未婚女青年的经历，所以我想要为和我类似的人发声。

除此之外，我也是一位性侵的幸存者，在我的临床工作中，也不断遇到那些经历过性侵的女孩子。她们存活下来了，却活得不太好。性侵她们的对象，往往是亲戚、熟人，这意味着她们还需要在过年过节除了被逼婚、被逼生孩子之外，还要与这些伤害过她们的人吃年夜饭。因为这些女孩不敢告诉自己的妈妈："他性侵过我。"或者，她们鼓起勇气告诉了自己的妈妈。妈妈说："你思考一下是不是你自己勾引别人了？或者为了家庭的和谐请你忍住不要说吧。"

被性侵的女孩在过程中会觉得自己也有错，又充满了对侵害人的仇恨。而在现实层面，过了那么多年，没有证据，法律也无可奈何。那深切的恨无法化解，或者我觉得我们也没有权力说要化解。

最近，由于一系列性侵案件被公众知晓，许多知名人士也开始声援反性侵，一群女性在网络上揭开了自己过去被性侵的伤疤。我想要说两句，又不知从何说起，于是我保持沉默。我想这就如这个社会面对所有令人震惊的事件一样，充满了矛盾和防御。我们渴望说给别人听，被看见，被理解；同时我们也希望这一切都没有发生过。否认、压抑和解离，这不仅仅发生在受害者身上，它们也不停地在社会中重演。于是社会总是出现一种间歇性的失忆现象，有人笑说大众的记忆能力和鱼一样，只有7秒。我想，那是因为人类震惊于自己能做出的行为，这种情绪太过强烈，以至于我们不能承受。所以我想，我允许自己保持沉默。

直到我看到一篇文章，教导女性如何武力训练自己，以便在危急情况下能保护自己。这激发了我内在的羞耻感，在长期被性猥亵的时光里，我没有反抗，是不是我错了？直到几年后，我14岁时，一脚将"他"踹出门外，完结了整个被性侵的历史。如果我能够一开始就伸出我的脚，是不是这一切都不会发生？当我这么无眠了一夜之后，感谢我的朋友、我的咨询师，以及目前的社会舆论，我知道，那不是我的错。我想赞赏14岁时勇敢使用武力保护自己的我，我也想拥抱不知所措、软弱的14岁之前的自己。

面对熟人的性侵，有时候并不是我们体力上不能反抗，而是我们根本都没意识到，这是什么。于是，女性主义运动第一个推动的理念就是"唤起意识"。我确认我受到了伤害，而你，听见了，回应了你的确认。

当年，在弗洛伊德说出歇斯底里症是童年遭受性侵害导致的事实时，他在当时的专业领域中也遭到了排挤。这个曾经将研究探索如此之深的伟大人物，在他此后的人生里否定了他之前的想法。他开始关注幻想，而不是那些女性真实的被创伤的性体验。当我看到这一切时，我知道，一个人的力量，就算他是个多么强悍的人，也无力和整个社会文化对抗。无论他的观念多么正确，没有社会背景的支持，他的发现都不会被大众接纳。

所以，对心理创伤的修复，不但需要个体咨询师的帮助，而且需要整个社会的支持，比如最近的"me too"运动。受伤的个体需要力量强大的社会支持，一起对抗那些否认和扭曲的力量。在"me too"运动刚刚兴起之时，大家都激动万分，不断地站出来表示支持。然而"七天"过去之后，就有人站出来说是不是太偏激了，没有这么严重嘛。就像当年有一位同性恋站在台上愤怒地为自己发声之时，有观众说，你没必要这么激动啊。这么强烈的创伤故事，你居然期待被心平气和娓娓道来？有人说，应该要先建立完善的制度来遏制此种事件的发生，发生之后也有法律来保护受伤害的人，而社会运动是不得已而为之。我不这么看。我认为能够创造出一种环境让受伤害的人敢于发声，就好像在咨询室里我们创造出一个安全的空间一样，这是前提。

如果没有这次的社会运动，我也许仍旧在保持沉默。如果没有其他女性先站出来，我也没办法说"me too"。

如果回顾那些年被性侵的时光对我有什么影响，我想我和来访者一样，说不清楚。但我想到，将来如果我有孩子，我不放心任何人在我视线之外和我的孩子单独相处。想到这一点，我很愤怒，毕竟，过去的事还是给我带来了糟糕的影响。同时，我也很伤心。

我们要警觉个人的防御，以及整个社会无法承受这样强烈的情绪，也和个体一样倾向于掩埋这一切，闭口不谈，将其遗忘。这不仅是为了修复那些创伤，而且是让我们的孩子不用每分每秒都保持对危险的警觉，不用盖上面纱、裹着罩袍，也不用时刻都在准备战斗或逃跑。

因此，做一个在社会中发声的心理咨询师，是目前的我坚定的理想。但愿这世界抱以温柔的坚定。

刘婧恒

南京师范大学应用心理学学士，纽约大学心理咨询硕士，台湾彰化师范大学辅导与咨商在读博士，全职咨询师。从 18 岁开始就在心理学这条道路上蹒跚前行，觉得幸运，同时又羡慕那些有更多不同领域经验的咨询师。如今陷在精神分析和荣格心理学的深渊里，无法自拔。

伤痛与整合的实现之路

郑　琛

　　写这篇文字的时候，我刚辞去汕头大学医学院专职心理咨询师的职务，正式成为一名个体执业咨询师。我的整个求学经历都是在国内进行的，包括求学于华南师大、曾奇峰精神分析面授课、中美精神分析联盟（CAPA）、高校工作与EMDR，有着时局、运气、抉择等各方面的影响。写之前，我也问过身边的初学者，你们想听什么样的故事，得到的答复，最多的是学习的方法以及一路遭遇的困难。我一路走来也遇到过不少人，因不知如何选择课程、不知如何走上咨询之路而迷茫。虽说每个人的路都是不一样的，但描述我所走过的路也许会有点意义，除满足自恋外，对于有意愿走上这条路的人或在此路上有些迷茫的人可作为借鉴，用以减少路上的焦虑或尽量少走些弯路。

　　都说叙事必然带着目的，这篇故事也一样。无论我对其目的究竟是有意识的，还是无法完全意识得到的，它们都是叙述，因此必然带有叙述人自身的特质，且我的所学主要包括三部分：荣格派心理分析、精神动力学以及EMDR创伤疗法，接下来所叙述的内容，其风格必然也与这三部分有关。最后，它们都是记忆，我不敢保证字字句句完全符合那不可达到的事实，只能说它们在心理层面完全是真实的。

初遇荣格

"一只毛毛虫，会梦见飞翔吗？"

——《变形：自性的显现》

故事的开始说来有点奇怪。我本是个学化学的理科生，虽一直对心理学感兴趣，但也没有多少真正的举动。导火索是一个朋友，一天，他突然推荐我看弗洛伊德的《释梦》，说是另一个人推荐给他的好东西。那时的我对此非常厌弃，只在QQ上回了他一句："不要搞这种迷信的东西。"可他坚持要我看看再说，于是后来我就到图书馆翻了翻这本书。翻的结果是发现我根本看不懂，但隐约觉得好像挺有意思。那会儿是大二，恰好我也在思考自己未来到底要成为一个什么样的人。自那时起，我就开始在网上搜索"精神分析"到底是什么东西，找寻着求学的途径，最终确定了报考华南师大心理学院这条路，一步步走进了无意识的世界。

转专业考研不是一件容易的事情，当时家人也并不理解我这一突然的举动，但自从查询到华南师大只要考上学术硕士，就可免学费就读时，我便打算拼了，因为只要考得上，事情便不是父母同意不同意的问题。我那时候跟父母说，会用10年时间告诉他们在我20岁时究竟看见了什么。其实，直至今日我也说不清楚自己到底看见了什么。有两个梦，也许可以窥见其中的一些端倪。依着时间顺序，我会一一向大家呈现。

第一个梦是在考研期间做的，记得那时我刚开始读荣格学派的集成之作《人及其象征》，一边做着本科毕业论文，一边看着那书。书是纸质的，20世纪80年代出版的那种，已在图书馆中藏得灰黄。看的期间，也不知道到底什么东西被启动了，有一个晚上，我做了以下这个梦：

我与一群人一起来到荣格家里，那是一栋欧式的小洋楼，进门之后与我同行的那群人便一起奔向了一部电梯，我看着他们挤满那部拉闸门电梯下楼，自己却转身走向一条石头砌成的楼梯，那是通向地下室的。我独自沿楼梯走到地下室后，发现那里十分昏暗，只有一两支蜡烛，烛光摇曳。楼梯的右边有一扇铁门，我发现所有乘电梯的人都被困在了铁门里，他们手抓着铁栏杆，出不来，像是被囚禁的犯人。而楼梯通向的地方是一个水池，墙上只有一个类似狮子浮雕的东西衔着一支蜡烛，很暗，黑漆漆的看不清是什么样子。楼梯一直延伸入水底，水很深，似乎水底下还有很多东西。如果有船的话，里面还有很深的地方可以进去。但现在没有船，也下不去，于是我转身回到了地面。回到屋子里后，荣格向我招了招手，带我到他家的大落地钟旁边。我们站在钟旁，他一脸孩子气地笑着看着我，神神秘秘的，像要给我看什么宝贝似的，伸出食指，扬着嘴角顽皮地笑着，在我眼前比画了一下（类似于在说"看好了"），随即打开了那钟的钟面，在里边摸索了一下，拿出一个东西，那是一枚中国象棋的棋子，他拿着棋子给我看，上面写着一个红色楷体的"中"字。我"哦！"了一下，似乎一下子明白了什么，情感上就是我们通常所说的"aha moment"（顿悟时刻），然后我就带着那样一种感觉醒了过来。

我不知道这个梦到底意味着什么，直至现在，已经学了那么多流派关于梦的知识，仍无法完全理解此梦带来的意义。这不是路最开始的地方，却是我真正踏上征途的地方。

记得有一次，申荷永老师邀请樋口和彦老先生到华南师大来，一群人围成一圈谈话。期间他说了一句话，当时完全是听不懂的，却不知为何记住了，他说："对于《易经》，你要去问（You have to ask.），你要问，要相信ta，ta才会告诉你。"因此，因着对此梦的信任（也是对自己胡编乱解的信任），在一路求学的途中，我无法相信任何一步到位、一学即会的理论或方法。另外，对于此梦后部分荣格的出现，总有着一种莫名的担忧，毕竟那样自大的影像总是让人恐惧的，尤其在这可经常听见"上帝欲使其灭亡，必先使其疯狂"的现代。但同时，这部分的迟疑与担忧一直推动着我前进，直到顺利走上学习心理咨询的路。

求学华南师大

"我必须画画。"

——《月亮和六便士》，第3章

2011年，我考上华南师范大学的应用心理学学术型硕士，开始为期3年的学习。这里于我而言，是真正的摇篮，在心理咨询求学路上最重要的事情，都是在这3年里发生的。

刚入学时，华南师大的每个硕士生都需要经历一个"选导师"的流程，说是选导师，实则是导师选学生。在华南师大，乃至全国，申荷永老师是当之无愧的荣格心理学第一人。为了学习心理咨询，其实可选择的老师也不多，我自然希望能够跟着他学习。但在入学时，我便在这里遭遇了挫折，最终并没有进入申老师的课题组成为他的直系学生。这件事情，对当时的我来说，是十分令人崩溃的，就好比走到一个地方，却发现路断了。好在，那时候与一个人有过这样的对话：

"申老师没有选择我作为他的学生，是不是意味着我不适合学这些呢？这难道就是我的命运吗？"

"命运？申老师之于命运，本就是微不足道的。"

那时的我并不太能理解这句话的意思。悲伤之余接下来的是愤恨，一是对于国内求学途径的稀少，二是对于这个现实本身。再后来，先前做过的一个梦（即上文那个梦之后不久做的另一个梦）给了我一些启示：

我去找老师学习炼金术，去到的那个地方有两个正在调化学试剂的炼金术师，一个没有理会我，还有一个看我待在那里不走，叫我去收集材料，说收集完了再回来找他。

当年这个梦出现的时候我也是一脸懵的，并不明白是什么意思。后来随着一步步地学习，在更加理解荣格理论的真正内涵之后，我对这件事才有了比较清晰的认识。荣格所说的"未能意识到的无意识将成为你的命运"，实则是"心外无物"的西化版。每个人的需求在外界都会有可以提供需求的客体，而这本身将会提供给那个客体以巨大的吸引力，以至于若是没能得到，将会导致人本身的相应痛苦。物理上的需求（如食物、空气），涉及人类的本能；而心理上的需求，即所谓原型层面的需求，也是一股意识难以阻挡的力量。如若没有意识得到，身上有"钩子"的人或事，就会拥有莫大的掌控力量，而对于这人本身也会出现一叶障目的爱恨交织。这种需求大到父母、恋人，小到挚友、老师（此处的大小并不是以重要性来论的，而是后者这类需求并不一定完全受到重视），无不掌控着我们的爱恨，而寻求的过程本身也会呈现诸多创伤的可能。内心的修行最终仍是个体自己的事情，走到想去的地方总是需要做好一定的准备，这对荣格派的修行来说，指的是所谓"自我功能的强大"。外相是必经之路，但能起决定作用的范围其实很小，这也是上文对话中那人所指的意思。而事实上，我与申门（即申老师及其弟子的总称）的缘分也并非一开始看见的那么浅，这是后话了。

在那之后，我便开始跟随刘志雅教授进行认知神经科学的学习，并在刘老师的指导下于几年后在《心理学报》上发表了一篇文章，用实验的方法证明了人类无意识学习的可能性。此部分的学习使得我具备相对完整的科学素养。有趣的是，这反而成为我最终走向诠释学的基础之一。当网络上、市面上有人大肆宣扬精神分析之非科学性时，我可以非常清晰地知道说这种话的人自身哲学修养、科学素养的欠缺。绝大部分心理科学从属于实证主义研究，而精神分析在哲学上可粗略归到诠释学一脉，此二者本就差别巨大。而广义的科学素养，来自对真理的存疑与求知，一味地认为实证主义便是真理，难道不是教条吗？有的人动则祭出波普尔的可证伪原则，殊不知那种判断本就建立在"实证科学一定等于真理"的基础上，诠释意图之明确，令人发指。更让人难过的是，偏偏那么多的人又是不经思考便似遭逢强大父亲一样躲到这种说法之后，自己却连像样的科学思考都没能做到。

说回心理咨询的事情，前面说到与申门缘分不浅，是与三位师兄有关的。我自硕士入学起，便有幸得到于亚栋、周党伟、陈灿锐三位师兄的指导。党伟师兄从入学开始就把《荣格心灵地图》这本书借给我复印，且叮嘱我说："做学问，一定要耐得住寂寞。"亚栋师兄则在很多书目上给予过指点。而与陈灿锐师兄的故事，就更要长一些了。

与灿锐师兄的第一次接触说起来也挺好玩的，那是2011年硕士入学不久的时候。只记得那天他在微博上发了一段与佛学有关的话，我鼓起勇气在那条微博下留了言："如果你在路上遇见了佛，杀了他。"

随后就发现自己与他已是互相关注。

紧接着，便是他为他的博士毕业论文收集数据，在华南师大举办免费的曼陀罗绘画分析活动。当时刚开学不久，我心怀激动地报了名，而就在报名后的那天晚上（第二天便是前去参与活动的日子），我做了这样一个梦：

> 我去找灿锐师兄画曼陀罗，但是到那儿时活动已经结束了。我看见里面虽然昏暗但有灯光，就敲门进去。灿锐师兄和另一个师兄正在统计数据，另一个师兄（看不清脸）问我说："怎么现在才来，打扰到我们写总结了。"灿锐师兄则说："想画的话，那些准备好的纸已经用完了，你需要自己画。"于是我就自己拿着纸笔开始画，从曼陀罗最外边的圆开始画，但是尝试了好几次，总画不好一个圆。我一边画一边听他们聊天，听到些他们的事情（醒来已记不清是什么内容）。后来实在画不出来，我就拿着纸想让灿锐师兄帮我画。他正写着东西，我说："我画不出圆来，画的时候好像整张纸都变成了黑色。"他说："我觉得，没什么成绩，这个东西是出不来的。"然后他拿着圆规开始在那张纸上画，却不是画圆圈，而是画成一个弯月形状。之后我就醒了。

这个梦不如上一个那么迷糊，里面充斥着的迷茫、焦虑，以及"没什么成绩，这个东西是出不来的"，在今天看来其意义已十分清晰。那天去参加免费曼陀罗绘画体验的时候，我涂完曼陀罗就去找灿锐师兄进行分析，并告诉他我昨晚的梦。他在简略分析之后，和我讲了佛家"指月之指"的故事作为最后一个画面的回应，并提示我，前路漫漫，如纸上黑暗，都是未知，而路需要我自己一步一步走出来。

那次之后，我心中其实已经萌生了找灿锐师兄做体验的想法。但这个事情，一拖就是一个学期，直到研一下学期开学，我才开始鼓起勇气试着去咨询中心预约。这个拖延的过程使得我后来对于来访者前来咨询时所需要面对的恐惧、矛盾和犹疑有了深刻理解，使得我在日后从事咨询时，无论来访者多么犹豫，我都可以明白他们的不容易。毕竟自己在有如此之大的求学动机、华南师大心理咨询中心又是"传说中"南方最好的高校咨询中心的情况下，我还犹豫了大半年才踏进咨询室。对于其他来访者而言，要开始一段咨询之旅，肯定也是纠结不已的。

在这半年里，我日常也没有闲着，除了平时的上课、休息、做科研，剩余的几乎所有时间都泡在了图书馆里。非常幸运的是，那时所看的书多是经过于、周二位师兄推荐指点的，少走了许多弯路。这一时期，我对《论语译注》《老子今注今译》《西方哲学史》《中国哲学简史》《释梦》《荣格心灵地图》《千面英雄》等一系列重要文献进行了反复阅读。在读研的三年中，每周至少阅读一本书是固定的事情，虽然比起许多努力的人这不算什么，但这是我求学路上第一个打下重要地基的时期，第二个重要的打基础时期在加入CAPA之后，后面会有提及。

在此想顺道提一下在华南师大上课的有趣事情。刚进华南师大时，恰逢校庆，学校请来许多校友做讲座，那时便已经听到许多人生经验。而在日常上课时，有许多国内心理学"大牛"的课可以选，我就发现几乎每一个"大牛"老师在第一堂课时，都会大讲自己的成功过去，让我们这些做学生的在那时候很是无语。例如，张敏强教授在第一堂课就说："你们能考进来的，肯定都比我聪明，因为试卷是我出的。上课的内容自己回去看书就是了。"然后就开始大讲当年在高考出题组的趣事。温忠麟教授的第一堂课则是从他在山沟沟里连普通话都说不好开始，谈到去欧洲留学，在那边当厨师，怎样跟老板谈加薪，再到澳大利亚、中国香港的一系列经历。诸如此类，无法一一列举。一开始觉得这些老师挺奇怪的，我们来上课，讲这些干什么。但后来，当自己踏入社会，开始属于自己的旅程时，才明白这些内容的重要性。这是书本上看不到的传承，是精神，是节点的选择，是无畏，还有健行不已。

2012年初，即研究生一年级的下学期开学时，我才真正鼓起勇气到华南师大心理咨询中心尝试预约个人体验。记得那天自己是很紧张的，莫名地需要攒足勇气才能向咨询中心走去，穿过华南师大本部林荫校道，走上螺旋楼梯，到咨询中心时整个人几乎处于恍惚状态。我问助理，能不能预约陈灿锐师兄的咨询。助理跟我说，恰好昨天师兄有一个咨询结束了，这里有一个空档。于是我便预约了那个时间。回到宿舍时，我整个人还是恍惚的，心想着："这就预约上了？"

后来，在那里，我一共进行了18次体验，画了34幅曼陀罗，直到灿锐师兄博士毕业。这部分体验，为我真正接触、理解精神分析和荣格心理学作了铺垫，直到多年后的今天，当初这段对内心世界的探索之旅还时不时使我萌生新的领悟。而在最后一次，结束体验的时候，发生了一件事情，于我而言如梦幻一般，觉得有必要提及。

那是夏天，毕业季节的某天，下着特大暴雨。那天灿锐师兄从校外讲课回来，被大雨困在了地铁站。我则是因为提前到达咨询中心，没被雨淋到。不记得是因为什么，那天咨询中心没有人值班，师兄打电话告知我他被大雨困住，我就坐在螺旋楼梯那里看着雨等他。20分钟后，雨稍微小些，师兄上了楼，掏出钥匙准备开门。我问他："来这边做咨询都会给咨询师配一把钥匙吗？"师兄跟我说："这是一个秘密哈，咨询中心的大门，只要是合适的钥匙，都可以打开它。"接着他就随便选了一把钥匙，把大门打开。

"咨询中心的大门，只要是合适的钥匙，都可以打开它。"

在那时，我呆住了几秒，仿佛置身于幻梦之中，先前对自己的怀疑、忧虑一扫而光，仿佛这句话是说给我心里那个不敢确定的自己听的一样。

在结束这部分体验后，我自己画曼陀罗的过程仍持续了很久，至目前共有55幅，有空闲或有需要时我也会画上一幅。作为荣格派积极想象技术的一种，那是心灵的镜子，可用作读自己、读他人的镜子。

2012年上半年，与曼陀罗绘画体验同时开始的，是我参与了申老师团队组织的福利院志愿项目，每周固定时间到福利院去给里面的小孩做沙盘，同时可以免费旁听申老师及其门生所上的荣格心理分析课程。这一段学习，一方面使我对卡尔·荣格的理论有了一些皮毛的了解；另一方面，在与福利院小孩们玩耍的过程中，也有很多难以言说的体验，许多画面至今仍清晰如昨。

在福利院里，完全健康的小朋友是占极少数的，很多都是脑瘫或残疾的孩子，几乎都是一出生就被父母遗弃，后被送到福利院。我们每次会有两三个小伙伴一起过去，每人会负责一个小朋友一段时间。其中有的小朋友情况非常严重，智力、身体都是发育不正常的，有的则相对幸运一点。回想那为期一年的志愿经历，我仍记得一些片段：第一个是一个不能说话也几乎不能走路、坐在轮椅上、嘴边流着哈喇子的小朋友。当时，我每次的工作几乎就是扶着她学习走路。那是福利院沙盘室外的一条走廊，约10米长，从一边走到另一边，再从另一边走回来。我不知道她为什么一直要走，每次我去了之后，她就要我抱，但并不是想要停留在我的怀抱里，而是想走。一个两岁小孩的体重并不重，但那样扶着她一步一步地陪着她走，通常一个来回就会让我满头大汗，两个来回就会全身湿透。可是她想走，就算中间摔倒了，把她扶起来后，她还是想走。我还记得，另一个大脑智力发育并无问题，但四肢呈畸形发展，走路非常痛苦的小孩。第一次见面的时候，他拖着几乎完全长反了的手和脚，突然伸手跳起，然后重重摔下，他告诉我，蜘蛛侠就是可以这样飞的。他日常都需要进行肢体矫正，按我粗略的理解就是把他的手脚掰至正常位置。他告诉我，哥哥，好痛，真的好痛好痛，我每次都会哭。但是在沙盘里，他不知为何自己摆出了一幅寻宝的画面，他说宝物在山洞里，路上有许多怪兽，但他会打败它们的，蜘蛛侠会帮他打败它们。我还记得，一个孩子，四肢发育健全，但大脑发育有着明显的迟滞。一开始见面的时候，他情绪也非常不好，经常打我，不理我，还会使些小鬼点子捉弄我。可在相处两三个星期后，他就开始指着我说："这个哥哥是我的。"他还捡了石头送给我作礼物。他是我最后接触的一个孩子，离别的时候，他与其他几个小孩一起跑出来送我们，一路喊着哥哥姐姐再见。模糊的视线里，我仿佛看见他们是会发光的，还有先前的那一幕幕，好似都是会发光的。

　　他们让我开始相信，虽然世界是无所谓希望不希望、爱不爱的，但在人身上，那是生而具有的东西。

　　在这里我觉得需要解释一下双重关系的问题，因为可能会有人知道我与灿锐师兄至今仍保持着非常好的关系。其实荣格派对于"移情"这一概念的理解，与弗洛伊德一脉很不一样。在荣格派这里，移情可以作为一种工具（精神分析自客体关系理论开始，也将移情作为一种认识来访者内心世界，并修正其自体—客体世界的有效工具，但与荣格派的理念还是相差甚远），亦即通过互动，实现某些神秘的意识、无意识交流，以达到成长的目的。因此他们对边界的理解，比一般的精神分析要模糊些，对移情的容忍度也比较宽，这与后来关系学派的一些理解较为接近。实际关系中，师兄把我们之间的关系一直保持在一个安全的界限范围，而我本人在日常工作中，所用方法都偏精神分析，维持边界是此法工作的要点，因此这类关系也从没在我的个人生活中出现过。

在灿锐师兄毕业之后，我还去他所就职的广州医科大学找过他几次。每次我去时，因为公交站距离他们学校还有很远一段路，师兄每次都会开着他的电动小摩托到山下来接我，那是一段小电动车要开20分钟左右的路程，临走时，他又开着电动小摩托送我下山。每次去时，和他一谈就是两三个小时，以至于有一次他老婆高艳红师姐（也是华南师大的师姐）开玩笑说："两个大男人，一谈就3小时，我都怀疑你们性取向有没有问题。"

这样的一段关系于我而言是极重要的，它是我一路走来不至于陷入癫狂的重要原因。在我完全否定潮汕男性的"大男子主义"时，师兄提醒我可能把问题想得太简单；在我感到恐惧，不敢进入无意识进行探索时，师兄用各种例子告诉我"不要怕，敢敢去（我与灿锐师兄同为广东汕头人，这是一句潮汕话，大意为：勇敢地走进去）！"而在我自己的修行过程中"面见神灵"时，与师兄的这段关系又使得我能保持清醒，维持自我不崩溃，不至于被神灵占据，也不至于毫无还手之力。2012年12月，在参加完曾奇峰老师中阶课程回到广州后的一周内，我整个人都处于极度痛苦的状态。尤其回广州的第二天，我痛苦得需要躲至广州一表姐家中（那时表姐已经上班，家里无人），跪在地上无法动弹，时长超过半个小时。在那个时候，脑海里不断盘旋的是"你怎么还没去死，你怎么不去死"这类的话语，而当时我的手里紧紧握着的，就是已经选好了灿锐师兄电话号码的手机，随时准备在自己挺不过去的时候，打电话给他。

最后，电话并没有打，在那一周之后，我的内心世界也慢慢恢复平静。后来在跟灿锐师兄谈起这件事时，记得他笑着说我可能是触碰到无意识里的某些力量了。这段经历至今回想起来仍有些后怕，但又有些庆幸，因为正是那样一个过程使我后来做咨询时可以理解很多病人的苦楚，切身的苦楚。

受学曾奇峰

> "如果你看见路边两个人聊精神分析，聊得满嘴都是术语，这两人水平肯定不怎么样。"
>
> ——曾奇峰

在中德班后的中国精神分析界，曾奇峰是很多人求学路上绕不开的一个名字，而我只是其中之一。到武汉参加精神分析课程的事情，需要从在华南师大心理咨询中心接个案开始说起。

华南师范大学的心理咨询研究中心是作为咨询师的我真正开始成长的地方。在那里有着完善的制度，丰富的学生来访者，以及资深的老师。第一年在咨询中心接个案，是研二的时候。那一年，我的咨询个案时数就达到了平均每周3~6个，最终被评为当年的优秀咨询员和华南师大社会服务先进个人。在这个过程中，我第一次作为评估者，第一次作为咨询师，第一次看见来访者因获益而对我表示感谢，也第一次面对自己对于某些来访者的无能为力。这是一个摇篮，一个成长之地，咨询中心主任李江雪老师为我们营造了一个专业又自由的成长环境，有时还会安排一些高端培训，让我们这些在咨询中心工作的新手咨询师可以免费瞻仰大师们的风采。在华南师大学习的机会，帮我省下来好大一笔钱。

接咨询是促人成长又会发现自己急需成长的过程，在咨询过程中，我常常会因为不知道如何帮到来访者而感到手足无措。那时我留意"中德班"的信息已经很长一段时间了，但听说手续不容易，苦于无门可入。直到有一天，四处搜罗之下，在武汉忠德心理医院网站上留意到曾奇峰老师开面授课的信息。我当时是极其犹豫的，因为3000元的课程费用对于一个学生来说，并不低。再者，我虽听过曾老师的大名，却也不了解其课程究竟是些什么内容，讲得好不好，学起来怎么样。所幸当时在咨询中心接的个案，中心都有给予咨询师相应的补贴，在三所院校的咨询工作，加上学校的补贴，已可基本解决自己的生活。于是我决定赌一把，报了名，买了火车票就去往武汉，那是2012年的9月。

初级班是理论课，课上，曾老师说，要带我们闻闻精神分析的味道。也就是在那个时候，我真正领略到精神分析原来还可以这么"玩"。在去培训之前，我就看过曾老师那篇《我的中德班十年》，里面他提到，在上中德班之前和上中德班之后，看精神分析的书籍简直是两种体会。在上完曾老师这次课后，我的感受也是这样。回到广州后，当我再次翻开《精神分析引论》《释梦》这些书时，脑子里所读到的已与原来的内容完全不一样。那时我便在QQ空间写道："了解精神分析，始于申老师建议读的《精神分析五讲》，而真正使我得以开始摸得着门道的，就是这门课程。"

曾老师的面授课让我真正明白，精神分析不只是如教科书上写的那样是一个心理学理论，而是可以用来操作的医术。他在课上对学员所说的一句"说话不是叫床，你可以大声一点"也让我明白，所谓的性欲理论，也是有其作用的，国内某些止于看书、止于理论的人对弗洛伊德的批判，很有可能是牛头不对马嘴。那时，我还没有真正接触精神分析的技术，那是中级班会讲到的内容，于是我在现场当即报名，因为我想看看，这些如手术刀般的语言，到底是怎样说出来，又是怎样帮到来访者的。

是年12月，我准备到武汉参加曾老师的中级班，在搭乘火车的那天，发生了一件有趣的事情。我当时不知为何非常磨蹭地到了火车站，时间非常地赶。在无比紧张的情况下，我飞奔上了火车，在火车上还气喘吁吁地问旁边的人："这是K××××次火车么？"旁边一大哥一脸蒙地看着我："你上了哪辆火车自己都不知道？"随即伸手指了指火车顶部的电子显示牌，我喘着气对着车票，来回看了3次，才惊魂略定，知道自己终于赶上了这趟车。这是一个典型的退行现象，在这一过程中我也终于明白，自己不完全是自己知道的自己。

中级班的课程安排是上午讲解、演示，下午是学员间的分组演练。如果说我在初级班闻到了精神分析的味道，那么中级班时才真正领略到曾老师"摘叶飞花皆可为剑"的精妙技术。在学习"面质"技术时，我亲眼看着曾老师一句一句把一个抑郁病人逗得又哭又笑，仅一个小时左右，抑郁病人便与一开始整个人低着头、半句话说不出来的样子判若两人。在小组练习时，因我自己的压抑使得整个小组动弹不得，被曾老师一刀解释击得呼吸骤停，胸口生疼，而小组则马上恢复了生机。在学习移情解释时，我早早去了教室，抢占被曾老师演示分析的机会，与在场一位同学起了争执，最终曾老师保证了她作为下一场演示的被分析者后，才平息了纷争。而我与这位同学却不打不相识，至今都保持着好友的关系。往事一幕一幕，而今如那火车外的风景一晃而过，我知道它们流淌着的是精神分析真正的体验，因为那并不是我刻意记下的，是自己无意识的选择。

当时因着对曾老师的崇拜之情，我带了一本英文版的《梦的解析》前往武汉。在某天的课间，我就拿着这本书到他办公室外，想找他签名。印象中那时自己还是很紧张的，我拿着那本书，鼓起勇气，说："曾老师，可以帮我签个名吗？"

那时候他还没走进休息室。

他在门口，接过书，拿给坐在休息室里的同事看，说："这是我新写的书，还是英文的。"然后走进办公室里坐下，看了我一眼，签下了他的名字。

这件事后来与另一件事一起，完成了我对"边界"的探索，与两位老师有意无意间的交汇，使我明白了与人相处的秘密。这在有些人来说可能是很简单的事情，但在此之前我却没有能够具备探索的条件，这也让我明白边界不是每个人天生就懂的，它是在相处的过程中相互形成的。因此，后来，当看见有人边界不清时，我也不会只是一味指责，也许他与那时的我一样，只是缺少了一个机会罢了。

第二件事发生在2013年，地点是广州华南师范大学心理咨询研究中心。当时李江雪老师邀请施琪嘉老师来做了一个叫"梦的工作"的工作坊。那是个只有一天的工作坊，中午休息的时候，我回到宿舍，又把那本已签有曾老师名字的英文版《梦的解析》放进了书包里。随后我犹豫了一下，找了找书架上的书，发现还没买过施琪嘉老师的著作，忽然眼前一亮，把另一本书也放进了书包里，那是一本译作，译者：施琪嘉，曾奇峰，肖泽萍。

那天下午课间休息的时候，我又拿着那本英文版《梦的解析》跑到讲台上去。

"施老师，可以帮我签个名吗？"

施琪嘉一看："哦，这不是我的书，我不能签名。"

"曾奇峰老师签……过……"我翻开书，想让他看。

"曾老师是曾老师，我是我。这书不是我写的，我不能签名。"

我心里边咯噔了一下，马上跑回座位拿出另一本书又跑了上去。

"施老师，这是您的译作，可以帮我签个名吗？"

后来具体的情形我忘了，印象中他嘴角笑了一下，签下了他的名字。

你看，跟学精神分析的人相处，本身就有很多机会可以成长，哪怕只是一两个瞬间。

在这次的中级班上，我还体会到了自由联想的力量。当时曾老师只是让学员三个人一组自己练习，而在我自己的体验中，我说着说着，就泪流满面，抽泣不已，最终说着说着那件事好像就没有那么痛苦了。而我的同学只是坐在我躺椅的背后，一句话都没有说过，让我不禁大叹奇妙。其间的奥秘，一直要等到2016年我学习创伤及EMDR知识时才有所领悟。

回程时，我在微博上对曾老师神乎其技的技法表达了崇敬和憧憬之情。我说他"摘叶飞花皆可为剑"，是因为他在课上所说的分析解释，很多都是信手拈来的网络流行语、数字、俗语，只要能用上的就直接用，在最开始学习就能碰着这样精深的功力，是我的幸运。在那之后，几乎看见所有玩精神分析的人，我只需听其两三句话，大致就可以知道这个人功力大概怎样，哪些理论掌握了，哪些理论没有掌握，此人人格程度如何，一目了然，且这种能力还随着自己理论学习的深入而更加灵敏。个中原因就如吃东西一样，当你吃过了极好吃的，就很容易吃出不大好吃的那些里头缺了什么，挑选老师、课程也是一样。

中级班上最后一件重要的事情是与CAPA有关的。有一天课上，曾老师突然说："你们这些年轻的，英语好的，不要来上我的课了，美国一个叫CAPA的组织正在网络上培养精神分析师。想读的，自己去百度上探索吧，那里督导、体验都很便宜。"

就是这样一句话，让我看见了通向精神分析的大门。

中美精神分析联盟（CAPA）

> 在中国讲精神分析的时候，老是有人来找我说："Elise，能不能帮我找个督导呀，我好想找督导"或者"能不能帮我找个分析师呀？我好想接受长程专业的分析。"然后我就开始问我的美国老同行们，你们愿不愿意给中国的咨询师提供督导和分析呀？有人就说可以是可以，可这么远怎么做啊？这时候中国就有人提议说："用Skype啊！"我说："啥叫Skype？"于是慢慢地就开始了第一次的远程合作。
>
> ——CAPA主席 Elise Snyder

上文曾经提到，在中级班学习结束回到广州之后，我曾陷入一段极其痛苦的过程，那只是人格结构因为此次的学习发生重大变化的外在表现。其实在学完曾老师的课程后，在很长一段时间里，我都处于理论冲突的痛苦之中。因为荣格派对于无意识、移情的理解，还有分析师在咨询中的"位置"，与精神分析是截然不同的。在后来的学习中，我才慢慢明白，当年荣格与弗洛伊德分裂后，在开创出一整套自己的理论、技术体系的同时，也几乎切断了与弗洛伊德一脉的交流。而弗洛伊德及其后继者自与荣格决裂后，也对他进行过大大小小不断的攻击。这一割裂的流毒作用到我身上，就是两股巨大的能量在内心不断的冲突：明明灿锐师兄是对的，曾老师也是对的，但是他们所说的为什么完全不一样，一个说不可以对无意识进行"殖民""干预"，另一个又一刀一刀救人于无形，而反过来，荣格式自然呈现、自然疗愈又是自己切身体验过的。这一痛苦伴随着我，一直到学习了催眠技术才有所缓解，而最终的解脱来自对比昂理论的学习，可那已经是2018年的事情了。

顺带提一件好玩的事，在我后来成功加入CAPA不久的时候，灿锐师兄在QQ上送了我一本英文的电子书，书名是：*The Mystery of Analytical Work: Weavings From Jung and Bion*（目前仍无中译版，书名大意是，分析性工作的秘密：交织于荣格与比昂之间）。那时候我对比昂的了解仅限于在曾老师课上听见的那一丁点，并不清楚这个人是怎么回事，更不知道师兄发来这本书意味着什么。可能他在那时已经隐约知道这是一条可行的路吧。

在回到广州之后，我就时不时在网络上搜索中美精神分析联盟（CAPA），看看自己有没有可能试一试。当时我找到了一个豆瓣小站，叫中美精神分析联盟同学会，在那里看到了许多有用的资料，还有申请的攻略。后来我才知道，那是CAPA学姐张真和杨柳一起弄的一个小站，给想要加入CAPA的人提供一些基础信息。当时我只是在那看看资料，弱弱地不敢发言，默默地准备着英语和个案，时间是2013年的年初。

在搜索信息的过程中，我看到自己曾经的偶像李孟潮老师也曾是CAPA学员，顿时对这个组织产生了极大的向往，好似那就是与中德班一样的另一所霍格沃兹魔法学校，且其入学完全是看面试，无须推荐人，所看的能力也就是英语和精神分析的基础。但我又暗暗担心，CAPA每年只在中国录取40人，这么高的门，我能敲得开吗？

在搜索信息的过程中，我还看见CAPA有一个叫张沛超的年轻学者，写了一篇文章，大意是说各派理论都是为了来访者的福祉，这是共同的目的。当时那篇文章对于内心冲突不已的我是非常受用的，至少看见有人以非常整合的态度在谈论这些理论，而不是一直针锋相对。不过，那时的我是完全无法预知自己与这个人的缘分的，也不会想到最终那个理论冲突的问题会在跟着他学比昂的理论的过程中迎刃而解。

就这样磨磨蹭蹭的，我大概拖过了好几个月才开始着手申请的事情。拖延的原因有点奇怪，里面有着不自信，也有着像去参加曾老师中级班时的那种恍惚。当时我的英语其实并不是很好，而CAPA的申请需要写3篇关于个案的小文章，还有字数下限。那三篇文章之外，还有资料的填写、个人简历的编辑，我花了整整3个星期才完成，一句一句写得甚是痛苦。最终提交时，因自己住着宿舍，还面临着不知道上哪里去做这一网络面试的问题，于是我跟宿舍同学商量，这两个时间能不能把宿舍单独留给我，各一个小时，事后我请大家吃饭。准备妥当后，我就不时翻翻精神分析的英文词汇表，忐忑地等待面试。

面试时，第一位老师跟我谈了我所写的个案，那是我在华南师大心理咨询中心正在进行着的个案（所以如果不是前面已经在华南师大接咨询，加入CAPA也根本是没有可能的），讨论的过程中，这位老师发现我竟然知道"投射性认同"，并且可以熟练地运用在这个个案的工作之中。这也是从曾奇峰老师那儿学的，怎样在移情中觉察自己的动向，利用此动向理解来访者的过去，并以此为依据对其进行干预。后来入学CAPA后，这位面试老师成为我的个体督导，他就是当时的CAPA理事会成员：Charles Bonerbo。

接到CAPA的录取通知是我一辈子都无法忘记的时刻，那一天的日子也很有趣，2013年6月1日，儿童节。

被录取后，我请宿舍三位同学下了顿馆子，那时我们才研二，距离毕业还有一年，他们不理解我为什么那么大阵仗请吃饭，像是毕业了工作已经有着落似的。我对他们说，这可比找到工作重要多了，不过在那个时候，他们还是不能理解。

加入CAPA后，在缴费时我发现组织要求我们每个人都需要一个精神科大夫作为back up（后备支持），但当时在广州，在华南师大，并没有对口的精神科实习机会，我也不认识什么精神科医生。于是我就在2013年的暑假，趁着回家的时间，到汕头大学附属精神卫生中心进行临床实习。在那里，我见到了各式各样的病人，看见他们的痛苦，也看见他们对药物、对电击疗法的反应。这为我后来的精神科诊断学习打下了基础，当后来我有机会听着北京刘军医生的课、看着沈渔邨教授的《精神病学》时，看见某个症状就会回想起医院的某个病人，学起来也就事半功倍。

CAPA的学习是十分艰苦的。首先是时间。因为需要就着美国时间，我们需要在早晨六点钟开始上课，连上三节，到中午12点。CAPA的学员遍布全国各个地方，因为当时网络技术还不是很好，我们用Skype时，开出来的窗口不能太多，不然会非常卡，导致无法听见美国老师在说什么。我是比较幸运的，因为那一年广州只有我一个人被录取了，因此可以独自享受一个窗口，早上只需要五点多起床就可以了。但在北京、深圳等城市的同学们，因为人数众多，就需要每天凌晨四五点钟从城市的各个地方打车，聚集到一起，挤在一个窗口听课。其次是阅读量。CAPA的学习伴随着大量的文献阅读要求，每周上一上午的课，但是阅读文献所花的时间经常就需要三四天，全都是英文文献，很多时候还不可能读完，尤其是选读的部分。所以我们经常自嘲，都是一群受虐狂，在咨询室接受来访者的虐待，出了咨询室又接受老师们的虐待，而且是交钱自愿接受虐待。

当然，辛苦的背后，收获也是巨大的。CAPA为每一个学员都配备了个体督导师，在上课时还有团体督导，因此自己在接个案的时候，会非常有安全感，知道如果自己手足无措了，后面还有人撑腰，有老师指导该怎么样做比较好。而且在CAPA，每个学员都有机会申请个体治疗师，都是由美国APA或是IPA的精神分析师来做的，价格相对而言也非常优惠。我在入学时就立即申请了个体治疗师，因为我知道体验是学习精神分析的重中之重。

没想到的是，在接受体验的时候，我在那里重重地摔了一跤。

一开始的时候，CAPA给我分配了一位体验师，进行了一个多月的一周3次的网络分析。在与她已经有了一个基础认识之后，我开始提及之前与灿锐师兄一起工作时所画的曼陀罗，一些幻觉，还有和荣格有关的一些事情。当时我也不知是怎的，感觉分析的气氛越来越奇怪，直到有一次，分析师跟我提出需要我去看精神科医生，还罗列了几位香港的精神科医生，说这些人他们曾经开会时见过，可以推荐我去找他们。我像遭到雷劈一样，非常疑惑，问为什么，她却语焉不详，只是说想要我去精神科做个诊断。这让我更加惊恐，好像被宣判自己得了绝症一样。这件事让当时的我十分痛苦，也不知道该怎样才好。幸好在一次督导时，督导问及我最近的生活，我把这件事告诉他后，他眉头一皱说："在美国，20世纪60年代左右的那一代精神分析师都被灌输了一个观念，那就是'卡尔·荣格是一个精神分裂症病人'。我建议你写信跟Lana（负责管理个人分析事务的CAPA老师）谈一谈。"

我从未想过荣格派与精神分析之间的冲突可以大成这样。得知此消息后，当时的我稍稍安定了下来，立即停止了与这位分析师的合作，并写信告知Lana这件事情。Lana启动了调查，分别对我和这位分析师视频面谈，还让我把之前提到过的曼陀罗画发给她，由她请一位有荣格理论背景的分析师协助判断里面有没有精神分裂症的问题。

事实上当然是没有问题的。这件事让我明白，每个人都会有自己的背景和立场，绝对的中立是做不到的。这也让我对分析师这一角色的理想化一下子消减了不少，这对后来我的学习起到了无法估量的作用，如果不是这样一件事情，我对于"偶像"的理想化倾向恐怕破灭得不会如此之快。而在那个时候，由于我处在极度的痛苦之中，就在处理事件的同时我请求Lana赶紧帮我重新安排一位分析师。新的分析师在第一次的时候就告诉我她是关系取向的，还叫我如果没听说过可以自己去google上搜索相关资料。与她的相遇，不仅安顿了我的内心，也在后来使我对一直无法理解的自体、主体间性等概念有了深刻体验。与她结束分析至今已经近3年了，她的影响仍然在我心里持续发酵着。与她的合作中印象最深刻的一次是在某次分析的最后，她突然问我说：

"你学了那么多的理论，看了那么多的书，可是，你在哪儿呢？"

我愣了一下，"什么叫我在哪儿呢？抛开理论……知识……我在哪儿？"随即我脑海里开始飞快地闪过以往的许多画面：我爱过的，我恨过的，我得到的，我得不到的，一切的伤痛、幸福、苦闷、快乐，一闪而过。是啊，这才是我，一个人，一个真实的人，而不是一堆理论、一堆知识。我记得那天晚上，自己眼眶含泪跟她说了声谢谢，然后关掉了Skype，坐在电脑前久久不能平复。我曾经在韶关南华寺里，看见许多走廊柱子上贴了"念佛是谁"四字，不明就里，直到那一刻才大致明白此法的含义。这也使得我在后来的咨询里，可以更加真实地作为一个人而存在，也可以明白，对面的那个人不是一堆症状、一堆过去，而是一个活生生的人。

在CAPA学习，受益最大的部分莫过于三个：苦读文献、个人体验、个人督导。分析师是不可以多说的，而因角色不同，督导更像老师，所以在此我可以多说一些与他的故事。他是一个六十来岁的老头，名叫Charles，是美国纽约客体关系研究院培训部的负责人。在他那里，我体会到了"抱持"一词的真正含义。他是一个男性，像温尼科特一样，作为一个男性表现出的大海般的涵容、支持能力是让人惊叹的。CAPA受训要求的督导时数是每学期30小时，但因为我那时所呈报的个案进展十分艰难，Charles在这一过程中给予了我完完全全、无时无刻的支持，让我知道不论什么时候只要我需要，他都一定会在。有时甚至是美国时间的12点多，他也会临时给我增加督导，讨论至凌晨。要知道，CAPA的配套督导，老师们可是完全不收费的！他指导着我处理了一次又一次的危机，在处理危机的过程中又让我飞快地感受到客体关系理论家们所描述的各种内心世界，让文献中的专业词汇栩栩如生。在临毕业的时候，我曾带点责怪意味地问他，为什么在那个时候不建议我把这样一个困难的个案转介，我当时还是个新手。他说："首先，那个个案做到了一半才开始呈现出那些困难，我们已经无路可退。其次嘛……（他摘掉眼镜，露出了狡猾的表情，坏笑着凑到屏幕前说）我知道你接得住。"被他这么一说，我只好无奈地表示，好吧你真会说话。后来他又补充说："我想让你直接到丛林里接受自然的洗礼，而不是躲在温室里嗷嗷待哺。"

现在回头看，我还是非常感谢他的，虽然过程很痛苦，但收获也很丰盛。如果不是当时那样的工作方式，我想自己应该很难在那么短的时间内对客体关系理论形成现在这种程度的理解。CAPA的老师们都各有神通，在理论领域很多都是一等一的好手。Charles的理论取向主要偏向温尼科特、克莱茵，还有些许比昂的内容，这些连同分析师的关系取向动力咨询，为我后面的学习打下了扎实的基础。因为关系取向动力学的包容性比较大，对各类技法、理论的包容度比古典精神分析大很多，因此对于我最终形成的整合取向也是一个重要基础。

如果没有CAPA，实在无法想象在国内的环境里，需要多长时间才能学到这样的东西。

再多谈些和督导的趣事吧。在加入CAPA的第一年末，开始在社会上接收费咨询的时候，对于收费问题，我一直都是犹犹豫豫、支支吾吾，不敢开口，收钱时觉得自己像个讨债的，拿到钱总是内疚多于窃喜。有一次，我跟督导提到这个问题，他一开始也没说什么，只是提了一下我们这个工作的价值。直到督导时间的最后，他突然跟我说："今天的督导我要按照我的督导费用收费，麻烦你结束后打××美金到我的账户上。我们下周见。"我愣住了，心想老大你这是干什么？还没来得及问，他就把视频关了。

自那以后，我向来访者收费时，再也没有内疚过。（这里要再说明一下，CAPA的督导费用是包含在学费里面的，平时不需要缴费。）

还有一个事情，让我看见作为一名督导，除了教学，对于学生执业的支持可以达到何种温暖的程度。2015年，在CAPA临近毕业时，那时我刚从广州回汕头工作一年左右，作为一个土生土长的潮汕人，在汕头，我竟感受到了非常强烈的异乡感，各种纷纷扰扰的事情，社会上的纷乱、排挤、黑暗，让我几乎丧失了斗志。

有一次我跟督导说："真的太艰难了，Cha，有时候我甚至不知道自己究竟是不是能够帮到一些人。这里只有我一个人，这里的人不断告诉我这些都是没有用的，真的太难了。"

他听完微微点着头，说："Yes，yes it is. But please do not give up，because you are so good，believe me， you are so… so good，and please，do not give up. It takes time for people to know you."（意译：对的，对的，我懂。但是，请不要放弃，因为你真的很棒，相信我，你真的非常、非常棒，真的，请不要放弃，一个地方的人们认识心理咨询、认识你，是需要时间的。）

在两年的CAPA学习结束时，面对着离别，总有许多不舍。在最后一次督导中，我跟Charles说："这两年的教导和陪伴，是无法以言语来概括的。督导虽然结束了，但你会一直在我的咨询工作里、待人接物里存在。也许有一天，当我也开始当老师时，我的学生也会感受到你的存在，感谢CAPA让我们相遇。"

学习虽然结束了，但CAPA之旅并没有结束。之前我提到CAPA的学员遍布全中国，在2015年时，便已相继在北京、上海、深圳、成都、武汉分别成立了CAPA城市组织。CAPA学员之间，由于时常交流、聚会，相互之间感情也都非常好，时常有同学到其他城市串门。日常我们也会有很多相互支持的活动，比如组建朋辈督导小组、吃喝玩乐小组、带娃互助小组等。2016年，我申请中国心理学会注册系统时，就是CAPA同学谢冬梅和王佳佳帮我写的推荐信，如果不是CAPA，我可能连注册系统的门槛都摸不着。每年的CAPA毕业典礼，则成为CAPA人相聚的欢乐时刻，一起听课、面谈、吃喝，灵魂式的需要得到了极大的满足。都说心理咨询师不可以是孤独的，我想，这个组织为我们的执业提供了最大程度的保障，也为我们的身心健康提供了最大程度的保障。

2014年年中，我顺利从华南师范大学硕士毕业，入职汕头大学医学院，成为一名专职心理咨询师。2014—2015年，我还完成了CAPA的塔维斯托克模式婴儿观察训练，那使我对克莱茵等客体关系理论在临床之外的另一个层面有了非常直接的认识。

2014年暑假，在毕业后、入职前的那段时间，为了了解心理咨询机构的运作，我在学姐杨柳的引荐下去深圳子和心理咨询中心进行了为期一个月的实习。中心负责人汤海鹏医生原先担任过武汉忠德心理医院院长，也担任过华中子和心理咨询中心的负责人，同时又是CAPA的A组大师兄。凭着最后这层关系，我就去了，在深圳一个城中村租了一个18元一晚的床位，就这样开始了实习。

在到达深圳的第二天，那天晚上有汤老师的一个督导小组会，会上汤老师问我对那个个案的看法，我谈完就看见他笑着微微点头。出活动室的时候，他问我在哪里住？我说自己租了个床位，他就问我："要不要来公司住？咨询室里把瑜伽垫打开就能睡了，厕所里也有淋浴的地方。"我受宠若惊地叫道："真的吗？！"随即他就让助理妹子把公司大门的钥匙给我一把，妹子听完，张着嘴瞪着眼一边取钥匙一边说："我以前在公司，几个月才拿到大门钥匙……汤老师这就把钥匙给你了。"

就这样，我在子和学习了一个心理咨询机构的基本运作规范。而在与汤老师的接触过程中，就如与曾老师、施老师的接触一样，发生了不少微妙的事情，推动着我快速成长。

有一次，汤老师开车带着我去一个建筑工地，看看有没有什么废弃的花盆可以捡回来养花。途中，他告诉我说："做这一行，才华才是最重要的，只要做好了，钱和女人都会自己来找你。"而就在说这句话时，旁边"咻"地一声开过一辆跑车，他又指着它说："但是这个不会来找你。"我笑了一下，说知道咨询赚不了大钱，随即也表达了自己对未来的担忧，不知道自己能不能用咨询养活自己。他说："你可以啊。在深圳都可以。"听完，我虽然心里仍有点犹豫，但受到肯定后内心还是会感觉到充满了力量。

我在前文曾经提到与CAPA督导工作时那位情况较重的来访者。其实在2014年与这位来访者分离的时候，我自己也出现了一些创伤反应，所以CAPA毕业时才会对督导有点怨言。而在与汤老师的交流中，我也提到过这个事情。有一天，他从厕所里出来，我正坐在公司前台看书，他走过来突然说："你在不在李孟潮那个群里？"我愣了一下说"在"，他接着说了句："打开看看。"就转身进了咨询室。我打开了李孟潮老师那个QQ群，发现他们正在谈的话题的确与我的问题有关，看了一段后，发现自己的痛苦减轻了，大觉神奇。不过，这一创痛的真正解决还是需要等到2017年学习EMDR的时候，借着EMDR技术的练习，我才把那一次的创伤事件转化为日后工作的资源。

在子和生活了大约一个月，我也跟深圳CAPA的同学们混了个脸熟，后来就接到了开学工作的通知。临走的时候，汤老师问我："你今年几岁了？"我回答："26。"他说："可以想想你能讲点什么课了，张沛超出来讲课也大概是这个时候吧。"我对他说谢谢，心里很感激他的肯定，但自己明白，距离讲课还需要更多的修行，最起码的，在曾老师那儿学的技法，那时的我还不能运用到其中的5%。

高校工作、EMDR与比昂

> 克服不快乐感的唯一方法就是增强快乐感。
>
> ——埃里希·弗里德

在华南师大的象牙塔中窝了3年后，我终于也入世混生活了。得益于咨询中心的工作，在入职后，我对学校咨询中心的运作非常熟悉，新生访谈、日常咨询等各方面都是曾经在华南师大多次做过的工作，自然是得心应手。唯一一个没有能够在读研时就熟悉的领域，是危机处理。

在华南师大，作为一个研究生，除了经历过帮忙到处找失踪学生的事情，真正的危机事件并没有经手过，无论是事前还是事后的。2015年，在入职半年后，我就开始接触学校中接二连三的危机事件。那时我才知道，我们所能看到的新闻中的危机事件，已经是经过层层过滤，真正会在媒体上曝出来的，估计不到真实危机事件数量的5%。这就非常考验学校的日常心理工作，还有应对危机时的一系列事情，包括处理相关人员的急性心理问题、预防次生问题、危机公关等。这里所需要的心理学知识与日常的个体咨询工作完全不一样。2014年，简单心理网成立，我在欧麟、冯晗两位CAPA成员的推荐下，很早就加入简单心理成为一名挂名咨询师。2015年，简单心理与北京大学第六医院、德国创伤救援组织一起举办了一场创伤心理学与EMDR稳定化技术培训，报名人员须经过审核后方可参加，自己支付路费、住宿费，课程完全免费。我早在2008年汶川地震的时候就听说过EMDR疗法，基于好奇，还有自己学习创伤心理知识的需要，就毅然报名了，也幸运地被录取了。在那场培训中，我从德国Helga Matthess教授那儿学到了大量创伤心理学的知识和EMDR稳定化技术的基本操作。一周的时间，我与同学们一起把稳定化技术一一演练，而这些技术就是我担负起危机干预职责时真正的定心丸。

2015年暑假，由于学校领导的信任，我第一次参与了学校重大事故的危机处理。记得那天早晨还没睡醒，我就突然接到电话，大致被告知出了什么事情，并且需要我15分钟内做好准备，车马上到我家楼下接我。当时要说自己不慌，肯定是假的。我还记得坐上车后，脑子里不断地疯狂回想所学到的一切危机干预以及创伤心理学的知识，多少有点赶鸭子上架的架势。

行动的结果是非常好的，经过我的干预，涉事学生都恢复得很好，且在3个月和半年后的抽调中也都没有发现PTSD或其他情况。在随后的工作日子里，随着处理危机事件的次数增多，经验、技术随之提升，慌乱的反应也在习以为常中消失了。有时在天台上把学生救下来，已是半夜两三点，回到家睡不着，上网打一局游戏碰到好友还能打趣几句；有时通宵处理完一个自杀危机事件，第二天白天还能到大学给学生做咨询。当然，这其中成长的滋味，自然是无法与外人道的。

由于感觉到自己在这方面知识的欠缺，以及深知EMDR在临床上的实用性，2016年，我得知广州武警医院有EMDR培训，便报名并完成了EMDR的一阶、二阶培训。这部分的学习、练习使我对创伤心理学有了更深入的理解，也使我在日常的动力性咨询工作中，对来访者的创伤体会得更快，使用的方法更有针对性。后来，在查阅文献的时候，我发现已有美国精神分析师将EMDR技术与关系取向动力咨询结合使用，互为补充，于是我也开始了这部分整合的尝试。

在这个时候，对这两种理论技术进行整合于我而言已经不是非常困难的事情，因为比起精神分析与荣格心理学之间的冲突，这两种理论之间的冲突并不是特别大。2017年，我有幸加入CAPA张沛超学长主持的比昂学习翻译小组，并在2018年1月作为小组成员参加了他的比昂思想临床应用工作坊。在去工作坊的去程和归程中，我再一次拿出那本 *The Mystery of Analytical Work: Weavings From Jung and Bion*，从头读到尾。自拿到此书到真正开始阅读，不知不觉已4年过去了，先前师兄送我书的时候，我也试过要读，但到了比昂的部分一直读不懂。比昂的母系来自印度，而且这个人晚期的神秘主义倾向多少与荣格有些相似。与荣格不同的是，他的思维功能较好，理论中喜欢将精神分析数学化，虽然完全的数学化尝试在我看来并没有成功，但是他的这种系统、逻辑，在荣格那里恰好是欠缺的，而"O"理论与"自性（SELF）"理论的相似更是那本书中讨论的重点，这是两种理论最深层次接洽的地方。后来经过课上张沛超学长的解读，先前读不懂的网格图以及其他的比昂思想就变得非常清晰，再联系临床上遇到的精神分裂症康复个案，精神分析、荣格理论、创伤心理学这三大块知识，竟通过比昂的理论连接了起来。虽然目前还无法形成一套清晰的理论体系，但这些内容，在我心中已不再冲突。至此，理论冲突造成的痛苦，在行走中终于告一段落。

生活——幻灭与生生不息

心理咨询师的自信，来自他治好的病人，和见过的地狱。

——郑琛

入世，工作，与社会上的人接触，这些本就该在本科毕业就经历的事情，由于我的求学，一直没有怎样切近经历过。因此在刚入社会时，遭遇了很多事情，对我的冲击都很大。所幸自己接触过精神分析，接触过荣格心理学，对于人性之阴暗有过很多的了解，那时有接触过我的人说，看你社会经验不多，但是对人、对事的看法倒不会很天真。这兴许就是拜心理学所赐。2015年初，我在一个亲戚家的车库装修了第一间属于自己的咨询室。之后再次前往深圳拜访汤海鹏老师，目的是请求远程参与深圳子和每周的心理沙龙。这样做是为了让自己时刻保持着对各种心理疗法的接触，同时也可以让在汕头感兴趣的朋友接触一下专业的工作。汤老师应允了。那天王秀冰学姐也在，她直接向汤老师提议说："远程参与的费用就全免了吧。"就这样，远程心理沙龙活动在汕头落地。随着活动的开展，2016年，我们尝试成立了青果心理，并开始在汕头本地开展大量活动。在CAPA肖广兰学姐等一干义士的帮助下，机构慢慢在本地有了名声。2016年末，借着一个去北京的机会，我拜访了张真、张黎黎、陈婕君三位前辈的工作室，进一步学习开办机构的经验。2017年4月，历经风雨后，青果心理更名并于汕头市工商局注册，南雅天同文化传播有限公司正式成立。

在这里每一步走来都挺艰辛的，尤其是兼顾着学校的工作。有时学校危机事件一多，一个月里好多天都没时间睡觉，长期这样的工作也使得我压力陡增，体重陡增，抉择之下，我最终在工作的第四年辞去了学校咨询中心咨询师一职，专心经营自己的事业。虽然辞职放弃了很多，包括发表一篇SCI论文的机会，但人的生命、生命力毕竟都是有限的，我更希望能够把它们尽可能用在相对更靠近无限的工作之中，对于咨询，对于这片土地，我觉得有我必须去做的事情，有需要花大量精力、时间去做好的事情。

如果说，精神分析是一个不断扩展内心视野的过程，那么生活在此间定是必不可少的。精神分析作为理解人性的理论，修行之人常常需要真正看见才能体会到它的含义，不管是在自己身上，还是在他人身上。这一路上，我看见最亲的亲人之间也会因为蝇头小利而互相伤害，我看见最伟大的人身上也会有难以降服的兽欲，我看见仇恨在和睦相处的表面下发酵生蛆……在相处中，一句最平实的玩笑话可以暗藏着深深的妒忌；有的人对你的批评，可能带着他自己都无法意识到的恶意；有的人表面上对你很好，实则见你幸福已是恨你入骨。真实的感受中，我慢慢地可以体会到妒忌之人的惊慌失措，暴怒之人的软弱无能，以及真实的人背后那高超的自我功能和扎实的过去。看见这些时，我起初可能会有些害怕，因为它与我们日常的教化完全相左，但慢慢地又会觉得安心，因人性之中的丑恶与美好本就相辅相成。修行中，很多过往的妄念会被打破，世界一次又一次地重建，最终在破至极致时，发现人性本自具足的希望与光辉。

我一直觉得，谦卑从来就不是教育出来的，它是面见世界后自然的下跪。在入学CAPA时，我给自己挑了一个英文名字——Asa。选它一是因为好记，另一个原因是它有"治愈者"的意思。可行走中，我却慢慢发现，人生在世，治愈从来就是缘分的安排，而无心的伤害每天都在发生。一路上，我懂得了自己的渺小，懂得了面对现实的无力，懂得了爱可以是想伸出又缩回的手，懂得了无常是绝对的平常。相悖的是，当我接受了这一切，勇敢地生活在其间时，反而有了某种略带哀伤的心安。

这就是到目前为止我的故事，也不知是什么样的缘分，交稿之时恰好临近我的30岁生日。这10年时间，我遇到了太多伸出援手的人，也独自一人走了好远好远。其间贯穿着的，还有行业政策的不健全、市场的乱象、精神科的争斗，以及心理学科自身的让步。这些对于一个渴望学习的人来说，全都是阻碍。可是又能上哪儿去找更好的世界呢？难道换了一个地方，人性就会不一样吗？

这一路的风景，很零碎，却十分真实，它们是我走来的过去，也将指引我继续前往那本该前往的地方。

郑　琛

华南师范大学心理学硕士
芬兰图尔库大学儿童精神病研究中心访问学者
中国心理学会注册心理师（注册号：X-17-092）
中美精神分析联盟（CAPA）深圳同学会执行主席
深圳市心理咨询师协会精神分析专委会委员
广东省心理学会心理咨询与治疗专业委员会委员
中国心理卫生协会 EMDR 创伤心理治疗学组成员

傻傻地热爱

严文华

第一部分　傻傻地热爱[1]

　　我是怎样走上心理学的道路的？当敲下题目后，一些往事，如同草原上下过的第一场春雨，悄悄漫过我记忆的草原，浸淫而来。我的心理咨询师之路开始之际，正值中国改革开放20年之际。我的心理咨询师道路，也是那一批咨询师的一个缩影，也是中国改革开放40年间心理咨询发展的一个缩影。我们见证着时代的发展，而时代也成就着我们、考验着我们。

成为心理学的小白鼠：傻傻地热爱

　　20多年前，我硕士毕业，留校。我走着一切如同别人眼中好学生的人生轨迹，像是一出生就专门为学校而生。但有一天，我的师妹来找我，说和她住在一起的心理系的博士新兰做毕业论文，需要找被试，会很好玩，问我愿不愿意去做。那时我还不知被试是什么，后来知道心理学中所有被试验、被

1　"傻傻地热爱"这部分文字改编自严文华著：《生命中无比重要的事》（江苏凤凰出版社，2017年）。

调查的对象都叫被试，从小白鼠、猴子到人。我愿意，对未知的事情我很好奇。于是，我第一次走进了心理咨询室。我接受了意象技术的心理咨询。新兰对我所做的，是拆出我的子人格，然后做整合。那时我对心理学一无所知，在知识层面对她的这些解释似懂非懂，但我的心听得懂。于是，非常奇怪的事情在我身上发生：一方面，我非常好奇正在发生的事情，每次回来都会自己做整理和记录，那些一个又一个的人物真的让我很着迷；另一方面，我的潜意识却感受到威胁，因为这种技术可以挖得很深，深入到我内心从没有拜访过的原野。于是，我每次去咨询之前都会找不着家里的钥匙。几次都是全家人翻箱倒柜帮我一起找，最后却是在我的包包里翻出来。现在知道这是一种防御行为，是不想去咨询。后来我在弗洛伊德的文章里读到过，找不到钥匙的事情在他身上也发生过，他曾分析是自己不想去参加会议。而当时我并不知道。

在最后一次咨询结束前，新兰对我说："你有这么好的心理学天赋，为什么不学心理学呢？"

"我有心理学的天赋吗？"我有些吃惊。我从来没有看见过这些天赋，不知它们长什么样儿。

"你真的有。那些细腻，那些敏感度。"新兰肯定地说。

"可是，我从来没有学过心理学！"我还是很吃惊。

"你可以读心理学的博士啊！"新兰轻松地说。

我并不轻松。在我以往的人生道路上，一切都是顺理成章的，现在突然要出现一个大拐点，要去学和我本科、硕士专业完全不相关的专业。匪夷所思，这是我的第一个反应。第二个反应是："周围人会怎么看？"这是好学生的习惯性思维。别人的看法永远重要。第三个反应是："我能考得上吗？"这些沉重的疑问被新兰三言两语轻松地化解了。于是，我决定考博。

那时，离最近一次考博只有100多天。我对心理学的知识一穷二白。我把所有必须看的书全部找来，加起来，一共几千页。于是，我做出计划，每天必须看完多少页。在我正在做这些的过程中，发生了两件事，动摇着我的决定：一是单位不同意我读和目前专业不相符的学位。那毕竟是20多年前，没有单位的敲章、同意，我根本不可能报名。于是，一次又一次的沟通，每次沟通都需要像祥林嫂一样解释为什么要去读心理学："因为我喜欢。"而那时的人们似乎听不懂这个词，"你舍得放弃学了7年的专业吗？"他们苦口婆心地劝说。我不理解为什么熟悉的人都变得陌生。二是体检时医生让我在那段时间少用眼，最好不要再看书。

第一个挫折让我更坚定了决心。我只是傻傻地坚持着。第二个挫折让我改变了学习方法。每看20分钟，我就闭上眼睛，在脑子里回放看过的内容，把它在头脑中进行总结，压缩再解压缩，然后把它和之前的内容再放在一起，整合进一幅图画中。不知为什么，那些看过的文字会生动地出现在我的头脑中，看过一遍，就会印刻在那里。

傻傻地专注，是在人生那个时刻学到的。几千页的书，就这样一页一页地被我读进了心里。我是在工作之余准备考试的，需要抓紧每一分钟。我的包里一直会放着书，任何时候都可以拿出来看一眼。没有什么能打扰我。我对每一页书都充满感情。它们也好像给我带来了新能量。

终于，在报名截止的最后一天，我交上了报名表。有人一直反对，但有人被我傻傻的坚持打动："给她一个机会吧！能不能考上她也没有把握。毕竟她比别人少学7年。"我平平静静走进考场。我从来没有见过博士考试试卷，在内心里准备了很多种题型、很多道题目，见过卷子，有点失望，原来，只有名词解释和问答题啊！我轻轻松松地做完所有的题目。

很多年后，同一届的师兄们告诉我："那个时候，大家都在传说考第一名的是匹'黑马'，从来没有学过心理学，从来没有在业内见过，但考分却遥遥领先，让我们这些人脸上真不好看啊！"我吐吐舌："我是不小心的。下次坚决改正。"他们都是正统的心理学出身，不会有半路出家人的困难，可能也不会像我那样傻傻地去准备。我是因为真的热爱，才会坚持自己的选择。而那些热爱，就会产生魔力。

敢于表现无知：傻傻地问

魔力还不只这些。开始读博士后，我自知底子太差，于是穿梭于各个班去听课。作为跨专业考生，按学校规定我必须补够三门硕士生的课。我补的远远不只这些。我甚至去补本科生的课。我如饥似渴地吸收着一切我能接触到的知识。什么对我来说都是新的。坐在本科生的教室里，我津津有味地听课，不时地举手发问。很多年后，一个当年一同听课的本科生和我相遇，她说道："你知道你当年多么另类吗？你坐在那里，学历比我们高很多，年龄比我们大很多，还是学校的老师，但你的问题却那么幼稚，我们都已经了解的常识你都不知道。""是吗？我一点儿都没有察觉自己另类。那你们班上的人为什么没有嘲笑我呢？"我问。"因为有时你会问傻问题，但有时也会问很精彩的问题。我们一直学心理学，不会想到这样的角度，但因为你没有禁忌，所以反而会问出来。说实在的，我们也特佩服你的勇气，不是所有的人都敢表现自己的无知。"原来，这个后面还有这样一段故事。我只顾专注在学习的乐趣中，并没有察觉周围会有这样微妙的变化。

后来读到《礼记》中的"善问者"一段："善问者如攻坚木：先其易者，后其节目，及其久也，相说以解。不善问者反此。善待问者如撞钟：叩之以小者则小鸣，叩之以大者则大鸣；待其从容，然后尽其声。不善待问者反此。"心有戚戚焉。提问原来也是一门学问。善于提问者，其实是善于学习的人。后来，在我的课堂上，任何问题都是受欢迎的，而且我非常愿意把问题本身做升华，引导学生走向更深的地方。这和我本人傻问的经历有关。

用这样的方式和速度，我学习着心理学。我越学习越喜爱。我比任何人都珍惜自己的学习机遇。任何一堂课、任何一次讲座、任何一次讨论，都可以滋养我。我还有很多薄弱之处，但我不掩饰它们，也不放过补足的机会。

傻傻地热爱，傻傻地坚持，傻傻地提问。这是我在转专业的过程中收获的三个法宝。如果我从本科起就学习心理学，恐怕收获没有现在大，因为那些热爱的魔力可能不存在。

用文字表达自己：傻傻地写

在学习心理学的过程中，我也在不断地找实验对象。我找到的第一个被试是女儿。我开始读博士时，她只有一岁多，虽然还不能很好地表达自己，但已经是个有独立意识的小精灵了。我为她的成长着迷，观察着她的一举一动，记录着我所看到的成长。有一天，我突然想到：能否把心理学的知识和她的成长结合在一起？于是，我写下了生平第一篇投稿文章：《天底下最脏的人》，记录了她在学爬时对世界的探索，投给了《为了孩子》杂志。没多久，收到了一封信，来自这个杂志的编辑张湄。她不仅大力肯定了我的这篇文稿，"清新而自然，文采斐然"，还约我写更多的稿子。我至今记得她信上的那些笔迹很有特点，字体大大小小，胖鼓鼓的，却又透着知性。这封信点燃了我写作的欲望，至今仍被我珍藏着。我开始傻傻地写，享受地写，开心地写。数百万文字就这样喷涌而出。在多年的写作中，我和很多前来约稿的编辑成了好朋友，包括张湄，领我进门的编辑。

前年回家乡，无意中，我竟然翻出自己高中时的作文本。父母居然把这么多年的老古董保留着，可见他们对我多么用心。小心翼翼地翻开都已经发黄的作文本，看着陌生而又有些熟悉的字迹，读着那一段段文字，我都不敢相信，那是当年的我写出来的文字！即使是当下，我写出来的文字未必比那时更有文采！可见，当年的我其实已有了写作的实力。当年的我是多么热爱写作啊！大概是从五年级开始，我就坚持写日记。每天少则一篇，多则数篇，什么都写，小脑袋瓜里存不住东西，只要想到了，一定要写出来才舒服。到高中毕业时，我的日记本已积累了满满一大箱。其实当年初中和高中的语文老师对我的作文评价都很高，只是他们和我从来都没有想到投稿出去发表。上了大学，除了日记，居然就没有怎么写其他的文字了。这也是一件很奇怪的事情。当时文学氛围之浓，每个人都是文学青年，大家背诵汪国真的诗、席慕蓉的诗、顾城的诗、舒婷的诗……班上有一两个才女，写出过很好的文字，我居然没有被感染和带动，也没有发挥出自己的潜力。为什么呢？可能我在那里没有感受到自由，那些柔软的感受没有被触发出来。倒是读研时我开始写一些短小的文稿，发表在校报上，会有宿友、同学和我分享读后感。但真的只是火花闪几下，就没有后续了。

现在想来，命运真的很奇特，如果当年我真的投稿了，也会小小年纪就有发表经历，可能读大学时就会毫不犹豫地选择中文系。说不定就真的成了一名作家。说不定那些对写作的热爱就会被中文系的正统教育扼杀了。不论怎样，我真的很幸运，在命运转角之处，仍然能够和自己热爱的写作重逢，并且一直和它在一起。我不能想象自己会过没有写作的生活。

我写的都是自己经历过的事情，我只是傻傻地写，不矫揉，不修饰，所以一定会有真情实感。那些真实会打动读者。而那些写作，也会让我对生活和学习更多一些体验和敏锐。

于是，《心理画外音》《和自己的心在一起》《我手画我心》《做一名优秀的心理咨询师》等一本本的书，就这样写出来了。

生活，学习；写作，再学习；再体验生活，再写作，在我这里成了一个良性的循环。

走在永无止境学习的道路上

一旦走上心理学的道路，有一点变得越来越清晰，那就是需要永无止境地学习。是的，这个学习永远没有尽头，我在心理学领域已经浸淫了20年，每年我仍然会投入相当的时间、费用和精力在个人学习和成长上。

20年间，我参加的各种课程和培训不知道有多少，但印象最深、收获最大的，还是课后有复习小组的课程。如果机缘凑巧，会有三五个认识的人一起去听同一个培训，我们会在每天结束之后，围坐在一起进行分享，可以是知识层面的，可以是感受层面的，也可以分享自己的观察。经过这样的分享，不仅牢记了知识的部分，而且有时通过大家七嘴八舌的讨论，会拼凑出在听课时完全没有发现的一些动力，这帮助我对团体有了更深入的了解。

而对我影响最大的一个学习，莫过于参加了CAPA精神分析连续5年的培训项目。每周花半天时间来上课，花半天至一天的时间来看文献，还要再花时间接受个人督导和个人体验，对我来说最大的困难不是费用，而是时间。当时我劝朋友和我一起学，有个伴，动力更足，但我的朋友觉得这是不可能完成的事儿，怎么可能在工作负荷已经非常满的情况下完成这样的培训项目？但我确实完成了，我自己也不知道怎么做到的，只是知道一年有30周需要上课，上完一周，再上一周，再上一周，连滚带爬，跌跌撞撞，狼狈不堪地往前走。连续四年，不论是几点睡下的，一周里总有一天要凌晨5点多起床。任何时候，我都随身带着学习资料，先开始是打印出来的纸质资料，后来是在手机里的电子资料，能读一页就读一页，能读一段就读一段，读不完就带着无限内疚去上课。出差的时候要上课，旅行的时候要上课，放假的时候也要上课。每年安排时间计划时，先把学习的时间排上，再安排其他事情。一年过来了，两年过来了。再一咬牙，高级班的两年也过来了。第五年的督导课相对轻松，因为一周只上一节课。但我至今记得督导的第一堂课是在拉萨上的，我当时在八角街上到处找有稳定WiFi又安静且不受打扰的地方。

第二部分 学习精神分析

在这一部分，我想谈谈自己在学习精神分析中的一些感受。从刚开始学习精神分析时对它的神化，到我心存疑问：生存更重要还是咨询更重要？通过教我们的培训老师的指导，我对精神分析逐渐去神化，但我仍然知道，精神分析可以是一道光，照见黑暗中的东西。它可以使一些人愿意面对真实，并且逐渐聚集面对真实所需的勇气。

曾经对精神分析的神化

在我刚刚开始学习精神分析的时候，我有一种迷信精神分析、把其神化的倾向，我会带着仰视的态度，去学习每个名词、每个理论，我会抛弃之前学过的咨询技术和理论，全心全意地用精神分析的方式来展开我的咨询工作。有一段时间我停止了做短程的个案，只接长程的、用精神分析来做的个案。

我努力去学那些名词和理论，尽管有些名词我用中文说出来的时候都会觉得非常别扭，没有办法把它说出口，比如阳具、阴道、肛欲期等词，我觉得用英文来学这些，无意当中其实是给了我防御的空间，使用英文说这些词的时候，我是没有什么心理负担的。但当课下跟我的同学讨论的时候，我的有些同学肆无忌惮地用中文说这些词，甚至会说更重口味的一些话，我会受不了。我清楚地记得有一个同行在说到自己做的案例时，直接面质自己的来访者："你是在等待我的插入吗？"我一方面很佩服她能够面不改色地在来访者和我们面前说出这些话，另一方面，我觉得自己无论如何都不会使用这些字眼。

我经常会问我的个人督导老师："我这样做符合精神分析的方法吗？""我在这里给了来访者回应，按精神分析的做法，我应该更克制自己，不能给回应，对吗？"开始督导会给出具体指点，但有一次我的督导告诉我："你已经有过20多年的心理咨询经验，现在学习精神分析，不是要把你以前所有的东西都忘掉、扔掉，而是在你以前的基础之上，增添新的工具，所以你完全可以既用精神分析的方式，又融合之前你所学过的方法来展开你的咨询。"这个说法让我豁然开朗，那种小儿学步的蹒跚感消除了不少，但真正做到把精神分析和其他技术流派糅合在一起游刃有余地使用，仍然经历了4~5年的时间。即使是现在，我仍然觉得自己是精神分析的一个新兵，还有太多的理论、技术和名词，我不了解。

通过培训老师，对精神分析去神化

在5年的精神分析连续培训项目当中，我有幸接触了很多不同的老师，包括自己的分析师和个人督导。既有名不见经传的咨询师，也不乏精神分析界的知名人士。最年轻的老师三四十岁，年龄最大的老师90多岁。他们向我们展示了各种教学和咨询风格：有的风趣幽默，是段子高手；有的不苟言笑，除了课程内容，绝不多说一个字儿；有的灵活、随意、洒脱，讲课的方式天马行空，不拘一格；有的刻板、严肃、一丝不苟，关注文献多于关注学生。他们和我们建立了各种风格的关系：有的会特意学中文的问候词来拉近距离；有的始终保持着经典分析师的距离。有的老师让我们感觉时间过得太快，一眨眼他的课就全上完了；有的老师让我们觉得时间太慢，他怎么还有这么多次课？他们不是完美的，也会犯各种错误。他们有时候能成为我们的榜样，有时候却没法做我们的榜样。这是他们的丰富性和多样性，让我逐渐把精神分析去神化，并慢慢开始具有批判性思维。

由于我们所有的课程都是通过网络来上的，透过网络的窗口，我们看到了不同场所中的老师：办公室和书房，是相对比较正式的空间，用这两个地方的老师最多；有一个老师是在家里的健身房和我们视频，他说家里健身房的空间是最大的；我的咨询师有一次在家里的厨房和我做咨询，因为那天是美国的一个节日，所以他没有去咨询室。老师家里面的各种宠物也频频上镜：我的个人督导家里有两只猫，有一只猫对我特别感兴趣，每次督导时，它都会凑到电脑跟前来看我，而另外一只则在咨询过程当中，忙着从房间到花园、从花园到房间，我的督导需要起来给它开门。有一个老师家里的一条大狗会在我们上课时露出一只或两只耳朵，充分调动起我们看视频的积极性。而老师也见证着我们的各种窗口：我曾多次在宾馆的房间上课，也曾在高铁上上课。我的同学们曾经在度假胜地的海滩旁上课。我们是凌晨六点多的课，来不及吃早饭，所以第一节课的老师见到了各种中式早点。而由于出差的时差缘故，我曾经半夜爬起来上过课。为了不影响他人，灯光调得很暗，发言时也尽量压低声音，伙伴们说非常像恐怖片。

我们见证了彼此生活当中各种事情：有一次正在上课的过程当中，正在发言的学员手机突然响了，通常的情况我们是会把手机按掉，继续发言，但我们在视频窗口当中看到这个同学接了电话。大家纳闷他为什么这样做，因为现场等于在直播他打电话的过程，大家没法上课了，都在等着他结束电话。沟通了几句话之后，这个同学的脸色一下子就变了，他对着镜头说："抱歉我家里有亲戚去世，我得马上赶回家奔丧。"他立马关了镜头消失了，都没有来得及用英文跟老师解释，我们赶紧跟老师做了解释。这种非常戏剧化的事情让我感受到生活的无常。

　　所有这些上课的老师和上课的场景，让我体验到两个字：真实。精神分析是活生生的，教精神分析和学精神分析的人也都是活生生的，所有这些共同组成了真实。既然是真实的，就不是神化的。我慢慢开始从一个中国咨询师的角度，来理解和看待精神分析。

精神分析是照亮真实的一道光

　　在5年的学习中，我最大的收益是精神分析让我更深刻地看到自己和他人。它的理论能够穿透表面现象，让我看到实质和真相。比如有来访者迟到，一方面我会和来访者讨论迟到的客观原因，如堵车、下雨等，但另一方面我也会和来访者讨论阻抗、移情等潜意识原因。在咨询当中，我也有过迟到。精神分析提供了一个视角，永远让我去察觉在咨访关系中发生了什么：我那无法言说的不喜欢、恐惧、想要逃开和消极对抗。

　　有一次我做表达性艺术治疗的过程当中，我让一对母子画母子图，妈妈的图画里画的是自己和儿子，但儿子的图画里画的是自己和爸爸，儿子的解释是说男性更好画，女性更难画，我先是同意他的解释，然后我问："还有其他可能性吗？你和父母的关系都是一样的吗？"在一旁默不作声的妈妈这时候回答道："儿子其实和父亲会更亲，我觉得图画里没有画我，也是我们平时关系的体现。"在这个基础上展开的母子对话，是非常深入的。如果不学精神分析，有可能我只停在第一层，但学习了精神分析之后，我更愿意理解所有事情背后的动机，也有了深入探索的理论构架和指导，所以可以更深入地理解人性。

　　精神分析有时候也像一束光，把迷雾重重的四周都照亮。有时候现象是错综复杂的，像雾一样弥散在咨询过程中，如果运用精神分析的理论，就可以非常清晰地找到一团乱麻中的线索。比如我曾有一个来访者，在我休假之前突然找了一个女朋友，我称之为"天上掉下来的女朋友"，而在我休假回来再做咨询的时候，这个女孩就消失了。第二次在我休假之前，这个来访者又突然找了一个女朋友，我休假结束之后，这个女孩又消失了。于是我知道，"女朋友"的出现是与我的休假有密切联系的，女朋友成了来访者的暂时客体，替代了我在休假期间对他的意义和作用，就像孩子在妈妈外出期间需要拿着一个玩具来安慰自己一样，女朋友就是来访者暂时的过渡客体，让他可以度过咨询师不在的这段时光。用精神分析的理论，就能在来访者反复无常的行为当中看到他背后的动机。

生存更重要还是咨询更重要？

所有的精神分析老师和同行都强调精神分析要做长程的咨询，在我一丝不苟地执行这个做法的时候，我其实遇到了一些困难：一是有些来访者不可能有足够的费用支付长程的咨询；二是即使给来访者使用低费政策，有些来访者仍然无法坚持花那么多的时间来咨询；三是有些来访者完全能够支付其费用，但是无法抽出那么多时间来做咨询。适合做精神分析的来访者仍然只是很小的一部分，即使前期仔细评估和甄别过，仍然有一部分被评估为适合做精神分析的来访者在开始咨询之后脱落。除了边缘性人格障碍、自恋人格障碍等来访者由于自身的不稳定而脱落之外，有一些来访者在咨询过程中，会碰到各种各样的困难，经济上的、时间上的、环境上的，所以他们会离开咨询。但由于咨询一开始确定是用精神分析的方式，战线拉得很长，结构也比较散，很多时候是用自由联想的方式，所以不会固定在某一个议题上，或者结构化地就某一个议题展开，当他们离开的时候，咨询是未完结的状态，不论对来访者还是咨询师来说，都是带着遗憾离开的。有时我会想，对这些来访者，如果一开始就确定了用更聚焦或更结构化的咨询方式来做，同样的咨询时数里说不定他们收益更多，更有可能做一个议题相对完整的咨询。

在参加CAPA连续培训项目时，我有机会接受连续4年参加每周一次的团体个案督导，在团体中同行呈现了各种各样的个案，极大地丰富了我的视野。让我印象深刻的一个个案是来访者借钱做咨询，而且是做长程的咨询，咨询已经持续数年。报个案的时候来访者刚好面临硕士毕业，每次咨询都纠结于面试不成功或实习时感觉不好。当大家热烈地讨论应该用精神分析的技术怎样去帮助来访者的时候，我有不同的想法，我觉得对这个来访者应该采用认知行为疗法，训练他设定与自己个性、状况匹配的职业目标，在咨询当中帮助他求职成功，讨论如何写简历、如何挑选单位投简历，通过角色扮演，教会他怎样参加工作面试。咨询的目标是让他经济上先独立、先稳定下来，等他有稳定的工作之后，再来解决其他问题。当我提出这个想法之后，从老师到同学，没有一个人支持我的想法，而且我觉得自己好像被另类化了：一个正在学习精神分析项目的人，怎么能提出这样离经叛道的做法呢？但我的内心里真的认同：生存是第一位的，咨询是排在后面的，有可能连第二位都排不上。在来访者吃不饱饭的时候，有些咨询师仍然强调咨询是第一位重要的，我是不赞同这样的做法的。

后来再读"狼人"案例的时候，我发现把来访者的咨询需要置于来访者的生存需要之前，其实早在弗洛伊德那里就已经存在。"狼人"的心理治疗持续了很多年，中间断开过，但后来又继续做了咨询，在长达10多年的咨询当中，"狼人"的症状并没有消失。我私下里认为，弗洛伊德研究这个个案的兴趣，要比来访者对咨询的需求更大，某种意义上，是咨询师的需求拴住了来访者。来访者作为一个俄罗斯贵族，在十月革命之后处于破产状态，不要说付不起咨询费，连饭都吃不饱。在这种情况之下，弗洛伊德坚持收费做咨询。为了让来访者接受弗洛伊德的咨询，弗洛伊德的弟子们一起凑钱，让来访者能够勉强吃饱，同时付咨询费。我觉得这个做法其实是值得商榷的，对来访者来说，生存的需要应该是第一，其次才是咨询和其他的需要。说实在的，我看不到"狼人"在咨询前后的变化，看不到咨询对他生命的意义。"狼人"是一个经典案例，但他只是弗洛伊德的一个研究对象，他只是一个符号化的人。作为活生生的个体，他的生命并没有因咨询而发生本质改变。

通过学习精神分析，我重新反思自己的咨询师道路，最终确定运用精神分析的理论，走表达性艺术治疗的道路。通过学习精神分析，我更加了解自己愿意走哪一条路，擅长走哪一条路，并做出一个明确的决定，找到了属于自己的道路，而且把精神分析整合进图画心理技术当中。现在我和来访者工作时，运用的是整合性的咨询技术。流派和理论名词并不重要，重要的是它适合来访者。

第三部分 和表达性艺术的天定之缘

我和表达性艺术治疗非常有缘分。第一次遇见图画技术，我就喜欢上了它，因为这种喜欢，就有了应用和专研，慢慢地，我就坚定了走这条道路的决心。现在想来，2003年出版《心理画外音》一书时，我才刚刚入门，才刚刚踏进表达性艺术治疗的大门，虽然还非常稚嫩，但因为真的热爱，才会出版此书。

我不断回想起1997年孙新兰给我做的人格侧面剖析和整合。当时出来了几十个子人格，而让我印象深刻的有文学家、舞蹈家、歌唱家这三个子人格。而且这三个子人格处在我人格序列靠近外层的位置，也就是说它们很接近我的社会自我层面。有哪一个职业能够同时满足这三者的结合呢？表达性艺术治疗同时满足了这三者。在这三个子人格的背后，是我对艺术的渴望。我至今仍然惊奇，不知道缪斯什么时候在我的心里撒下过渴望艺术的种子。我出生和长大的环境，艺术都是匮乏的稀缺品，但贫乏的环境阻挡不了我对艺术的渴望。直到我年近30岁的时候，我才和表达性艺术治疗相遇，这一相遇，便是山崩地裂，金石相鸣，所有的创造性、自发性和激情扑面而来。写作疗法与文学家的子人格相对应，舞动治疗和舞蹈家的子人格相对应，而用声音工作，与歌唱家这个子人格相对应。尽管这种对应是花了几十年的时间才契合上，但它毕竟被整合在了一起。

图像化思维能力和共感能力

经常会有人问我为什么会喜欢上图画心理？我也会问自己。我觉得图画就是我的思维方式。我现在理解了这一点：图像化思维能力和共感能力是我的天赋。过去我并不知道这一点，而且在我学习心理学之前，我并不知道我可以运用这些天赋来工作，来帮助别人。

让我知道我与别人多么不同的是很小的一些事情。其中一件事情发生在上大学时。我清楚地记得那时是元旦过后，因为我们班级刚刚举办过元旦晚会。很多同学在欢歌笑语中熬了通宵，校园里一片喜庆氛围。结果第二天就听到了一个令人震惊的消息：班里男生在元旦晚上被喝醉酒的人用刀捅伤了！我们几个女生结伴去男生宿舍探视。伤比较重的同学被送去了医院，我们只见到了伤比较轻的同学。那个男生轻描淡写地说了发生的事情，让我们不要担心。当我看到他身上的衣服还带着血时，虽然他讲得风轻云淡，但我听他讲时眼前就有了画面，他讲到刀子扎进身体，我就觉得非常疼。当他说到被扎伤了之后躺在冰冷的雪地上时，我的心马上缩起来，觉得凄凉无比，和新年的狂欢形成巨大的反差。我的眼泪忍不住掉下来。我觉得很难堪，就把自己缩进下床的阴影里无声地掉眼泪。我们在那里坐了多久，我就哭了多久。直到要走的时候同学们才发现我的异常。大家见我难过，劝慰了几句。

过了两天，那个受伤男生的老乡遇到我，向我打听班上一个女生的信息："你知道某某的女朋友是谁吗？听说是你们班上的。"我摇摇头说不知道。我对八卦不敏感。"你可以自己去问他呀！""我问了呀！他不说。但我听他们宿舍的人说了，那个女生很心疼他的，前两天他被捅伤了，他女朋友哭晕在男生宿舍里。"我仍然摇头，不知道那个女生是谁。走了几步之后，我突然如被雷劈：他说的那个女生，不会是我吧？！可是我既不是那个男生的女朋友，也没有哭晕啊！我居然成为八卦的主角！尴尬解释之后，我后知后觉：原来眼泪不是随便可以掉下来的。我的哭竟然引来了天大的误会。但画面思维确实让我感同身受，能够感受到别人的痛和难过。

还有一次是在读硕士研究生时，我和师兄师姐们一边吃午饭一边看电视。电视当中出现鲨鱼进食的场面，鲜血淋漓，我马上放下碗去换频道，等我换好了，一屋子的人全都看着我，他们觉得我太莫名其妙，有人最终又把频道换回来了，因为他们想看结局。那个画面感带给我的冲击和带给其他人的冲击是不一样的，我会感受到鲜血淋漓，我会感受到鲨鱼咬在猎物身上猎物的疼痛，我能够感受到海水的压迫感。我端着碗无法下咽，因为那些画面在头脑中不停地闪现。

以前的时候，这种图像化思维能力和共感能力被别人当作矫情，现在我知道了，这是上天给我的天赋，让我有那么敏锐的感受力和生动的画面感。

我首先用这些天赋来帮助自己，在自己身上起作用之后，我才开始用到来访者身上。在写下这些文字时，我想到了自己做主角的那场心理剧，它发生在10多年前，我惊讶地发现我竟然记得那些细节。那些细节是以画面的形式存在于我的头脑中，一张一张的画面出现了，现场就回来了。这场心理剧对我的影响非常大，我把它分享给大家。

心理剧中演出"母亲的葬礼"

那时我正在参加心理剧的培训项目。心理剧有非常吸引我的部分，它的创造性、自发性、表达情感的酣畅淋漓都让我着迷，我有几百个小时的参加培训时数。在参加那个团体之前，我得到信息，万里之外的妈妈被电动车撞了，撞人者逃逸，幸运的是妈妈很快被送进医院，检查下来只是骨裂和擦伤。我实实在在被这个消息吓到了，因为我差一点就有可能失去妈妈。那段时间我有点儿心神不宁，一方面对肇事者非常痛恨，另一方面非常担心妈妈，晚上会做噩梦。带着这样强烈的情绪，我成了一场心理剧的主角。

在演出之前，我也不知道会发生什么。导演问我想从哪个场景开始，我说想从噩梦的场景开始。第一幕是噩梦，在那场噩梦里面，我失去了妈妈。在梦中，我成了一个没有妈妈的孩子。在现实中，那种巨大的悲伤攫取了我的心脏，我几乎透不过气。导演问我想做什么？我说想给妈妈摆个灵堂，于是演出第二幕：哭灵。我一边哭，一边诉说，点点滴滴全是妈妈的爱。有些很小很小的事情，比如妈妈给我寄干果，每粒干果她都会预先挑过一遍。有些小事是跨越时空而来，我小时候，妈妈骑着自行车带我，我坐在自行车的后座上，跟着她一起出门……我哭得不能自已。当所有的泪水流干之后，导演问我想做什么？我说想演出妈妈在天堂的生活。于是演出第三幕：天堂。在天堂里，妈妈做她爱做的一些事儿，打太极，去旅行，她的身体不再受到任何病痛的折磨，她耳聪目明，健步如飞，拥有无限的自由度。这个场景大大地安抚了我，那些悲伤消失了，我可以笑着来看妈妈在天堂里的生活。在这之后，还有一幕，但我的记忆不是特别清晰了，因为那更多是导演的安排，好像是让众人簇拥着我，把支持和温暖传递给我，我好像是一只被巨大的茧包裹着的蚕宝宝，安然地躺在里面。

这次心理剧的演出让我非常震撼，因为我不知道自己还会有这样的勇气，敢于直接面对死亡。我觉得一定是我那时太恐惧了，所以才敢把自己的噩梦演出来。在平时的生活当中，我一直回避着自己的死亡焦虑，坚决不去考虑父母有一天离去的场景，也完全不会用"父母去世"这样的词语。我把这些都推得远远的，仿佛这样就能把死神推得远远的一样，仿佛这样就不存在死亡这件事情。我甚至对父母衰老这件事情也是非常回避的，我记得自己有一两次回家探亲的时候，都不敢细细地端详父母的脸，因为他们脸上的皱纹又深了，岁月刻下的痕迹更多了。仿佛我不仔细看，这些就会不存在，他们就不会因此而变得更老；仿佛我不仔细端详，他们仍然会停留在之前的时光中。

那场演出让我觉得酣畅淋漓，在情绪层面的宣泄，力度之大，情感之饱满，是我第一次体会到，好像也是唯一一次。心理剧跨越时空，跨越真实和幻想，跨越阴阳世界，连接内在心灵和外在现实，让我的恐惧和悲伤情绪得到了释放。积压了很久的恐惧和焦虑，像是蓄满水的大坝，借助心理剧，开闸泄洪，而那些情感的洪流一泻千里。

那次现场的参加者也受到了很大的震撼，因为演出之后的分享环节，有很多人给了我回馈，让我知道衰老、死亡、丧失是所有人心头共同的痛，面对亲人的渐渐老去，有可能比自己变得衰老更难以接受。

结束之后，还有另外一个参加者跟我谈他的感受："在哭灵那一幕，你哭得一塌糊涂，我也泪流满面，我的心实在太难受了，作为男生，我也不太好意思在别人面前流泪，所以我就到洗手间去哭了，也去整理一下自己的情绪。等我回来的时候，我看到现场一片欢乐，画风突变，我完全不知道发生了什么？怎么会有那么戏剧性的变化？"在现场的人，跟着我的节奏在走，所以并不觉得突兀，但他错过了中间一小段，所以他会觉得，从悲到喜的部分是非常突兀的。在心理剧当中，短短的几秒钟可以跨越时间和空间的鸿沟。一念为悲，一念为喜，内在心理的瞬息万变，在心理剧中外化出来。

现在回头再来看，心理剧过程当中的部分非常符合中国古代五情五志、相生相克的规律，悲胜怒，喜胜悲，悲哀到极致，就会是欢乐，而乐极生悲。

在我的个人分析结束阶段，我曾经和我的咨询师讨论过我对精神分析的失望。他质疑我："还有什么比精神分析进入人心更深的技术？"我对他提起过这次心理剧，我曾经希望精神分析能够走到比心理剧到达之处更深的地方。我发现给他描述那场心理剧的时候，语言变得非常苍白，更何况我们是在用英文交流。我觉得我没有办法现场描述到使他能够产生画面感的程度，而且即使我做到了那个程度，我也觉得他无法理解，作为一个美国人，在他的文化当中，对死亡没有这么多的禁忌；在他的文化中，个体—分离化更早完成，成年的子女和父母不会有这么紧密的联系，他会把我的悲伤和恐惧看作我个体化没有完成的证据；他无法理解中国人的爱带着怎样的悲伤和不舍，这和父母、爷爷奶奶、外公外婆所处的时代有关，时代动荡带来的创伤必定烙印在个体的心灵上，而比较敏感的那些个体就会有深刻的体验，并会有代际遗传。说不上是幸运还是不幸运，我就是敏感的个体及其后代。也许，我注定要承担使命，去面对这些巨大的愤怒和悲伤。最近几年，我一直在做运用图画来管理愤怒情绪和悲伤情绪的工作坊，这既是我个体要处理的议题，也是群体要处理的议题。

运用画面感和来访者工作

在咨询刚开始的时候，我头脑当中的画面、我内心的感受都是我独享的私密信息，它们只是加深我对来访者的了解。随着咨询经验的丰富，我开始有意识地运用头脑当中出现的画面、内心出现的感受，和来访者一起工作，有时我会把眼前出现的画面和感受分享给来访者。而最近我开始和来访者一起画出来访者心中的画面。这部分的工作有时会带来咨询当中的飞跃。

有一个刚刚咨询了几次的来访者（本文提到的所有来访者都是经过加工、汉编或虚拟过的，仅仅是为了举例说明，并不和真实的来访者一一对应，特此说明。——作者注）问我："你觉得我是一个怎样的人？" 按照我受过的训练，我可以反问："你为什么想到问我这个问题呢？你觉得我会怎样描述你？"而在那个咨询当中，我觉得她要的不是我的评价，而是想知道我是否真的理解她。我尝试另外一种反馈："我可不可以用我看到的你生命的颜色来描述我对你的感受？你生命的基调是暗色系，因为有太多的情绪低落和受挫感，而且有一股很黑的颜色，那是一直把你拽住的死的本能。我还看到，有一片绿色，不是翠绿，而是一种深绿色，冬天松柏的颜色，不论在怎样险恶的环境当中，都有一种向上的能量把你往上托，让你可以走到目前这么高、这么远。这幅画还有彩色的部分，因为有了暗色的底，这些彩色更加斑斓夺目。"来访者长久的沉思之后，她点头，这确实是她，我懂她。她的生命可以是一幅美丽的图画。

有一个来访者描述自己非常希望能够有独处的空间，几乎在每次咨询当中她都会提到这一点。她用的语言是非常抽象的、简略的、理性的。每一次的重复都在提醒我，这对她来说有重要意义，但是我捕捉不到意义到底是什么。后来我建议我们把这个主题画出来，她画一张，我也画一张。等图画出来，我们两个人分别解读了自己所画的图画之后，我突然明白了她没有说出来的那个部分：在和家人共处的空间里面，她需要赡养老人，她需要教育孩子，她没有完整的自己，只能是一个孝顺的女儿、尽责的妈妈，而她更渴望的是拥有一个完整的自我，成为一个具有女性气质的完整女性。这个渴望和这个需求被压抑得如此之深，连她自己也没能察觉，而且她没有办法跟父母和孩子去讨论这个部分，但是当她画出来的时候，在她的画里，包含了所有的渴望，我从她的画里能够读出她的少女心，她对青春期的哀悼还没有过去，她需要从青春期的自我重新活过一遍。如果没有她的图画，仅仅借助语言，这些信息不知道要什么时候才能挖掘出来，因为她的语言不是帮助她表达自己的，而是帮助她隐藏自己的。我的图画就是受了她的语言的影响画出来的，所以我的画里面呈现出来的她是一个稳定的、理性的、情感淡漠的人，为生活和工作所压榨，没有太多活力。如果没有她的图画作对比，我按照我所理解的她继续做下去，可能误解会越来越深，不知道需要花多少时间才能够消除这些误解。而从图画里，我能够看到她渴望成为一个拥有更鲜明女性气质的人，渴望能回到少女时代，先重新体验一次青春，再对青春致以哀悼。我们要在那个部分多做一些工作，她的成长可能在那个部分断裂开来，现在的生命要连接上多年前想成为一个无忧无虑少女的那一部分，她的生命才会被整合，才会更有光彩。

用动作活化身体

多年来我一直在实践当中运用体验式教学的方法。体验式教学关注身体和情感与知识的联结，我会用很多活动作为理论学习的先导，或作为理论学习的巩固环节。慢慢地我发现，人们从热身活动学习到的内容远远比我设计的要多，尤其是关于身体和情感的部分。当我接触舞动治疗之后，我很欣喜，因为它正契合我的需要。而当我接触聚焦治疗之后，我觉得它和精神分析结合得更紧密。然后又有机会接触体感治疗，我发现它更精微。

所有的技术用在别人身上之前，我一定会先用在自己身上，如果证明它是有效的，我才会用于助人。我在读本科的时候定期参加健美操的训练，读研的时候又参加过艺术体操的训练，工作之后参加过成人芭蕾的学习，有20多年练习瑜伽的经历，我非常享受身体的舞动。但这些仅仅是舞动，并不是治疗。等我开始探索身体和情绪、感受、记忆之间的联系时，我才开始踏上和身体工作的路，帮我找到连接桥梁的居然是催眠技术。在学习催眠技术的过程当中，我曾遇到一件非常有意思的事情。我们在现场有大量的练习，有一次和我搭档的是一个小女孩，她只是一个高中生，她爸爸参加学习，她跟着进来玩，发现课程很有意思，她爸爸也帮她正式报了名。在之前的训练中，虽然我能够体会到放松，但都是有限的放松，我的身体还是有知觉的。在我和女孩搭档练习的时候，在她的催眠之下，我的身体没有了任何知觉，没有了任何边界，只是浩浩荡荡、飘飘渺渺存在于宇宙当中。清醒之后，我非常惊讶，我不知道为什么我在她的催眠之下会达到如此放松的境地，即使在老师的催眠下，我也没有进入到这么深的层面。后来我想到一点：在和其他人工作的时候，我会有一颗分辨心，我会力图做到最好。而和这个女孩工作的时候，我放下了所有的防御心，她只是一个小女孩，做得好也罢，做得不好也罢，都是理所应当的，我的整个人身心放松。这个经历让我意识到：所有的放松只能是人们自我的放松。而真正做到与身体和解，让身体能够支持我在各种情况下很好地工作，更是长年累月不断精进的结果。

在我的咨询工作和工作坊当中，我开始运用身体动作，帮助人们感知自己的身体，帮助人们察觉身体的精微变化，帮助人们建立身体与情绪和感受的联结。通常我会从呼吸开始，训练人们的呼吸，训练人们感受自己的身体，对身体的感受有敏感性。即使在我运用到身体动作之前，在咨询当中，在工作坊当中，有太多的人诉说身体的反应。我一点一点累积经验，关注身体，用动作活化身体。有时候这些活化的效果非常快。身体发生变化之后，人们的情绪和感受也会跟着改变。

走入心灵更深处

在学习精神分析的过程当中，有一天当我回忆起葬礼的心理剧时，我突然意识到，那一场剧除了表达对母亲的爱和哀伤之外，还有一层含义：在精神层面杀死母亲。想到这一点的时候，我非常震惊：我怎么会有这样的想法？我阅读的文献越多，越能够接受这一点：爱和恨相伴相随。在温尼科特的文章中就提到了咨询师对来访者的恨、母亲对孩子的恨。那篇文章揭示了一个被温情面纱掩盖的真相：恨可以与爱共生。

现在回想葬礼的含义，我觉得它是多重的。

葬礼意味着胎儿期的结束。在我最近几年的图画中，经常会出现胎儿的形象，从最初的不成形到渐渐成形，我觉得它是一个符号，象征着出生的渴望。新的生命即将诞生。新的变化将要诞生。我要脱离母体了。

葬礼意味着割断脐带，新的生命诞生了。我与母体彻底分离了。那个温暖的子宫再不属于我。母亲不再是我独自占有的。

葬礼意味着童年的结束。我和无忧无虑的童年告别了，从此成为漂泊在芸芸众生当中的一个普通人。而在童年期，我拥有整个世界。

葬礼意味着重生，我的重生和母亲的重生，我们都拥有独立的自己。

葬礼意味着母亲的永生。我无法杀死一个已经死亡过的母亲。

写下这些文字时，我觉得有一种怆然涕下的感觉，因为有重要的东西在我的内在"死亡"了，有新的东西"诞生"了。数年前心理剧中的葬礼，似乎一直没有结束，其影响持续到现在。而这些文字既是悼文，也是宣告葬礼的结束。

结　语

精神分析给了我去看真相的勇气，而艺术则给了我承载的空间，让我可以安全地、酣畅淋漓地表达自己。我热爱心理咨询，热爱表达性艺术治疗。在职业选择上，我觉得没有什么能让我投以如此深情的领域了。在心理咨询方面，我觉得自己仍然像一个新兵一样需要学习。但我非常明确自己要走的道路。这是我自己选择的道路。

心理咨询师注定是孤独的职业，也是注定要不断和来访者告别的职业。当我在一个心理咨询督导师培训班上说出这句话的时候，引起了伙伴们的强烈共鸣。精神分析深入到人的内在世界。每个个体都是从自己的精神世界里去理解这个世界，在非常精微的层面，每个人的内在世界都是不同的。咨询师就像深海潜水员一样，对自己和他人的潜意识能够深入到像马里亚纳海沟那么深的程度，即使他们在心灵很深处相互理解，但他们仍然是两个个体，仍然是独自面对这个世界。心理咨询师比谁都清楚这一点。

我记得多年前有一个咨询师加了我的好友之后，带着情绪责问我："你为什么把我屏蔽了？不让我看你的朋友圈？"我非常惊讶，因为我没有屏蔽她。后来我们见了面之后，她才弄清楚：我的微信朋友圈是空白的，我没有发任何文字和照片。屏蔽不屏蔽没什么区别。而这种没有朋友圈，其实是我选择的一种生活方式：留更大的空间给来访者。所以选择心理咨询的行业，也是选择一种生活方式，这个行业要求我们有很强的自律性，需要不含敌意的坚决，不带诱惑的深情。而这些，在我走上心理咨询师道路时并未看得非常清楚。我把这些分享给你，希望对你有所助益，希望你的道路更顺畅。

严文华

　　华东师范大学心理与认知科学学院副教授、心理学博士。硕士生导师，中国社会心理学会理事、上海市社会心理学会监事、上海市心理学会理事、上海精神分析工作委员会主任。从事心理咨询，尤其是图画心理学的实践和探索 20 多年。著有《心理咨询个案督导入门》《心理魔法壶》《心理画外音——跨越 10 年心理咨询个案》《心理画外音》《心理画外音（修订版）》《和自己的心在一起》《我手画我心》《做一名优秀的心理咨询师》等多部著作。

愿你道路漫长

——在 CAPA 的 8 年成长记

杨 柳

> 当你启程前往伊萨卡，但愿你的道路漫长，充满奇迹，充满发现。
>
> ——卡瓦菲斯

人们常说："治愈者是天生的"，这句话有道理。成为治愈者的动力，往往能追溯到早年间的秘密心愿，这些心愿支持着学徒走完训练的长路。促使心愿萌发的客观困境业已注定，如果这孩子有治愈者的天赋，可能许下治愈系的愿望。回过头看，一切就像早已注定。

但不能认为，特定类型的人更有咨询师的天赋。即使天赋有差异，努力也比资质重要。修行路上人人都会遇到心魔，各自有要修通的议题。有些障碍是命定的，唯有依靠毅力和恒心慢慢克服。

在帮助他人的时候，我们也会和自己内在的经验、记忆、想象打交道，每个人都会有自己独特的成长路线。随着实践的深入，除了理论技术，我们还会接触心灵的一些玄妙高深的层面，它们就像不断拓展的天际线，召唤着我们去探索未知的星辰大海。

我自己入行 10 多年了，在学术成果、临床水平上，都早已接受了自己的普普通通。只能说，在漫长的、挣扎着想要成为私人执业咨询师的路上，有很多历程，也许对后来者有借鉴意义，也许能引起同路人的共鸣。总结一下自己的成长历程，向新人作职业发展介绍。

我 2011 年进入中美精神分析联盟的初级班，截至 2018 年 6 月，完成了全部训练，在 2016 年 9 月成为费城精神分析学院（PCOP）的精神分析师候选人。在个人工作室、某福利中心及签约的心理机构提供心理咨询，也向低年资的咨询师提供督导和教学。10 多年来，收入大概增加了 10 倍（主要是刚入行时挣得太少）。当然，学习开销也几近当初的 10 倍。

受训的新人将经历漫长的路程及艰难的蜕变。孤独、无法言说的混乱与焦急、无止境的自我提升的渴望、永远完不成的作业和逐字稿，皆是进阶的必经之路。坦然接受它，如果必须走过风雨才能到达，就走过去，让雨水流过身体。你可以观察雨水流经身体的过程，观察身体从刚刚湿润到浑身湿透过程里心态的变化。你会发现，风雨并不会伤害你，反而会强化精神和肉体的力量，给你自信及勇气。

你终将得到自由。

为什么是心理咨询

不同的修行之路都通向更高境界。你的爱好、禀赋和心愿影响着道路和行业的选择。为什么选择这一条路，从入门之初就面对着老师们的面质和无数文章的探讨。入行多年后，随着对自己越来越了解，你会不时发现新的动机。精神分析就是一条不断深入探索的路。对自己的理解有多深，决定了你能走多远。

当进入社会，你会经历一个豪情被逐渐冷却消磨的过程。那时候，你认为，人没办法改变世界，只能改变自己。这也有道理。但是当你走出了这个阶段，就会发现，自己也能够对世界造成改变，人人都可以对世界造成改变。有些改变微小，有些巨大，有些不立即起波澜，但影响深远。你需要自问：如果早知道可以改变世界的话，我希望以什么样的方式改变世界？

　　小时候我留意到，有一些人的天赋才能明明出类拔萃，却像中了邪一样被困住，不能得到发挥。长大后我才慢慢明白，他们有些经历过创伤，有些患有情绪障碍。人在那些状态下久了，会以为被影响的状态就是本来面目，自己不配更好的境遇。人生悲剧莫过于此。抗生素发明之前，小病靠命，大病等死。医学昌明，让只能看天等死、被歧视被唾弃的人拥有了幸福生活。心灵的疾病也需要这样的医治。

　　我的本科专业是应用心理学。这个专业的冷门程度，让其他冷门专业的学子备觉安慰。毕业的时候，如果家里没有安排，就只能去高校当辅导员或去中学当政治老师。绝大部分同学能够接受这样的未来，我却仍然想着高中时读过的弗洛伊德和荣格，想知道有没有机会成为精神分析师。

　　绝大多数同学毕业后都去了本地的各个学校。有些回家乡，有些做了销售。

　　想来想去，我还是接受了一份稳妥优越的工作。不太擅长的事情，经过反复练习，也能做得很熟练，渐渐也能站稳脚跟，获得领导和同事们的好评。只是闲下来的时候，我还是会迷茫。虽然同事们关系不错，下班后常常一起吃饭、K歌，但总是觉得，我想要不一样的生活。

　　理想和志愿之外我想要什么样的生活呢？

　　第一，体面的收入，受人尊敬的社会地位。

　　第二，弹性工作时间，有时间照顾家庭。

　　第三，不需要应酬，不需要耗费心力在非必要的人际关系和杂事上。

　　第四，不是青春饭，不因为失去平台而失去价值。

　　第五，迁徙力强。

　　那我需要提供什么才能争取到这样的生活呢？

　　不能靠出卖廉价劳动力，需要提供专业价值；提供的价值最好是不可或缺、难以替代的；必须有技术门槛，利润率比较稳定。

　　嗯，这么一分析，我一直喜欢的精神分析取向的心理咨询，全都符合。

　　当然，多年后我才明白，困惑的解决，从来都不容易，从来不是免费的。虽然很多来访者一进来就问，能不能给我个方法，一下子就变好；或者有些人一心想要免费的专业服务。但即使领悟摆在面前，也需要自己努力攀登到某一高度，才能看到它、拿起它。犹如一本书的名字：《思想等待思想者》。

知道了自己想要什么样的生活，没有的话永远不会开心，就没有办法妥协。而想要的生活又太远太难企及。在某一时刻，我终于有了这样的决心："就是要去争取，无论有多辛苦。"

进退不得地卡在那里，更难受。

找到正确的路径

定位到那座山，就好好研究怎么抵达目的地。

一个长程、系统的培训是绝对少不了的。多次的短程培训无法提供执业所需的训练。当时国内学院派的，培养临床实践方向的研究生项目只有两个，分别在中国地质大学和四川大学。因为各种原因，这些项目并不适合我。当时我最想进的是"中德班"，《南方周末》曾有一篇"中德班"的特稿，介绍了这第一个中外合作的长程培训。而《心理访谈》的多位嘉宾都是它的毕业生。"中德班"的名声在业界响当当，当年如果谁在"中德班"培训过，都会被高看一眼。这个培训三年为一期，所以每三年才招生一次，录取人数也不多。我参加了很多地面活动，加了各个机构的QQ群，等着各种最新的消息。到了2011年"中德班"第5轮招生，我兴致勃勃地投了简历，却石沉大海。也是后来，听一些参加过"中德班"早期培训的CAPA同学推心置腹地说，当初国内没有像样的长程培训，"中德班"相当于开蒙，教会了大家很多东西。后来我参加了CAPA，发现收获要多得多。而且CAPA的录取由美国那边把控，标准更严格，生源质量也有保障。

没想到我的CAPA申请，却被录取了。第二轮的面试官甚至说，我会是一名非常优秀的心理咨询师，希望在培训里看到我！这些兴奋大大抵消了没被"中德班"录取的失落。

"中德班"之后，武汉市精神分析中心（武汉市心理医院）开了"中挪班"培训。后来又有"中美班""中英班""中欧班"等培训落地中国。可是往往被要求推荐执业培训的时候，我想来想去，除了CAPA，也没什么可以推荐的。不是说CAPA的师资力量就比别的培训强大，而是，你今后的从业每周至少见来访者一次，那么学习也需要每周上课、接受督导才行。

启　程

If I can stop one heart from breaking,

I shall not live in vain;

If I can ease one life the aching,

Or cool one pain,

Or help one fainting robin,

Unto his nest again,

I shall not live in vain.

记得CAPA第二轮面试，面试官老太太问，为什么要学习心理咨询，为什么要以此为一生的志业，我想起来狄金森这首诗，还背给她听。那次面试的气氛既紧张又兴奋，我似乎是被推着，也似乎是主动地使出浑身解数回答问题，害怕不能给面试老师留下好印象。结束的时候，老太太说，你会成为一名非常优秀的心理咨询师，我看好你，十分期待在培训里看到你。

在立志要从事这一行以来，我不知道多少次看到亲人的怀疑和不赞许。第一次听到别人这样说，还是一位资深的精神分析权威，真是受到了极大鼓舞。

CAPA为了保证教学质量，每年只招40名学生，却分了4个组。我一直期待遇到这位活泼热诚的老太太，却最终也没被她教过。但是这些话却一直留在心里，像一个上了弦的八音盒，鼓舞我在忧愁疑虑中前进。

CAPA的面试，和我之前经历的所有面试都不一样。只有很少的对知识、技能的考察，也感觉不到任何对我的评判。反而被问到很多未来的打算，被问到为什么要从事这一行，被问到要怎么平衡课业负担和工作生活，也被反复问到，是不是真的准备好了，是不是真的愿意付出努力去完成学业。

我暗自猜测，作为资深老道的咨询师，心里都十分清楚，这并不是一条坦途。所以要反复确认，申请者除了资质之外，还要有决心、有毅力做好这件事。多年后的现在，我甚至认为，每一位想做心理咨询师的人，最重要的事情就是学会存活。从高耗能的训练里存活，从困难的个案里存活，无论怎样艰难，想方设法地存活。这个存活不只是活下来，还要完成学业，承担执行咨询师的职责，从来都不是容易的事情。

经过了数年的职业生涯，我早些年总是热情鼓励他人走上这条路，后来会告知其中的辛苦和利害，到现在，也倾向于告知路途艰难，让他们做好准备。因为我见到了太多中途放弃的例子。行百里者半九十，走了那么远，投入了那么多时间和金钱，放弃了也就放弃了，一切付诸流水。也有没放弃的同行，一直在行业内不咸不淡地混着。我会很心疼，但他们自己没有意愿，别人也做不了什么。

动力学心理咨询学习的物质保障

就像人们常说的，进一寸有进一寸的欢喜。发现自己、发现世界能带来精神无上的愉悦感。加上入行早期，总是觉得自己这里不够好那里不够好，总是想再多学点知识，以至于大家都欢脱地自称"学习型精神障碍患者"。

支撑能带来这些精神愉悦的学习，需要一定量的金钱和大量的时间。简单算算，最节省的情况下，只念 CAPA，不额外请督导，暂缓找分析师，每年学费大概 2 万元。但事实是，如果没有督导探讨后动力学的思考和治疗师帮助下的反思，可能不容易通过面试。不过，如果你愿意反思自身，愿意读书思考，参加过一些靠谱的培训，至少找一个靠谱的督导，总是有办法省钱的。

然后，等你有了一些个案来源，每年可以多挣三五万元，就可以考虑接受治疗或分析。

还来不及用咨询挣钱时，部分同学靠写稿子、做翻译、接私活、给老师干活等兼职挣钱，也有同学去打些零工。我自己就做过"神秘顾客"，咨询逐句稿写得多了，对服务细节也记得越来越清楚，成为"神秘顾客"的骨干力量，可惜后来学业越来越重，没再继续。

大家去翻豆瓣上穷困潦倒的心理咨询师小组，还能看到建组早期的新手咨询师们的哭穷比赛。当时公认最穷的是，在超市看到超过20块钱的东西，都要仔细想想，怎么才能不需要。这些帖子激励了若干学弟学妹咬牙坚持下去。成长周期漫长、烧钱、辛苦，但学成之后，回报还是不错的，所以大家才能坚持下来。

动力学心理咨询的理论学习

与其叫心理咨询理论的学习，不如叫心理咨询精神的揣摩。理论太抽象，像投射性认同，如果不通过案例讲述，学生怎么都不懂。很多案例还需要老师讲解。CAPA学期末的教师评估里有一条：是否讲了足够的临床案例。

我们CAPA初级班用的教材有两本有中文版《心理动力学心理治疗简明指南》《长程心理动力学心理治疗：基础读本》。几年后，教学的时候读案例，会疑惑，这些案例，我当年真的读懂了吗？

所以我总会问一遍，大家都看明白这个案例了吗？如果没人吭声，我就把案例简单讲一遍，说说这个案例如何体现了特定理论的作用。一直沉默的同学们，这时候才纷纷提出问题。可能有时候，因为不太懂，连问题都提不出来。当然可能都没预习。

只有这样日复一日地阅读、讲解、讨论，才能逐步构建出动力学头脑。在国外，成熟的心理咨询和治疗，以及精神分析的培训，都以这样小班讨论的形式授课。至于互联网上流行的微信直播的几千人大课，一定能学到东西，但起不到执业训练的效果。

动力学心理咨询的实践进程

有少数CAPA同学，初级班毕业就能靠咨询养活自己了。大部分同学得高级班毕业的时候，才比较有把握独立执业。

我曾经妄想加速这个进程。其一，自己深受学业压力和经济困窘的折磨，着急摆脱困境，并且一直怀疑是因为自己资质不足，才进步缓慢；其二，见到太多因为种种原因未能进入系统培训的新人，在学习进步的道路上半途而废。希望有一种学习方法能提供更多正反馈，帮助新人坚持到苦尽甘来的时候。

2018 年美国精神分析的年会上，我见到了《长程心理动力学心理治疗：基础读本》的作者，精神医学界的领袖，格伦·加伯德（Glen Gabbard）。他也是人民卫生出版社那套"心理治疗核心能力系列丛书"的主编，见面的时候，他刚刚获得美国精神分析协会当年的"Master of Teacher"，这个奖项主要授予那些在教学领域有着巨匠级的传道授业的能力的人。虽然他的 PPT 做得极其简陋，但每一页都堪称经典。

那么，这种级别的老师，应该会有好办法吧？讲座的第二天，我终于找到机会请教他，能否缩短这个进程。就像所有的精神分析师一样，他没有鄙视我幼稚的问题，只是顶着犹太人特有的大鼻子，不露声色地说："即使在精神分析学院，学生也需要三年的时间，才能连贯前面所学，对精神分析到底是什么有个整体概念。前几年往往也是只见树木不见森林，十分迷茫。"

想一想就知道，这套体系已经运行了近一百年，能跑的路径肯定都有人想过试过了。作为这套体系培养出来的优秀的训练分析师，又是培养下一代分析师的巨匠级教师，当然不认为有更好的办法，否则他早就发明出来了。我作为精神分析全部训练都没完成的候选人，与其花时间设计一个加速方案，不如花在更有价值的事情上。

所以，在这里，我只能讲讲，在成体系的培训里，自己每年的学习体验和感悟，给大家提供参考。也许，真正的捷径就是看起来最慢的那条。

我写下自己经验的时候，也会担心被眼尖的读者站出来挑错：你有这些经验，完全是自己悟性太差又不努力学习的结果。我理解这种眼尖。我经常看出师兄们炫耀时露出的破绽，也十分配合地戳穿他们（不然他们该多寂寞）。但至少这个当下，我是不想被读者戳穿的。但谁知道我的潜意识呢？也许我有个寂寞的潜意识，故意留下破绽，等人揭露。就像我那些名声在外独孤求败的师兄们一样。

即使我和行业领袖有一样的担心且他们的担心从没有发生，也不代表我的担心不会发生。我又凭什么觉得自己的分享有益于读者呢?

当然,我也不知道。就像临床心理咨询和精神分析一样,你永远不知道自己做得是不是足够好,你只能把一塌糊涂的事情努力做得好一些。这是比昂说的。我们这个金句辈出的行业啊。

就像我现在努力把这篇文章写得既有趣又有益于读者一样。

进阶的心路历程

第一年

课程:第一年的阅读材料取材多样,有译成中文的《心理动力学心理治疗简明指南》《长程心理动力学心理治疗:基础读本》,也有*Doing Psychotherapy*、*Deepening the treatment*这种叫好叫座却只有英文版本的图书。第一年的课程以评估和概貌为主。如果没有基础的话,就算能看懂,也不能立即上手实践。CAPA早就要求申请者有至少两年的实践经验。

但上过几节课之后,我惊喜地发现,老师往往只需要三两句,就能把我一直以来的困惑讲清楚,而且往往和国内大咖的讲法不太一样。我也是那个时候,渐渐发展出自己对同行水平的评估体系。原来漂浮在空中的概念,沉淀下来变成知识体系里坚实的地基。

督导:我的第一任督导是自体派,他最喜欢的分析师是科胡特,还给我推荐了《自体的分析》。那时的我当然看不懂。

自体派特别适合帮助新手建立治疗联盟。那是我第一次接受个体督导,督导简直是帮我集齐了所有上路所需要的装备。对于一个空有热情又什么都不会的新手,很多回应方式都需要被纠正。督导不仅给予指导,还一直在鼓励我不要气馁:"你关心你的来访,你努力地学习,你会是一名伟大的咨询师。"我开开心心地在社交网站上和朋友们炫耀,内心里却不十分相信:督导也就是哄哄我吧。

对自己的信心需要在若干年的时间里慢慢建立。到了今天,我能够很坦然地对大家说,我是非常不错的咨询师呢!这种笃定和胸有成竹,与CAPA的支持和帮助分不开。

督导有顺利的时候，也有咨询遭遇阻抗难以推进的时候。出现了平行现象，咨询的艰难被带到了督导中。对于督导，虽然心里很不服气，但又不得不听他的。我对督导是又依赖又逆反，对自己是又着急又羞耻。一开始会怀疑自己不是好被督。后来我慢慢明白过来，这就是平行过程，督导工作的一部分，出现问题从来不是谁的错。去想想动力上发生了什么，就更能明白咨询室里发生了什么。

个人分析：CAPA的福利之一是可申请国外资深心理治疗师或精神分析师做治疗/做分析。这个福利为CAPA吸引了很多申请者。毕竟，无论当年还是现在，国内靠谱的从业者再供不应求，也没有国外同行那么资深的经验。

即使有这样的便利，很多学生也需要和本来的咨询师结束工作，或者需要一段时间的心理建设才提交申请。走入咨询从来不容易，专业人士也一样。

我对自己的分析师就相当满意。根据我偷偷搜集的信息，老人家的其他被分析者或病人，也对他非常满意。

当然，我也体验过真正的不满，最终还是结束了和分析师的工作，再次提交了申请。而Lana会持续跟进，寻找相匹配的人。

那些和同一个人持续工作的同学们，随着hold住潜意识张力的能力逐渐增强，也能够忍住不在外面讲治疗或者分析中发生的事情，都留着在治疗或分析的时间里讲，一旦能够做到这些，就是迅速持久的精进。

其他：开始几年，我总是迫不及待地向所有相熟的同行推荐CAPA，有人感兴趣，但没人着手申请。理由有很多，英语不好、暂时还没时间学，等等。当时找不到人交流，满腔发现的喜悦，只好一股脑倒在豆瓣上。

当时豆瓣上有些同行，有拉康派，有聚焦派，我很快找到了动力学派，也找到了CAPA的大学姐Zaraz。当时能找到的CAPA的人特别少，我们一见如故、相谈甚欢。

当时知道CAPA的人也非常少，体制外的散兵游勇，往往以口耳相传的方式才能知道CAPA。CAPA在杭州的第一位学生单雨佳，由于曾奇峰的大力推荐知道了CAPA。曾奇峰对她说，你要是想做心理咨询师，就一定要参加这个培训!

张沛超就几次得意地摇着扇子对我说，多亏了我向你推荐CAPA哟！我竟毫无印象。只记得当时听说过的稍有名气的咨询师，我都会一个名字一个名字地去查他们的受训经历，看看活跃在临床一线的咨询师，都出自什么培训。然后我找到了"CAPA"。

如此高的培训质量，却只有如此低的名声，我想做点什么。于是，在Zaraz的鼓励下，我创建了CAPA同学会的豆瓣小组。他们兴致勃勃又满怀壮志地把官网有限的资料都翻译成中文，还自行总结了CAPA的中文介绍。作为新生，对自己写下的介绍文字，小心翼翼，生怕有什么疏漏。我心惊胆战了很久，好在没人跳出来纠错。我既松了一口气，又有些失望。很多年以后，因为帖子里的自我暴露过多，影响咨询实践，小组早已转成私密了，但是互联网上很多关于CAPA的中文介绍，还能看到小组介绍的影响，连我留下的误解都还在。比如我给CAPA的注音是"卡帕"，非常个人化的称呼偏好。后来遇到很多人也这样发音，我总在心里偷着乐。

那段时光已经远去，但熟悉的文字总是顺着虫洞，悄无声息地飘过来。各处的CAPA介绍，总有些源自我的原始版本。它们像时光碎片，默默地对屏幕前的我说：好久不见！

在数年后的今天回头看，这个小组竟然是互联网上最早的关于CAPA的中文详细介绍和实时更新，也是很多行业外人士第一次知道CAPA的地方。

之后CAPA声名日隆，我就没有再追踪过申请数据了。只是迎新的时候，我发现新生动不动就是归国博士、精神科主任、大学教授、大学心理健康中心主任，还有某些城市的"精神分析第一人"。

因为生源质量越来越高，每年秋天，新生陆续加入微信同学群，自我介绍+发红包+晒照片。自我介绍后，老生例行用哀号刷屏：这届新生质量也太高了！幸亏申请得早！要是再面试一次，一定不会被录取！

这种话千万不能信。

说起来也真奇怪，我一度以为，这种前路迢迢、后有追兵的感觉，这种唯恐自己不够努力的心态，这种神经质，只是个人的议题。后来我才发现，似乎这就是CAPA的学风，或者是初学动力学的普遍心态。

　　CAPA的老师遍布在全美东西部各州、墨西哥、欧洲各国、中东各国；他们授课和督导全部是义务工作，没有酬劳；每位CAPA老师、督导和分析师每年还向CAPA捐款。从最开始帮成都拉康派的同学找督导，到几百名遍布全国各地的学生及毕业生，上百名遍布全球各地的资深师资，Elise一直是这个组织的灵魂人物。很多CAPA人担心她的健康支撑不了高强度的工作。这么多年下来，所有担心都被铁一样的事实打败了：她比我们年轻人的体力都好！

　　CAPA大部分联系都是靠邮件完成的，而她发邮件的时间几乎没有规律。刚开始很犹豫，如果她不处理完所有邮件就不睡觉，我按国内时间发邮件，会不会影响她的睡眠？我和分析师唠唠叨叨说了担心，他神秘一笑：放心发吧，Elise应该是全天24小时都在工作的。我心怀愧疚地把邮件写完发出去，并说，我之所以鼓起勇气发这封邮件，是因为我分析师（背锅侠）说你反正一天24小时都在工作啦。她回复说，哎呀，谢谢你的分析师，也没有那么久，每天最多20个小时吧！

　　我后来才发现，这好像是真的！

第二年

课程：第二年的课程里有很多具体内容，包括所有人格类型的研究讨论，如抑郁、焦虑、强迫、分裂样、癔症人格、反社会人格等；各种会涉及的主题，如性与性别、性别的多样性、性取向的多样性、性行为的多样性等。所以会有很多"硬着头皮问"和"哇，原来是这样"的课堂时刻，令人大开眼界。

　　也因此会有"看书得病"的现象。即使早已经知道这个现象，也难免中招。学各类人格障碍，学性与性别的各种可能，都会检验像不像自己。任何一种人格障碍患者的描述和心路历程，都会激荡内心，导致有些人格类型看起来很轻松，有些看起来很抵触，还有些看起来很冷漠，或者根本看不进去。这些都和自己的内在性格有关。

　　学完了人格类型，还要学各种性少数性行为。在同性恋那章，所有同学都懵懵懂懂地问了好多问题。比如，同性性倾向已经被认为是天生的，那么他们的俄狄浦斯期和异性恋有什么不同；男性同性恋的伴侣角色和女性同性恋相比有什么异同。

还有各种变态性心理。开课前我们都是小白。完全陌生的概念和名词，仿佛为大家打开了新世界的大门，也刷新了大家的三观。大家唏嘘不已地想，原来，除了最通常的方式，不同的人获得满足的办法有那么多。去体会、理解这些心态，就能发现其迷人之处。我曾一度怀疑自己的偏好倾向。"你凝视深渊的时候，深渊也在凝视你。"过一阵子忙起别的来，脱离了材料里的气氛，也就慢慢不这么想了。

人真的那么容易受到诱惑，变成另外一个人吗？并不是的。

初次学习人格类型和性心理的时候，觉得自己什么问题都有。等到真的在临床上和来访者一起工作，被卷入这样那样的动力，如果真的遇到有冲击力的动力，你也会受到影响，可能会发现自己某些地方变得很像来访者。在那种状态里浸泡着，才会有一天，惊觉自己不是那样的人，边界就在那，自己就是自己，永远也不会过界。

然后你就可以到处开流行玩笑：我还是病得不够重，没法成为大师。

督导：第一年里学会了评估来访者，建立咨询联盟，用动力学的头脑去思考，努力尝试克制自己干预什么的冲动。但你发现，在咨询里能感觉到的，没办法全部和督导说清楚。你的感受更细腻了，而言语化能力并没有同步发展。

你也开始有自己的想法，当你认为督导没有了解情况的时候，你想解释又不容易说清楚。有时候需要鼓起勇气争论，作为小白，和一个权威争论并不容易。但当你顶着压力，鼓起勇气，表达清楚之后，你会感到自豪的。

第二年也是对督导不满、换督导的高发期。有不少同学会跟自己说，反正就剩不到一年了，忍忍就过去了。

个人分析：这种对"言语化"的迫切需要，会迫使你搜肠刮肚、结结巴巴地表达自己，会因为文思枯竭对自己、对分析师生闷气。就像大家常说的那样，最大的痛苦，是对自己无能的愤怒。

新世界的大门缓缓打开，个人能力的增长跟不上，第二年在摸爬滚打中度过。

实践：当年的初级班同学，身处北京、上海、武汉等心理咨询重镇，似乎都不愁个案。在我之前，深圳没有人念 CAPA，没有同行靠咨询养活自己。在初级班快毕业的时候，我鼓起勇气求教组长，怎么增加个案量？

她分享了自己的经历，鼓励我说，首先，2000 个小时前，不要期待个案会慕名而来，你先默默积累小时数；其次，多参加活动，让同行有机会了解你，因为大半的来访者都是同行介绍来的。

第三年

课程：在初级班毕业后，我先念了婴儿观察，一年后才参加了高级班。

婴儿观察始于 1945 年，渐渐成为英国系统训练前的必修培训。我推荐所有渴望却尚未接受系统培训的人和接受了培训、尚未有很多经验却亟须了解如何与来访者互动的人，参加婴儿观察训练。理论学习不能触及的，咨询室里的种种微妙无言，可以通过婴儿观察学习去体会。

在督导中会谈到你作为咨询师的感受，也不会从头到尾都谈这些。但是婴儿观察小组里会探讨每个时刻浮现的感受和念头，这些感受和念头提示了你是什么样的人，你正处在什么样的动力场中。

婴儿并不像大家通常想象的，无知无觉极度弱小。他们有自己寻求照顾的方式，也在以这样那样的方式影响着照顾者。那些微妙无言的交流，也摇动着观察者的内心，激发了观察者的种种早年经验。在小组讨论和个人分析里，观察者可以去探索婴儿的行为在家庭和在自己内心泛起的一圈圈涟漪，整个动力场如何运作，自己在其中被动扮演的角色；老师和组员会分享自己的感受，像不同的镜子映照出的不同侧面，帮助观察者理解婴儿家中的种种微妙无言。从混沌到言语化，这样的探讨大大提高了受训者对非语言信息和动力的理解，以及见微知著的能力。这对理解咨询室里的非语言交流，承受及对移情反移情工作，有非常大的助益。

婴儿观察训练会上瘾。在理解动力的同时，它也像一个有老师带领的互助小组，组员相互反馈，一起咀嚼常年围绕着你的说不清道不明的情绪氛围。它们隐隐约约作为背景存在于你的生命里，其存在常被忽略、也极少得到过理解。婴儿观察的设置要求你待在那里，不要动、不要说话，沉默地观察。婴儿的不安，会激发周围人的原始焦虑。你会看到所有人如何用不同的方式应对焦虑，而你，什么也不能做，不得不与内心涌现的各种情绪待在一起。这种折磨，我们称之为训练。唯一缓解它的办法是，用动力学头脑去理解"到底发生了什么事，我为什么这么难受"！

个人分析：婴儿观察训练怎能不配备个人分析？

从对婴儿和家庭的观察可以看到，一个孩子的诞生，对家庭、对父母亲的影响在个人历史上是划时代的。孕产与养育激发了父母亲对潜在伤害的高度焦虑，导致那几年我竟然听到业内所谓大咖，在QQ群里说，行规是不给孕妇做咨询，咨询师怀孕了也应停止工作。这种观点竟然也有很多人赞同并执行。我曾经给朋友推荐过当时以为靠谱的咨询师，在朋友发现咨询师怀孕后，咨询就停止了。

我问分析师，国外女同行怀孕期间会停止工作吗？他一脸困惑地问："Why？"让我觉得这个问题傻透了。他还说，难道怀孕不是最应该得到支持的时期吗？我忽然想起那个朋友。

孕产是特殊时期，各种的梦境和浮现的情绪，提示着埋藏在潜意识深处的自己人生早期乃至家族早期的心灵历史。这种情形对大多数人来说，一来需要大量专业支持，二来也是分析工作的好时机。

实践：为了拓展临床实践，我开始安排行程拜访咨询机构及工作室，参加了一些地面培训和沙龙。和很多人聊过之后，我很快明白过来：在咨询市场没有培养起来、绝大多数咨询师兼职从业、咨询机构不打广告挣快钱就得办培训才有盈利的情况下，极少数个案量饱和的同行，无一例外，都是行业内打出名声的佼佼者。他们往往创立了机构，做不完的个案分给几名签约咨询师。这种情况下，签约咨询师的个案量远未达到饱和。

毋庸置疑，市场一直有庞大的需求。人人都看到了这一点，我见过多份项目计划书描绘潜在客户群的庞大、需求的旺盛、前景的光明，但从没见过他们写下获得流量的办法。

毕竟市场需要的不只是小圈子里的专业名声，市场需要外行听得到的响亮名声。而作为初出茅庐的CAPA毕业生，不多的依靠就是CAPA的声誉。业内都知道这个培训的专业性和靠谱，如果能把名声让行业外了解，将对同学们的私人执业相当有利。

2013 年初，在北京的同学们筹划建立第一个 CAPA 学生组织，北京 CAPA 同学会（ABC）。我远程参与了前期讨论。作为 CAPA 相关的第一个中国组织，取名很微妙，关系到组织定位。因为不想打着 CAPA 官方的旗号，也不想自命为全国组织。作为第一个学生组织，只想为未来打下良好基础。还记得 ABC 的名称是兰菁提出来的，意为"北京 CAPA 同学会"，宗旨是为未来正式的全国组织做铺垫。她提出这个名字后不久，就离开北京去纽约访学了。然后她在那边继续婴儿观察的训练，写论文，做家庭治疗。

看着一个北京的学生组织就这样慢慢建立起来，我很羡慕，希望深圳也有这样的组织。上初级班的时候我总是看到北京的几名同学下课一起吃东西，恨得人牙根痒痒。这次不能只看着北京组的同学会眼馋啊。于是我着手召集大家每月吃喝聚会，为建立一个本地组织做准备。

第四年

课程：高级班第一年。CAPA 美国那边也会简称为"the third year"。开始读原著，读弗洛伊德、克莱因、温尼科特、科胡特……各位耳熟能详的"大牛"的著名文章。这些文章往往在精神分析史上开创了新格局，让人茅塞顿开，拓宽或加深，也许是拓宽的同时加深了精神分析的领域。

有意思的是，这些文章在多年后仍然能够启发刚学精神分析的小读者。因为他们曾经启发的读者们，也必然是在实践中感觉到了类似的状况，一直没想明白，却被"大牛"一下子说清楚了。如此，文章和作者才会有显赫的盛名，获得普遍的尊敬。你看，我们精神分析领域获得尊敬的方式，就是帮助大家解决困惑。如果你能让某一领域的人对某种久攻不克的难题松口气，你就会受到尊崇。

就这么简单。

或者说，就是这么难……

这些文章，也让年轻的读者发现，她和"大牛"作者们，有着类似的感受和观察心得。大家对不同国家、文化、年龄、性别的来访者的心灵的观察，有着客观的一致性。弗洛伊德说，精神分析是科学。信然。

精神分析怎么能是科学呢？有什么是各自观察都能看到的客观现象呢？各位读者，这就有待你们自己发现了。这个乐趣理应属于主动探索者。

督导：当技术渐渐熟练，建立治疗联盟的能力培养出来之后，我们要学习发展靠近他人的能力。

这一阶段，也许早在训练第二年的时候，你就已经发现：个案概念化没问题，治疗联盟的建立没问题，精神分析的视角没问题，但来访者到了某一阶段就会脱落。

和同行交流过，每个人在实践早期的常见脱落时间不一样，但都有个人规律。有10次之前的，有30次之前的，也有一年前的。一个来访者，两个来访者，连着三五个来访者都过不了那一个数字，咨询师就快有心理阴影了。

如果是几十次后的脱落，就很可能和你没准备好的关系阶段有关。当然，也可能是来访者没准备好谈论什么，或者进入什么阶段。但若干次脱落都发生在类似的节点，提示着咨询师对走入下一阶段有不适感。

在我最难过的时候，曾经心灰意冷地和督导说："我可能确实有问题，不适合这行业，我害怕亲密关系。"督导会意地笑了："我们当中，有谁不害怕呢？"

关于自己，他什么都没有透露，也不需要透露什么。但这句话让我一下子感到，我内心的脆弱遇到了他的真实。这样的相遇，给了我莫大的力量。

几年后，来访者在咨询室里惶惶不安又落寞地说："我觉得自己被生活打败了。"我想起自己当年的狼狈经历，叹口气："我们谁没被生活打败过呢？打败了就趴一会儿吧，不丢人。"

来访者试着接纳自己的渺小和不堪，咨询才慢慢开始。

咨询师接纳自己身上也许是渺小、丑陋、脆弱、残缺的部分，然后才能"以自己为工具理解来访"，以自己的感受为工具，推测个案的人际关系模式，推断模式的形成过程。理性分析相当容易，经过一年半载的培训，是个人都可以野蛮分析。但深入地感受，从默默无言的交流中体会对方，以此来评估诊断，只有真正的动力学/精神分析式的咨询师才能做到。

个人分析：婴儿观察激发了各种焦虑，那些模糊的、不知道如何言说的感受，既像一团迷雾缠绕，也引领了神秘之地的路线。有些探讨，甚至让人怀疑是幻觉妄想。无凭无据，捕风捉影。要经过这一阶段，受训者才会确信心灵的真实性。心灵看不见摸不着，却是客观存在的。

实践：虽然有了精神上富足的进展，但因为意识到，如果想要足够的个案，作为无名小卒，在自己的个人品牌建立之前，要有质量足够好的头衔，所以第四学年开始，经过我不懈地争取，Elise 同意为我提供老师，在深圳举办第一届 CAPA 年会。这次年会极大地增强了本地 CAPA 同学的凝聚力。这也让我发现，大家还都没发展到单独开工作室的程度。合伙开工作室的计划只能先放放了。

为什么观察弃婴童

很多孩子一出生就被抛弃，离开温暖的怀抱，被骤然的分离重创。如果没有接受干预的话，会一直带着最初的创伤活下去。创伤的问题在于，如果没得到及时修复的话，创伤容易一定程度地扭曲后续的心理发展，像是带着凹凸不平的玻璃眼镜，一定程度地扭曲了外界现实。有时抑制积极正常的心理进程，同时野蛮生长，就像是科幻片《湮灭》里面，闪光的生物不断复制，受辐射少的复制还有繁复的分形美感，越靠近灯塔的辐射中心，细胞复制形成的效果越恐怖。

带着长期饥饿的记忆的人，总会担心吃不饱、再次受穷、物资不足。丧失过生命中最初的美好，即使生活在稳定温暖的环境中，也会下意识地担心失去。有时候，甚至会破坏环境和亲密关系，至少这种丧失能够由自己掌握进度。如果有家庭的爱和悉心照顾，他们的心灵会得到大量滋养，会成长得很快。但是创伤的部分，仍然时不时冒出来，让家长不知所措，让孩子怀疑否定自己：哪怕有了家庭，也可能还是那副德行。爱也有无法到达的深度，这时候就需要儿童青少年精神分析师的介入了。这些从来不是容易的事。

在孤儿院，衣食无忧和缤纷的学习及生活活动，能够为他们提供轻松愉快的成长环境。这一环境比地球上 90% 的孩子们都要好，但仍然不能愈合创伤。

开始几年，我常接手的往往是到了青春期还没有被家庭收养的孤儿。因为至少要到8岁，很多适应不良和行为问题才发展到能被老师和社工注意的程度。心理咨询当然可以明显改善他们的问题，经过干预，也能恢复孤儿的常模水平。但他们普遍的心理功能水平，远不能和在父母身边长大的同龄人相比。

在第一次知道婴儿观察训练的时候，我就想要把它应用在孤儿身上。婴儿观察需要去观察健康家庭的健康婴儿。通过观察，你能够跟踪人类的婴儿在生理上离开母体之后，心理上诞生的过程：开始是母婴一体，连吃奶都要使出浑身的劲儿；之后意识到自己的单独存在，不是每次需要都能得到满足；然后，随着爬行、站立，有能力探索外面世界，好奇又担心离开妈妈，反反复复地确认自己的力量和妈妈的存在，才能确定地进行心理上的分离。人类的心理就这样在时间和喂养的浇筑下慢慢成形。

在这个基础上，观察被抛弃的孩子，可以看到创伤如何影响孩子的正常发展。

熟悉的依恋被打破，温暖舒心的生活不见了，深爱的照顾者也消失了。这些会对被抛弃的孩子产生什么影响呢？

定期观察和思考之外，也需要一位专业人士从旁指导和参与讨论。那年秋天我凭着一股牛劲儿，满世界地找儿童精神分析师，花了好大力气才找到在塔维斯托克受训、教授塔维体系的婴儿观察多年的意大利督导。几年后我才知道，不是我寻找的功夫不到家，而是儿童精神分析师真的特别少。整个美国也仅有300名儿童精神分析师，大部分是60岁以上的老人家。这位意大利督导有丰富的和孤儿及收养父母一起工作的经验，堪称完美。

创伤对孩子的影响

比较普遍的是，在一片茫然无助和愤怒中，作为被抛弃的幼童，往往唯一能做出的解释，都是自己不好。这个解释包含了无法求助、没有能力改变的无力感和转向自身的愤怒。越早期的创伤，就越让受伤者产生"自己不好"的信念。哪怕语言能力完善的成年人，也发现创伤经验很难说清楚，他们忍不住一遍一遍讲述着，像祥林嫂一样，因为总有些什么需要讲出来，又怎么都讲不清楚。人们经历过重大创伤后就好像换了一个人。部分原因是，创伤经验总是蠢蠢欲动地寻求理解。人类的心灵是这样设计的：我们需要被懂得。如果语言无法尽述，就用行动。"情动于中而形于言，言之不足，故嗟叹之，嗟叹之不足，故咏歌之，咏歌之不足，不知手之舞之足之蹈之也。"

对孩子们来说，尤其如此。

当终于可以安顿下来时，他们总会有几周的哭闹。也正是因为有了安全的环境，才有机会表达愤怒无助。他们表达的方式相当直接，没有社交礼仪，不需要客套，0.01秒内就传递了莫可名状的心情。有时候让人心疼，有时候让人也感受到了伤害。

汶川地震之后，大众知道了，与创伤亲历者的工作，会造成次级创伤。护理员需要消化孤儿传递来的次级创伤。有的时候能慢慢消化，有的时候不能。随之而来的普遍反应是，护理员们会自发地给予婴幼儿更多的爱和关心。稍微闲下来，她们会各抱一个自己喜欢的婴幼儿，轻轻抚摸，和他们说话。有护理员告诉我，每个人都有一个自己喜欢的孩子。我曾好奇地问过：有没人喜欢的孩子吗？护理员说，不可能，那该多可怜……一定会被某个人喜欢的。

经过一段时间的观察，我确信，护理员们必定由更坚韧的"材料"做成。我需要分析师和督导来消化情绪，护理员们似乎天然就能耐受这样的工作，她们的防御机制一直稳定地发挥着作用。人们说，这是一份没有大爱做不了的工作，这样说一点儿也不为过。

对婴幼儿的精神分析

临床上，对儿童的单独干预，往往是指对4岁以上的孩子。婴儿在心理上还没有和母亲分离，文献中并没有照顾者不在场的情况下对婴儿的干预。以婴儿依恋的天性，当妈妈的角色缺失时，他们会向每一位可能的人寻求依恋。一旦咨询开始，咨询师自然成为他们心灵上的母亲。

　　小婴儿也在不断地表达自己，表达对咨询师的依恋，表达创伤带来的伤心和困惑，试着重建自己的心灵。婴儿观察训练可以帮助咨询师捕捉和感受婴儿非语言交流的渴望，并用自己的心灵去体会对方的心灵。如果自己满负荷的话，就去借用督导的心灵。

　　早期创伤造成的影响，因为天长日久，在成年后，可能需要若干年甚至终生的咨询修复；在一岁孩子那里，只需要两三个月，创伤的所有可见症状都会得到完全消除。孩子们可以在咨询师的帮助下获得创伤修复能力和心理弹性。

　　某年，受CAPA北京同学会（ABC）的邀请，我做了一场面向全国的线上讲座"婴儿知道什么"，分享了一些自己的临床心得。婴儿知道的比我们原以为的多得多。他们貌似只会吃吃睡睡，实际上在默默观察，对周围的一切心里自然有数。看似随机出现、毫无意义的婴儿行为，如果以精神分析的视角去看，就能发现，那是婴儿在表达他们对周遭的观察和理解。

第六年

　　课程：2016年，我被费城精神分析学院的成人精神分析项目录取，以候选人的身份开始了我远程受训的第二个5年。精神分析的学习真是永无止境。CAPA的美国老人家们都说，自己是退休后才真正了解精神分析的。我曾以为他们所说的"退休"是国内的正常退休年龄，比如60多岁。后来我才明白，他们是说等到自己八九十岁结束个案工作的时候。路漫漫其修远。

　　在学习和实践中，我每一步都认真投入，也获得大量的心得感悟，总觉得已经到头了。未来到底还能发现什么新的东西，真的毫无概念。只有更努力地走过之后才发现，今年的收获，确实更上层楼。虽然我常自恋地觉得，自己已经足够厉害，但是，相信不久的将来，我回头看看此刻的自己，会一笑而过，原谅她的无知。我的强大超我也不知道这是彻底自暴自弃了呢，还是所谓的悦纳了自己。

第七、八年

　　即使到了精神分析学院，进行了一些心理咨询的理论和技术教学，我仍不觉得自己有督导别人的实力，也迟迟没有申请CAPA的督导班。Elise来深圳的时候，问我有没有参加督导培训。我说，还没，还没，感觉还不够呢！她说，你念完高级班了吗，念完就够了。

CAPA 旨在为中国的心理卫生从业者提供精神分析（精神动力学）取向心理治疗培训、团体及个体督导、个人分析或治疗服务，意在推动中国心理健康服务事业的发展。听起来她急于赶着我们长大。转念一想，也许做督导并不需要原以为的资深老道。

在教学培训以及同行交流中，我看到新手们犯下的大量错误、走的大量弯路，才明白国内的督导资源缺乏的严重性。于是，我决定去督导组对自己进行专业催熟。

有意思的是，教学相长，督导别人也会提高自己的咨询水平。

新手太容易妄自菲薄了，新手咨询师往往留意自己的弱点和对咨询的干扰，从而忽略来访者的脆弱和担心。新手又特别容易理想化老手，想要精神上依附于一名高手，在想象中，高手见招拆招，遇到问题都能解决。人生总有需要接受的无奈，可能真到了接受的时候，新手才会放下全能幻想。看似不得不接受局限，但人生会变得精彩。

结　语

目前，心理咨询行业越来越红火，会有更多的人入行。

如果你是一名新人，野心勃勃，想要成为优秀的心理咨询师，在滔滔浊世中兼济天下。请收下我的祝福：愿你道路漫长，充满奇迹、充满发现。

杨　柳

心理咨询师，精神分析师候选人，现居深圳。抬头若干，著述若干，但都不能说明这份工作中的我：常年与迷茫、孤独、低落和不服输的男女老少们在看似命定的困境里合作突围，有幸见证了奇迹不时的出现。

一切才刚刚开始

——记我的心理咨询师之路

吴海艳

当初决定参加张沛超师兄发起的"我的心理咨询师之路"征文活动，不过是心血来潮，外加对写作的一种爱好。如今真的要落笔，却犹豫不决，拖延至截稿日。我不知道应该说些什么，可以说些什么，又用什么方式去表达。怕暴露过多，又怕言之无用，中途还生出干脆不写算了的冲动。之所以还是尝试坚持写完，无非是想挑战自己，打破一个叶公好龙式的"自我实现"，也才对得起张师兄的坚定和鼓励。

写作还是咨询，是个问题

进入CAPA之前，我几乎没有受过什么专业训练。中文系出身的我，其实一直幻想当个作家。写作于我，重要如同呼吸。但有趣的是，我并不能直接真正投入到写作中去。写作是带着刀片的渔网，我把自己放进去，无法拥抱它，又需要借用它让自己切身感受到渴望、自恋、挫败、愤怒和孤独。

　　写作可能是我愿意向自己隐匿承认的唯一天赋。我冠以它天赋之名，主要还是因为上小学的时候，当我视觉化想要表达的内容，然后写成文字，很轻松就获得了许多奖项。它的成绩不用付出太多努力，它也是让老师开始对我刮目相看的法宝，好像连妈妈也是从那个时候起开始主动关注我在学校的表现，它是我自恋满足最多的来源。第一次征文比赛发的奖品是《唐宋词鉴赏辞典》，很厚的上下册两本书，后来我用它们夹了枫叶。或许是因为缺乏引导，或许是因为自己的知识储备还不够对词产生审美，写作最大的意义成了在获得奖项时，它在老师和家长中间创造出来的一种遥远氛围。他们应该是高兴的，是肯定我的。虽然这样的肯定并没有化成印象中对我直接而深刻的言辞鼓励。这一切像极了浓稠而劣质的香水，在空气中猛然停留一会儿，便消失得无影无踪。写作是被投掷出去的缠线板，本身的重要性不足以让我依附于它。当它被拉回来的时候，就变成了芝诺的永远追不上的乌龟。

　　写作，成了悬挂在我和世界中间的一道召唤符，大多数时候我启动不了自己的法力。卖火柴的小女孩每划亮一根火柴，她就在幻想中拥有了一切。但是火柴很快就熄灭了，因为缺乏可以让这一点火苗持续燃烧的可燃物。有太多的因素影响我从初中开始的学习经验，一旦成绩可以被勉强交差，就觉察不到时间是如何溜走的。我始终没有深刻体验过从知识中汲取愉悦，也没有培养起阅读的习惯。直到大学一年级开始读《莎士比亚全集》，我才第一次感觉到被带离地球的阅读体验。当时受到文本的刺激，我的想象力是有一个飞跃的。前后长长短短写了不少东西，但是我一直隐约在期待丢失这些作品，就好像它们于我而言并不重要，最后还真的找不回我写成的任何东西，所感所写就像念出口的失效的咒语，去影无踪。这一切，像极了小时候曾经不断搬家的我，一把火烧了从小到大积攒起来的所有漂亮宝贝。那一种失去是被意识到的，但是失去背后的动力却埋藏在碧水深渊。

　　为什么我无法持续写作？即便是这一次承诺的写作任务，也拖延至截稿日后，中途我还向张沛超师兄提过退出。写自己的故事，其实应该是不难的，有机会向这个世界呈现自己，原本也是一件值得开心的事。但是，我就像被阻塞了一样，好像面对着巨大而异常柔软的沙发，我的思维无法灵巧地穿越它。如果我真的做了职业作家，遇到如此干涩的创作期，真的不知道还能用什么方法去激活灵感。我感知到枯死的过程，很难想象观音大士的净瓶水拥有使之起死回生的法力。

我求助于潜意识，某天清晨做了一个梦：我看见许多学生模样的人在玩飞碟一类的体育器材，看着很有趣。我说我也要玩，他们让我加入了。我玩了一会儿却发现飞碟在我手中破了，需要买一个来替代它。有一个男生陪着我去柜台，看见价格是170元（这一次我们本来有17个人参与写作）。我问服务生，能便宜点算160元吗？服务生问过老板，被拒绝了，但是说可以用同样的价钱多买几个飞碟。陪我一起来的那个男生开心地多拿了几个，完全没有注意到我对于掏钱的隐秘犹豫。

我的隐秘犹豫，大概就是我的阻抗。从客观的角度来看，我既是主动的参与者，又是责任的承担人。从我自身而言，我感觉到孤独。我好像在期待一种外界更私人化的回应，期待一种识别、帮助和鼓励。对于自己的财富似乎也有一种不愿让渡的感觉，这种不愿让渡的背后可能是缺乏一种对依靠自我创造的价值被他人认可的体验。

一切回到了起点，就像咬尾蛇展现的那样。写作带不回他人对我直接的认可，他人的认可只能附着于作品本身。这一切让人感觉很痛。

同时，在抛物线的更远处，我还拥有恐惧，我害怕文章不能被认可。就像这一次写作，我是感知到可能的读者群体的存在的，并不是具体的能被想象的读者的态度，而是对一种可能性的恐惧，对因为我的"思想"进入"思想者"后会出现的一种不确定性的恐惧。如果一定要想象到极致，那就是被群体抛弃的恐惧。我无法肆无忌惮地只是写我想写的东西，一个艺术家的悲剧大概就在于他的声音无法被除他以外的世界识别，转化不成财富，然后就伶仃落魄。我在意"他们"的评价，我在意"他们"对我的态度。我需要像使用外语一样地使用他们的语言去表达，我怕我做不好。唯一可以尝试控制我面对他们态度的方式就是不参与，事实上，我确实放弃过许多机会。因为放弃，我也放弃了让自己参与到生活中的机会，放弃了进一步沟通的可能性。

这是一种两难的局面，无论我做或者不做，我都再也无法拥有或到达妈妈的原始怀抱：温暖、接纳、无条件的支持、保护和爱。

于个体而言，这个世界是同一的。我与写作的关系，和我作为一个咨询师角色的关系是一样的。我渴望写作是因为在那个蓝色的幻想里，在那一片海边，在某间面朝大海的屋子里，听得见头顶吊扇的咿咿呀呀。我可以只为自己存在，可以以最大的自恋满足的方式存在，前提是我屏蔽掉了对读者和收益的考虑。我看得见窗外的雨打芭蕉，远处的海鸥飞翔，在幻想创造的世界里我自给自足。而作为咨询师，我则要遭遇自恋剥夺被重新唤起的痛苦体验，而且与来访者打交道的过程在不断地提醒我，我需要依赖他人存在的事实。

执业初期，我根本无法整合这两种在分析师看来并不相互矛盾的选择。在他人看来，我完全可以一边写作，一边咨询。甚至作为咨询师的体验是我认识人性的宝藏。对我而言，专心投入咨询，或者两者并行，等于要我放弃最深处的自恋渴望，谈何容易。这种自恋缺失的背后，是一个被麻绳织就的天罗地网，它沉积了落灰和破败的蜘蛛丝，兜不住任何有生命力的东西，本身就只是干枯和腐坏。我好多次幻想回到泰国，回到当初青春的梦开始的地方。热带丛林，是截然不同的湿润和生机。有两次，我真的差点抛弃行进中的职业训练，登上去往异国他乡的飞机。吉卜赛一样的灵魂，在我，是因为无法扎根。

咨询师身份的我，是为来访者存在的。很多时候，他们沉重的像这片土地。我把自己投身于和他们在一起的时空内，尽可能地深入感知他们的世界，或正确或错误地反馈自以为的专业化的感受、观察和思考。我的反移情，会因为来访者身上的各种线索被激活，最令我无法忍受的就是在来访者身上看到我自己——一个需要、依赖、固着的自我。这部分情绪当然需要被当作重要的反移情来工作，但是这种情绪的容忍能力，是一步步通过忍受本身后天习得的。有时候，我会感觉自己像一个饥饿的人，孤独地抵抗着饥肠辘辘，然后全心全意地把那一点口粮放到另一个同样饥饿的人面前。尽管更多的时候，那样做反而会让我忘了自己的饥饿。当然，我并不认为这种匮乏是值得羞耻的，相反，我认为这是一种和石头一样隐忍的勇气，一种通过不断实践、自我超越的对缺乏爱的能力的训练。只是许多时候，去承担这种体验本身太难了。

来访者手中握着"芝麻开门"的咒语，一不小心他们就唤醒我封存在内心最底层的渴望，整个人就又一次被抛入绵密的情感沼泽之中。坦白说，我不知道自己坚持下来的原因是什么，是分析师的识别、是来访者的进步抑或是金钱，是我依赖分析的知识得到的洞见和改变，还是一群人一起做一件事的影响力？这一切似乎都是某种自恋形式被满足的方式，它们无法单一填满我自恋的无底洞，却可以在麻绳大网上积聚落灰成土，待到偶尔过路的小鸟，它的粪便里或许藏着一粒希望之树的种子。这一次，我终于在无底洞的峭壁上看到了零星绿色。就像神话故事里被带回家的树枝，它在洞里生长成一根粗壮的藤蔓，穿过情感的沼泽，延展至另一头是我写作的城堡。我还在一天天建构它，这一座滋养我自恋的坚固城池，它绿草如茵，大树参天，流水涓涓，不远处就是悬崖峭壁，在那里我可以眺望碧海蓝天。城堡里面住着我的分析师、督导师、来访者，还有人类的群星闪耀。

钱，永远不够

一段重要亲密关系的结束，和家里亲人的病逝几乎前后发生。我的职业生涯才刚刚起步，加上家庭的债务，一时入不敷出。独自安排搬家，不得不强迫调动自己和搬家公司打交道，所幸搬家的两个云南小哥人很不错。所有的书籍和衣物，被临时挤进了后海大金丝胡同四合院里原本用作工作室的小隔间。我想我的来访者是知道的，但是他们过于慷慨，之前跟着我辗转好几个工作室却少生抱怨。小隔间的门外，我用金绿色的丝带绑上算是上了锁，他们从来都不问，古时候门掩则不入的淳朴民风大抵不过如此。很多时候，来访者对我的软性支持不像我付出的工作一样，我似乎忽视更深刻地体会前者。有一位脱落的来访者曾经对我说，我那么快就恢复工作，他对我有些生气。好像我没有照顾好自己，而他就不得不照顾我。他的愤怒太合理了，照顾我从来都不是他的责任。他当然不知道更多细节，而我也是真的没有办法，因为生存本身在那个阶段是最紧要的，我不被允许用更多时间处理哀悼。我相信每一种哀悼都有它自己的节奏和时间，但是因此而不得不影响来访者，我确实感到愧疚。

因为独立工作，我在很长时间内没有办法负担更多租用其他工作室的费用，所以一度把工作室安置在家里。这是一个为了应对生存，不得不做出的大胆的选择。一方面是安全性的考虑，如果遇到不稳定的来访者怎么办？另一方面更重要的是，这样的空间结构会以什么样的方式影响来访者的动力？对我自己的工作和生活又会产生什么影响？在当时，我确实没有更好的选择。租住的房子在居民小区里，房子有一些年代，我能做到的就是用更多的绿植和书架，构建出一个自带治愈气场的小空间。咨询室里的绿植拥有强大的感应力，它们的生死存亡往往揭示着空气中较少被言说的微妙性。

需要一次性押一付三交四个月租金的时候，我考虑过开口向朋友借钱。对于我而言，借钱是一件羞耻的事。金钱似乎和尊严等同起来，要信任一个人到什么地步，才愿意把被拒绝的权利交到对方手中。那是一层不愿意被捅破的窗户纸，不愿意被别人窥见的脆弱性。更害怕的是开口借钱时多说几句可能会忍不住地哭泣。这个时候的哭泣，就像是自我泄力。因为山洪一旦爆发，可能就容易让人溃不成军。我终于选择打电话给大学时的班长，一个非常稳定的水瓶座男生。他答应给我所需的数目，只是因为现实原因需要等到第二天。有时候一些平时看起来极其正常的影响因素，在另一些时候就变成了压着骆驼的稻草。颤颤巍巍的我，恰巧当天接到了妈妈给我打的电话，最终我还是问妈妈借了钱。放下妈妈的电话，眼里和当时的天气一样，开始下雨。因为在大马路上，我还是忍住没有哭得太厉害。

后来有一些同行朋友拜访我，他们反馈这房子过于破旧。等到再搬家的时候，我使用了支付宝上的小额贷款。一年的还款期限，我贷了3万元，用以支付房租和添置新沙发。这样，我就不用再花家里的钱了。其实当初从后海和好友周周合开工作室到中间独自租住相对破旧的居民区，咨询室用的两张沙发都是我和她从天通苑的旧家具市场淘来的。回想起那天的旧市场"淘宝"，大约是那一整年里我最快乐的日子。这大概和国外热闹的跳蚤市场异曲同工，它激发的是一种创造性的快乐。在那里，人们可以用少量的钱，买到过去市场价值巨大的东西，唤起的是一种类乌托邦的希望。买卖的过程考验的是个人的审美力、判断力和讨价还价的能力。而且，最关键的是做这一切的时候，我和好朋友在一起。那一天，我们的笑声如此放肆，就像北风驱赶雾霾，极其强劲。当我以为一切不能更美好的时候，周周带我去买了一长串紫色原石，这是迄今为止我最喜欢的项链。可以封存记忆的纪念品，它自带穿越时空的魔力。如果不是周周，这一路我大概会走得更艰难，谢谢你，我最亲爱的。

辗转搬进新咨询室的第一天清晨，我从一种巨大的焦虑中醒来。自己对自己做的投资，风险自担。我对自己将来的咨费涨幅并不确定，很多事情也不是靠我的主观意愿就可以顺利开展的。我怀疑自己能否真正拥有相较从前舒适一些的环境？或许内心深处我问自己是否值得更好的生活？我像是站在宇宙中一块悬空的陨石上，四面八方都是深渊，除了让时间做我的船桨，我无法真切地依靠任何东西。一脚踩进虚空的焦虑，几乎成了我生命每一天的背景色。

成长为一个专业的心理咨询师，金钱的意义太大了。从培训到个人体验，从会议到督导，从租用咨询室到和朋辈共担工作室，每一项都需要支出。如果有家庭的支持，真的会轻松不少。如果当初不是得到我前男友的支持，我的职业生涯可能根本无法起步，这一点上我是非常幸运的。金钱在心理上的意义大概是一根脐带，如果没法独立，它很有可能揭示了某种依赖性。但是这种依赖性，某种程度上也是我们应该被允许获得的支持，只是很多时候现实不尽如人意。金钱的无所不在，使得它承载着一个人的所有心理因素，某种程度上它的存在形式和一个人物理身体的意义是一样的。

因为在金钱上困顿过，我懂得金钱给人带去的压力，但这并不代表我对它是不防御的。正如最慷慨的人往往是最贫穷的人一样，他对自己所拥有的财富那么轻易地出让，不知道是不是带有一点自虐的性质。价值感也好，同理心也罢，对金钱的憎恨抑或不屑，这些都会直接影响我对来访者的咨费收取。从业5年，从去年开始进入芝加哥分析学院，我收取的最低咨费依然是一节300元人民币。这里不包括费用更低的极少量低费个案。我并不是认为自己不可以收取更高的咨询费用，而是我选择和个体工作。每一个来访者身上首先呈现出来的是一种对真实命运的承担，一种不能被生活挫败的勇气，还有对新的生命形式的深切向往。我愿意和他们工作，而金钱的富足与否，就像众多标签中的一个。当我开始了解他们的时候，我也承担了他们和金钱的关系。当然有时候我也会被愚弄，会因为自己的金钱动力而无法坚持原定的费用。这些时候我也会愤怒，对这种愤怒的容忍和识别，是我工作的一部分。从业至今，我只用费用的理由拒绝过一个来访者，但是真正的原因是潜在的多重人际关系的影响。我当然也希望以后可以多接一些经济上并不困难的来访者，可以把精力更多地集中在如何更好地发展个人潜质的自我实现性问题上。我的工作重心也将由咨询师的身份向分析师转换。

金钱的要素是融入到个人血液里的。很多时候要识别它并不是一件简单的事情，就像呼吸，常常重要到令人遗忘。它像是生存的线坠，准确地测量出我每一天在对抗的生存焦虑。现阶段，我无法停止工作，无法痛快地安排假期，几乎没有什么存款。我依然挣扎在金钱的问题上，我并不知道这样的状态会持续多久。因为持续的学习是这一行必要的投入，而个人生活质量的提升又是我所渴望的，这一切大概都源于我对金钱问题能达到多深的认识，能做多少相关的改变和成长，能处理多少对自己拥有更多的金钱的内心冲突。有一次同行聚会，一个CAPA的师姐说她很开心自己终于赚平了个人体验的费用。当时我觉得不可思议，现在则深以为然。金钱的配置是不公平的，我不确定它的流向是否代表了个人真正的工作能力，我倾向于否认这个事实。于我自己而言，可能唯一解决金钱问题的方法，就是不断地对时间的创造性利用，对个人特质和天赋实施可持续性开发，为他人提供更多的独特的价值。这一些问题，我还在思考和实践中。我基本不考虑在北京买房的可能性，也产生过搬离北京去其他二线城市工作的念头。当然偶尔，我也会幻想国王带着他的城池从天而降，毕竟我也是拥有一座城堡的人。

朋辈修罗场

当我看见朋友圈同行晒出席国际心理学大会的照片时，金钱的问题会显得格外突出。人对差异的感知是不受控制的，因为这是人认识世界的一种基本方式。我第一次感知到差异是幼儿园从农村转学到城市的时候，看到裙子像花朵一样的城里同学，他们的家往往离幼儿园很近，彼此之间也很熟悉。学生时代感知到的区别好像并不会直接把它归结于金钱的差异，更多时候只是自己感受到的无法融入小团体的苦涩。事实上，我的成绩还不错，但是有一些重要的差异似乎即使是优异的成绩也无法拉平。这大概形成了我对朋辈群体的最初印象。

因为长期在CAPA受训，我结识了许多小伙伴。他们是我行走的这条职业道路上异常宝贵的财富。就像恶劣环境下坚持生长的树往往异常绚丽，这些各自带着不同成长背景的小伙伴们，是我至今见过的最美丽的生命形式。他们的防御、深情、智慧和勇气；他们的言辞、穿着、行为处事；他们的性格张力、攻击性的释放——每一位都是独具创造力的宇宙精灵。我从心底深处尊重他们生命的样子。

4年的训练时长，其实相当于读完一个四年制大学本科。课堂上与小伙伴们的长期近距离相处，不断聆听他们对个案的理解，也持续观察他们对个案倾注的情感。我隐匿或公开地猜测他们的过往，小心地试探和讨好，很多时候渴望的其实不过是他们可以喜欢我，又能认同我的专业性。但是涉及课堂，可能我们打小学会的是竞争，很多时候竞争是学习的背景色。各人在群体中采取过去面对竞争和融入的方式，往往我们是不够自知的，毕竟这不是团体治疗。但是竞争这个词，更多的时候像是指向月亮的手指，它并不能真正说明月亮是什么。

在过去的经验里，由于从不属于任何团体，我很少在群体中体会到归属感。咨询师这一群体的特异性，唤起了我更强烈地融入群体的渴望。与此同时，因为每个人的个性往往又很强大，我也能感知到每个人万花筒般的明显差异。我在他们身上自动识别对方个性的突出特质，暗自评估着自己被对方和整个群体接纳的可能性。非常细微的互动会因为我对信息的无意识截取和投射变得影响巨大。有时候上完课，大家约着一起吃饭，我会强烈地体会到自己内在的撕扯感。显然，我想修复过去的创伤，想成为这个餐桌上的参与者，甚至是偶尔的主角。然而人进入群体时，似乎比在一对一的关系中更容易采取过去熟悉的应对方式。其他的小伙伴好像也是一样的，他们带着过去自己在群体中的位置和反应方式，特别是当这一切行之有效的时候。我感到某些力量的较量，这些较量是一个人从小到大逐渐塑造的竞争的姿态。转向内部的攻击性成了对自我表达的抑制，我变得很容易从群体活动中退出。过去的行为方式被彻底激活，同样被唤起的是受伤的情绪反应。被排斥感、孤立感、嫉妒、愤怒、脱离群体的恐惧、融入的渴望等情绪的张力开始变大。但是基于每个人的人格结构、边界和防御，这些东西很多时候是无法被言说的。我采取的应对方式可能是更投入课程本身，但是群体的影响力无处不在，我投射了大量来自群体对自己的攻击性。事实上，这也是我个人分析里很重要的一部分。有时候我在想，不知道小伙伴们是否也和我一样，会和自己的分析师谈论在群体中的各种感受。如果我们每个人的分析师坐在一起，会不会以为这根本就是个镜子迷宫，每个人的影像清晰可见，同时又变幻莫测？我曾经幻想过一场毕业旅行时的坦诚相待，但是，sometimes pain is too heavy。每一次可能的自我开放，都意味着拿生命冒险。对这种冒险的恐惧，我以为和对第一次体验跳降落伞的失重感的害怕有过之而无不及。特别是由于内心深处强烈的渴望，和渴望背后因为长期的情感缺失而产生的愤怒，让我自动放弃人际互动中评估的需要，一如面对迷雾森林时选择小心地不往前迈一步，至少会让我感觉到更安全。我只用渴望，而没有用心智和大家打交道。群体的包容性其实是巨大的，小伙伴们也在不间断地容忍着我的行动化。我们像在黑暗的荆棘丛中行走，偶尔各自伸出手臂，却因为触碰到的疼痛，而不得不放弃更多的尝试。我们曾经计划过毕业旅行，后来无因由地消失在空气中。个中原因，其实是可以深究的，但是往往像准备分手的恋人，有时候当分离到来，转头离开比坚持修复关系容易地多。我们背负各自承受的伤痛，不断成长，又独自前行。有一种遗憾，就像海边的潮汐。

更多的时候，在群体中，我们开始寻找和建立一对一的关系。于我而言，往往期待一对一的关系可以走得更深刻，我的需要也更有可能被满足。在任何一个群体中，潜意识容易首先挑选出和过去重要客体相似的那个人。而朋辈中往往就有那个人，于是，修罗道场空以成。我自己的行为模式开始助长情结的生成，对方也往往怪异地配合完美。我怀疑自己对他人的客观判断力，我对人性中对于无法承受的情感不得不以行动化的方式呈现的机制感到着迷，我在旧的行为模式的演绎中越走越远，直至无法承受，中断关系。最近我就收到过去同行朋友的一条修复关系的微信，我以委婉的方式拒绝了，抵制自身同样强烈的修复关系的渴望。拒绝的原因很简单，只是我没有做好准备，而我尊重自己的这一份心境。这种撕扯是相当厉害的，往往外部的表现和内在的反应在两个矢量上行进，关系生成和分道扬镳的时候，都是如此。我的自我还没有足够强大到对峙对方，有时候这种对峙也会因为对方的防御无疾而终。我觉得强大和成长的外表之下，我们在关系中共享伤害的痛苦，以及对自己攻击性的恐惧。对双方容忍愤怒的能力，我是缺乏信任的；对修复关系中的伤害，我也是缺少经验的。"逃避虽可耻，但是很有用。"因为不用那么痛。

每个人都在群体中寻找适合自己生长的土壤，个人的发展很多时候也仰仗群体的资源。我作为一个暂时还不太善于融入群体的人，对群体的背离往往会引起我对资源丧失的恐惧。尤其在早期来访者不足的情况下，背离群体就可能意味着经济上的青黄不接。这一种焦虑延续至今，当我开始拥有更多的能力独立开展工作时，我更愿意选择把关系定位在职业化的范围里。参与新的朋辈督导、新的工作关系，这一切像翻了篇的四季，一切似曾相识，却已天壤有别。新的工作关系更简单，更轻松，更容易仰仗能力赢得尊重。从前一度渴望得到群体更深刻的情感反馈的我，现在也能因为工作本身被肯定而收获节制的满足。从前靠写作无法奏效的道符，现在反而因为自身不断投入的专业得到某个层面的"呼风唤雨"。

当然，这一切可能只是幻觉。当私人执业开始仅仅面对来访者，有时候会担心自己是不是只守着一小方天地，好像与世隔绝一般。我选择参与了北京CAPA同学会委员会，某种程度上和群体的连接给了我不小的安全感。我很欣赏Maranda强大的工作能力和持续稳定的情绪状态，她不带攻击性地行使一个组织者的运行功能，是我渴望成为的女性领导的样子。权力是一个敏感的词汇，我选择不公开向外界承认对它的渴望。这种渴望可能根植于我作为家庭长女的身份，向往某种超越个体的原型力量，并不是对控制他人的期待，而是所有人被牵引着为同一个目标努力的力量。它代表着某种英雄主义的气质，我想保护我的子民。我和好友周周创立了一个以女性发展为主的精神空间"女象"，或许在那里我可以开启领导力训练的第一步。

亲密关系＝海市蜃楼？

就目前这个阶段而言，我感到最孤单的时刻大概要算半夜噩梦惊醒，发现身边没有人的时候。黑暗唤起的是一种来自灵魂深处共振于皮肤表层的对亲密关系的渴望，它的对面是潮水一样漫无边际的孤独，是暴风雨来临前张牙舞爪的黑暗云层。当然，我有"太极"，一只领养来的三色猫。我和它是平行空间的产物，我提供给它吃喝住，它则被迫放弃自由受困于公寓陪伴我。更多时候，它和我的感觉是井水不犯河水。我们属于两个物种，我常常凝视它的眼睛，猜不透它小脑袋里的世界。然而比起异性，它带给我的感觉更亲密。

写到这里，我心生疑问：亲密关系和我作为咨询师的角色有什么关系？仅仅因为它的缺失，会影响我的专业性吗？还是我只是在揭示一个大龄单身女性心理咨询师的私生活？如果我是一个同龄的男性咨询师，是否需要一个章节专门去谈论我的亲密关系？

我不得不承认，以目前所受的形而上的训练，我还远不能够到达波伏娃的境界，可以完全以自身作为完整的独立的个体存在。事实上，这一直是我挣扎的困境中心。一个女性心理咨询师如果不对自身问题做持续性思考，她无法收获忠于她伟大性别的独特视角。如果不对外部客观世界具备审视功能，便对不住占我来访者人数4/5的女性群体。

亲密关系对我而言是非常重要的，因为这是我习得的和这个世界打交道的最重要的方式。亲近大自然、亲近孩童、亲近除我以外的其他人，这些都是亲密关系的外延。如果我不懂得和学不会在亲密关系里有边界地与他人合作，我就做不到协调自身和自身以外世界的关系，更谈不上将来可能实现的对人际关系的超越。男性则更像是这个庞大的宇宙里短促有力的存在形式，是箭和直线，是力量和反应方式，在有限的空间内做英雄式的斗争，击败对手占领资源就是荣耀本身。他们常常处在竞争的姿态中，我甚至都不知道他们是如何被编织进竞争的圈套的。

在早期的亲密关系里，我像大海遭遇山脉一样遭遇各种形式的拒绝，而这种拒绝积聚了我所有的愤怒，是真实的水漫金山。从小我不是美女，不具备天然的竞争资源，无法得到男性的主动关注和青睐。外貌曾经是长期困扰我的问题之一，我嫉妒因为美貌而轻易获得关注的女性。从初中开始形成的体重问题，一直是一种潜意识的自我限制，同时也使我对男性世界有意识地拒绝。但这并不阻碍我意识中对男性的渴望，某种程度上像极了电影《被嫌弃的松子的一生》里展现的那样。我不知道男性是什么，小时候和爸爸相处的体验里几乎没有留下什么记忆，很少体验到被爸爸爱着的经验。与此同时，我对性的觉知却发生得很早，性的力量是对抗死亡焦虑的最好方式，也是自身活跃的生命力的象征。

在爸爸那里缺少关注最直接导致的两个结果：一个是无法产生帮助我和妈妈分离的拉力，甚至可能隐形地增加和妈妈竞争失败的挫折感；另一个是直接提升了男性的价值，使之成为黑暗中的灯塔，因为未曾得到，所以饭黏子成了白月光。这像是男性私下缔结的盟约，在家庭中训练自己的重要性。当对方的重要性被提高，被拒绝而产生的羞耻感就会增加，同时我会落入一个要不断争取被对方喜欢的怪圈中。当我无法控制和影响对方时，挫败和愤怒就会加强，反过来又会怀疑自己的价值和增加对自己的厌恶。如果我是漂亮的，那么我或许就可以拥有控制他们的影响力。我相信美丽是一种绝对资源，但绝对不是唯一的资源。我的外貌不够具备吸引力，反而可能让我走上形而上的训练之路。

　　此外，所有与男性的关系，就女性而言，最后都会回到和妈妈的关系上。这恰恰也是女性的亲密关系复杂的一面。男性最初对妈妈和女性的体验是同一对象，他需要竞争的是后来出现在二元关系图谱中的爸爸的角色。女性则不同，她需要和她最初依恋的对象竞争，竞争就意味着分离，如果外部不存在很好的牵引力和支持系统，很有可能竞争就无法显现，分离也无法完成。而一旦开始尝试和外部的男性交往，面对和妈妈分离的焦虑就会产生。我强烈地体会到，当我进入亲密关系，一旦当我真的开始依恋男性客体时，那一种过去在妈妈身上体验到的亲密和分离就会被再次激活。男性的拒绝、对我需要的回应的滞后，都会引起我强烈的焦虑；直至最后的分离，便是又一次活化和妈妈分离的创伤性体验。分离，在某种程度上就是死亡。这种冲击是极其强烈的，为了唤回客体，我愿意做任何事，在男性眼里我是可怕的；在我自身，我无法承受分离之痛。亲密关系的胚胎从母亲那里开始成形，到父亲这里被二次塑造，越来越接近这个世界的意识的表象。

　　就如一个词在两个人之间可能意味着非常不同的概念，很多时候个人感知世界的方式也很难被另一个人真正准确解读。所能够被识别的，只有外部自己和对方的互动。个人对孤独的感受力，习得的亲密关系的内核形式，生命早期不同的创伤和家族气质，这一切都让人怀疑外部世界存在一个于我而言完美客体的可能性。容忍这种缺失所唤起的愤怒和失望，有时候使得我宁可选择孤单行事。我不知道哪来的"勇气"，对于想要而不得的巨大愤怒，使得我以全或无的方式看待外部世界。我无法接受他人的局限性，就像我无法接受自己的一样。冷静的时候，我重视的是对方的努力和尝试。当他在他的局限性内尝试和我建立关系，我已经非常感激了。但是，我不会满足。这种满足发生的时候，是灵魂共振的时候。Soul mate是我能够想象的最完美的关系。于我重要的东西只有她能给，于她重要的东西我给的恰到好处。我们可以屏蔽掉现实的不完美，容忍彼此无法以日常相伴的方式相互陪伴，在宇宙里一同行走。她可以是女人，可以是男人，可以是象人，可以是外星人，只要与我心心相印，相互滋养。

　　周周是我的亲密关系。在遇到她以前，我不觉得我和女性的关系可以发展成这个形式，某种意义上，她修正了我对女性潜藏得很深的一种不信任感。和其他女性朋友的关系，或者我担心的是竞争和嫉妒，或者担心的是被利用和侵占，她则不同。可能也是由于最早我不得不在她面前展现真实的自己。我们认识初期，有一次我答应借她一本书，后来反悔了。我真的不喜欢借书给别人，一来借出去的书往往要不回来；二来，书作为精神食量，我是不想分享给别人的，像只冬天的小松鼠，守着自己辛苦攒起来的小松果。我现在基本都是或赠旧书或买书送朋友。我冒着失掉这段初级友情的风险，告诉她我不想借书给她了。现在看来是一件小事，但是当时拒绝她的时候，连我的血液都是紧张的。她出乎意料地没有生气，反而问我是什么感觉。那一刻，我看见自己心的破旧的墨绿色幕布被拉开，我被允许尝试更多地表达自己的意愿，而不用担心她的反应。她始终对我拥有真实的兴趣，她对自己的和我的互动是不设防的。很多时候，我们开始讨论梦。周周是一个对梦的解读拥有超凡天赋的女人，她从小就会问出"为什么眼睛看不到自己"这样的痴问题。当我们可以借助梦的讨论来运行我们之间的能量的时候，我们充分实践了"二生三"的道之象。我们在彼此间看到了多一点的自己。讨论梦的形式也训练了我们讨论对彼此感受的能力。这种感受更多的是负性的，如失望、不信任、厌恶、鄙视、愤怒、嫉妒，我发现这种讨论就像我们之间的"第三方"，感受本身是被接纳的，不必然具备摧毁对方的魔力。当我们客观地看待彼此的行为在对方那里唤起的情绪反应，我看到更多的时候我是被感受本身主导的，它在借用我呈现人间万象。感受是大过自身的一种存在，而我需要学习的是如何臣服和顺应。如果不是遇到周周，万花丛中独特的她，我不知道自己失去的是什么。重要的是，我们现在相知相伴，彼此珍视。

我依然会幻想一个完美的外部客体的出现，可以照顾我、支持我、滋养我，但是更多的时候我也开始学着练习和自己的亲密关系。在外部行为上，投入到有利于自我提升的锻炼、阅读和学习中，做自己共同进步的小伙伴。这背后其实只是一种求知欲和对自己的在意。在内部的心境上，我在锻炼一种对自己情绪的监控和管理，也允许自己无法自持的时候的"雾化"反应。这种被我定义为"雾化"的反应，指的是常常午后醒来，我会感知到的一种无法转动的沉重感。我融化在环境中，无法把自己整个完形地掏出来，无法和什么发生连接，因为我就在连接当中。"庄周晓梦迷蝴蝶"听来是一种极其享受的境界，我好像体会的是它的对立面。"雾化"会让我想到一种毒品上瘾需要被戒断的体验，或许是无限融合亟待被外力阻断的感受。对，像极了恐怖电影里妈妈要带着自己的孩子去自杀的感觉。无论如何，当这种心境出现的时候，我体会到的是比死亡本身还要难受和抑郁的感觉。然后我发现这种时候读倪匡的作品或者凝视湛蓝的天，对恢复生命力有奇效。这就是我所说的管理，更深刻地体会某种当下无法驱逐的感受，具象化它，然后找到治愈它的方式，最后分析和寻找它的历史。

"饥饿的女儿"

在这些天的行文中，我陆陆续续做了许多梦，其中一个梦的一部分是我进入一个只能容纳一人的小舱体中，等待发射。我忘记了如何按发射器，外面排着队等待进入小舱体的其他女性，在舱门关上的那一刻告诉我发射器在左手边。我带着一种广袤的焦虑、一种对不确定的恐惧，以及一种对未知的期待，等待着发射。然后我听见宇宙里的一个大女性的声音说："因为雾霾，今天停止发射。"你能想象我有多么沮丧和不甘，我多想看一看外太空的一切可能性，尽管有些可怕。

我从没感觉到创作如此艰难，我真的是高估了自己。以为前面终点是粉色的胜利绸带，结果发现原来是粗糙固执的绊脚绳，我跑得居然还是砂石道。我向好朋友紫薇倾吐创作乏力，她说："你快点写出来，不然就像生了一半的孩子。"哇，胎死腹中实在是有点惨，我需要一个助产士，抑或靠阴道的肌肉更用力地把宝宝推出来。那个外太空的大女性是谁？她出于危险的考虑停止了发射，但是也剥夺了我带着恐惧去到未知的可能性，更重要的是她的主观体验限制了我的个人意志。

这种限制，从出生到妈妈，到爸爸，再到社会，一直和北京的雾霾一样，成为我生存的灰色背景。在这个城市漂泊近六年，对于雾霾的存在几乎见怪不怪，有时候生命力就是这么粗鄙的强大。在我沉入思考之前，我的生存本能让我选择活下去，不管外部环境是什么，时间飞逝。

从大学第一次喝2.5元的香飘飘奶茶开始到现在，我已经是一个标准的奶茶成瘾者。所有未被允许识别的情绪，都用食物的语言得以表达。甚至于在见过某些个案后，我都会被激起对奶茶的渴望。奶茶，在我这就是成人母乳，是我情感饥饿状态下的原始渴求。它忠诚于我，允许我即刻满足，它永远不会让我失望。尽管它也带来新的问题，如体重、健康等。

有时候我甚至怀疑，这些行为是否有可能被真正分析和改变。潜意识就是一个浩瀚宇宙里的黑洞，不然它哪里容得下我每天被暴露其中的大量信息？当我游走在情绪深渊和现实世界的交织带的时候，我需要那些攀岩时用的着力点，奶茶抑或其他，可能本质一样，只是形式不同。我的情绪是一摊没有骨头的流动的肉，与此同时也意味着我可以被塑造成任何形状。外部塑形的力量来源于一个家庭的教养，一种因为阶层差异、父母社会适应性优势行为带来的影响。我想，许多资源的缺失，大概就是我的首要饥饿。这种饥饿是处于饱腹状态下的人无法轻易识别的。

我拥有一位美丽的母亲，她是会在长途旅行归来时买百合花上火车的女性。她拥有极高的情绪体察能力、异常敏锐的直觉，以及对男性颇具影响力的外表优势。她的饥饿浓缩在她的青少年时期，被哥哥严辞拒绝的学习戏曲的机会当中。她一辈子都在为自己的学历感到某种程度的羞耻。繁重的孩子教养和琐碎的家庭事务限制了她学习的可能性，我父亲从未给到她学习更多知识和技能的鼓励或支持。羞耻感成了她某种自我设限的惯性，更重要的是，相夫教子是她习得的对女性角色的要求。她以为只要她完成了一个好妻子、好母亲的角色，她就能拥有平静和幸福。她把她的饥饿放在孩子身上，她以为喂饱孩子就等于实现了自己的价值。当母亲自我牺牲的时候，身为大女儿的我，早在潜意识中读出她的渴望和期待，我对追寻自我价值产生了一种近乎自虐的内疚感。一个她的瘦弱背影，单薄而陌生，骑着自行车在家附近的斜坡上飞驶而下，忙着回家。这个背影是一只钉在我记忆深处的美丽的大蝴蝶。我愿意去满足她的某种匮乏的自恋，我愿意阻断自己的竞争性成全她对自我的限制，我愿意为了她背叛父亲。如果命运改写，她成了一个自我实现的女人，我愿意自己不活在这个世界上。这是我对母亲的爱。

我的父亲则像一个孩子，天真浪漫，自以为是，挥霍自己的才华和财富，只为求得别人的喜爱和赞美。他像一个瞎子一样，对命运女神颐指气使。他在他的建筑领域构建自己的海市蜃楼，以为孩子不过是可以自己长大的。当我成年以后找了第一个大我许多的男朋友，义正严辞地反驳他说我不是恋父，是缺少父爱，他勃然大怒，摔碗折筷。显然，他大概真的相信他付出了许多。他的愤怒就像滴在我心头的硫酸。一头丧失了心智完全无所顾忌摧毁一切的野兽，他大概不急于舔舐自己流血的伤口，他只渴望有人的深情陪伴。我想他内心深处应该是异常孤独的，他很早没了父亲。我不具备靠近他心的城堡的能力，我一直以为是我不够美丽。很久很久以前，那一次我在天马大厦门口画一轮太阳，他像塔罗牌的愚者一样，从人群中钻出来，兴奋地看到我居然在画画。等他回来的时候，他给我买了最大号的油画颜料，因为我一直挤着用的黄色和红色的最小号颜料已经成了曝晒许久的干瘪的无花果皮，无法靠自身的魔法再生产颜料了。那一刻，他就是我的骑士。他习惯轻率地驾着他的太阳马车，很可惜他没有学会成为一个国王。他拥有可以带我脱离妈妈爱的海洋，让我落入凡尘得以扎根的力量。但是他爱他的轻率和淘气，他以为那就是他的大魔法。他忙着做他自己，忙着填补他内心对爱的饥饿，我居然都没有和他真正对视过，没有看见过他瞳孔里的我，我甚至不知道他瞳孔的颜色。对他的渴望绵绵无绝期，这份情谊承载了我对人世间所有男性的一种深切愿望，愿他首先强大和勇敢；愿他沉着、有担当；愿他自给自足，还能发光发热。

有一次我对分析师说："我想你成为我的妈妈。"她说她不要做我的妈妈，她要和我做并行的狼族。能想象吗，我们之间的爱真的是超越时空的。时间不过是被定义生成的，白天和黑夜是一个东西；空间是用来被想象力打破的。在黑暗的宇宙里，有两个灵魂以电波的形式相互碰触，激发出存在的光和电，这一切就像混沌理论说的一样，无人能够真正解释为什么我们会相遇。与分析师的相识，大概是这些年里最幸运的遇见。这一段独一无二的关系的生成，绝不是轻而易举的。我也曾对她愤怒至极，甚至不止一次想过要结束咨询关系。我是真切地感知到所谓的移情可以多么强烈，在那些时刻我甚至不知道促使我继续下去的动力是什么。这大概也是某种形式的塑造？我开始想象这种关系的本质是什么？或许，在我心里有一个理想化的分析师，而那个分析师只能是我渴望到达的样子。就像我无法容忍不断被防御阻碍的真实的自我在每一秒钟无法到达的更深处，又或许完美本身就是一个被扭曲的概念。但是无限趋向完美似乎又是人类渴求进步的一种天性。这种创造力是无穷尽的，这种雕刻是不是就是自我创造的本质？我想象自己和分析师对话这些内容，并暗示出我对她的局限性的某种失望。她会告诉我，在我想离开的时候我就可以离开。她还会告诉我她也只是人类的一员，有她的局限性。然后，我被迫开始使用我的个人意志，面对一种无限未来的孤独，尝试打破宇宙大女性的声音，毕竟开关在我的左手边，从远古的方向走来。

更多的时候，我渴望咨询师在我身边，我们同处一室。还记得第一次见到来北京开CAPA年会的她，我像一个陌生人一样细细端详她的样子，原本想拥抱我的她敏感地捕捉到了我的觉知过程，也仔细地回望我。面对她因为年龄带一点弯曲的后背，她轻盈得让我吃惊到无所适从。

工作累到连睡觉也都不够的时候，我向分析师吐槽，带着一点愤怒，心理分析不就是谈话吗？并不能改变我的生活现状！分析师哈哈大笑，她说某种程度上我并没有错，但是忽略了很重要的一部分，就是当一个来访者只是利用你每周固定时间来倾诉个人经历，她用话语本身建立起了屏障。真正的治愈需要双方深刻地参与，真实而脆弱地面对情感，通过关系在潜意识里形成宣泄。一如上帝不负责直接解决人世间的问题，他要你行使你的自由大意志；咨询拉开的也只是序幕，它负责清除掉阻碍生命发展的情结，拆除草蛇灰线般的既定轨道。社会和家庭近水楼台地利用了生命个体的纯洁性，训练人们消弭个性，嵌入社会的大齿轮。分析师则逆流而上，她决心扭转乾坤，恢复个体生命的自然性，她在实践她心中的乌托邦。从这个意义上讲，心理咨询是真正的奢侈。能够阴差阳错、宇宙同谋地进入到这个领域，是我生命的奢侈。我有我的怯懦和懒惰，我有我的勇气和骄傲，我有我的心，去往乌托邦的方向。

我想我深爱并痛恨着自己的生命。这个世界欠着我的使我饥肠辘辘，

Elise和CAPA所有的老师尝试喂养饥饿的我们。我是幸运的，这种幸运归属于我的生命力，不是我，也会是其他人。这份幸运是每个人应得的，尽管应得的不等于必然得到。我只记得从开始记事，我认真地感知着这个世界，我的情绪和体验是我唯一可以确定的东西。督导说我身上有一种不为任何感受而羞耻的特质，他说我一定从哪里得到了它。

后　记

张师兄大概不会知道，因为他的坚定和耐心，他成了我这篇文章遥远的助产士。这里面还汇聚了我的分析师、好友周周、紫薇、Liberty鼓励和指点的力量。当然还有"太极"和"黄渤"两只猫咪的友好陪伴。我终于把这篇文章写到了尾声，感觉太不真实了。孩子真的要出来了吗？它已经出生了，但是我还没有做好切断脐带的准备啊。它将来的命运，已经不在我的掌控中了。我猜想我的朋友们读到它会心疼我的历程，我的来访者们读到它可能会开始猜测我的经历，但愿你们能把感受带到咨询室里来。那些成长中的咨询师们，你们是这一次群体写作生成的主要动因。我不知道我的书写会给你带去什么样的体验，是否会引起你对自身的关照和思考，是否会激发你面对未来的勇气，还是会打击你对行业粉红色的幻想，抑或成了你茶余饭后的谈资？我能够向你承诺的只是我存在的碎片化的真实，它只属于我，不会天然具备对你的正确性。如何处置它，全凭你。谢谢你抽出时间阅读。

我决定拿起时间的剪刀，带上我所有的祝福和不完美，剪断脐带，放手。

吴海艳

私人职业心理咨询师，从业 7 年，现居舟山。CAPA 高级组、督导组毕业，目前在 Baby Area Lacan School 接受精神分析师培训。"女象 Womb Club"公众号联合创始人，长期关注女性成长议题。目前在不断深化对母女关系、情欲性欲、女性审美、创造力等议题的思考。热爱阅读和写作。

转病成智

——从业十年回想

张沛超

    我自己的经历倒是没少叙述，在上千次的分析里自己的30多年被翻来覆去说了好多遍，私下里也会同圈中好友有一搭没一搭地聊到，但开始写一篇有关自身从业经历的文字却不容易，因为不知道读者是谁。

    这会是一段自由联想式的癔语，还是一篇尽量正儿八经的"自我民族志"（auto-ethnography）？思前想后，我觉得应该定位于一个"半个过来人"对新入行的同道做的一番推心置腹式的"老实交代"。所以我希望你是对心理咨询有兴趣的人，或者是刚出道的新手，或者是正处于迷惑中的同道。

    很多事情看起来是随机的，但是过后再看就会觉得一切仿佛冥冥中注定的，究竟是真的被某种超自然的力量所安排，还是一种事后的合理化？这确实说不清楚，但不影响某些事情成为人生的转折点。而我走上心理咨询与治疗这条路，就有某种事中戏剧性和事后必然性。

    我本科是学的生物学，硕士才学的心理学，到了读博的时候很自然地想到读生理心理学和认知神经科学，因为这个比较有意思，正好能结合我学过的两个专业，而这个专业当时也已经比较火了，心想等博士毕业就去国外做博后。所以当时我就认真地啃相关的中英文教材，看有脑片子的研究文献，甚至又去上了一遍"中枢神经解剖学"。我常心想，如果这条路顺利走了下去，今天的我可能是做了一到两个博后回来，找了个心理与认知学院待着规规矩矩地写项目评职称，暗自嘲笑着搞临床的同事们"神神叨叨""不科学"云云。我踌躇满志地去赶考，规划着未来，全然没有考虑找工作的事情。然而"万幸"的是，我没有考上。

接下来就是赶紧忙论文忙答辩，对于未来一片茫然。答辩仪式后，时任武汉忠德心理医院的院长，当时在武汉大学带"心理咨询与治疗"一课的吴和鸣教授对我说："你去我们医院汇报一下你的研究吧。"于是我便回来在网上查这家医院，看看应该如何安排报告内容。那是我第一次得知曾奇峰的大名。到了约定的时间，我坐608路公交车，到车站路下，再挪进这栋老建筑的三楼会议室，当时全然没有想到我会与这地方结下渊源。

记得当时听众中后排有一位老者，我便认定这应该就是曾奇峰，心里便紧张起来。好在讲的是自己熟悉的内容，倒也从从容容地结束了，问答环节有没有我已经不记得了。只记得结束后吴老师让我坐在会议室隔壁他的办公室等他，说他有些事情同同事商量一下。我便坐在这样一位"大师"的治疗室，一会儿看看他的书架，一会儿看看屋里的摆设。约莫过了10分钟，吴老师满脸笑容地推门进来，对我说："沛超，今天的工资已经算上了。"

那是2008年的6月底，距写作本文正好10年。

岱家山—江滩

当时武汉忠德心理医院的住院部在汉口北郊的岱家山的某个村子里，从门诊部过去要转两趟车。我把铺盖卷儿从珞珈山下东湖畔的宿舍取出，吭哧吭哧地到了位于岱家山的住院部，这是我非常重要的经历，充满了各种奇妙，同时也是我作为咨询师生涯的起点。

我把铺盖放到四楼，便去二楼的精神科报道，膀粗腰圆的护工帮我打开铁门，三位女士便笑着迎了上来，我一愣之后才回过神来，她们是精神病人，弄不好把我当作新入院的病友"欢迎"了。于是我赶忙找护士长要了短款的白大褂，把自己"保护"起来，然后开始了几乎与病人们同吃同住的日子。

我没有上过《精神病学》这门课，于是买了一本人教版的教材自学。好在每天早上都有科主任查房，每次收新病人主治医师做问诊时总可以旁听，每周还有一次主任查房，剩下的时间都可以自由地同感兴趣的病人聊天。这样一来，书上隔重山的名词术语逐渐变得鲜活起来。当时负责查房的有陈立荣、吴和鸣、雷正则和李鼎智四位前辈。其中吴和鸣（后文统称"老吴"）的查房几乎完全不像精神科查房，都是谈笑风生的家常话，外行看起来常常不明就里，然而到今天回忆起来，实在是太好的访谈示范。然而就精神科常规的学习而言，李鼎智医师的查房中规中矩，针对现象进行解说，可以从中学到很多精神症状学的知识，至今仍受益匪浅。

老吴对我的要求是，给精神科的病人做"团体治疗"。我的天！我一天团体治疗也没学过！只好求问秘笈，老吴说，精神病人没人聊天就会衰退，只要让大家聊起天来目的就达到了，你能行的。于是我就花了两晚赶紧把亚隆的那本讲团体治疗的"圣经"通读了一遍就"开张"了。其实我不能回忆起第一次"带团体"的经验。笼统而言，那是一段充满惊喜的时光。我开始发现他们也是"人"，而且有着丰富的内心世界，对某些事物的感知超过常人。印象最深的是，一个小姑娘画的一系列"宇宙大爆炸"图画，她完全不知道霍金那一套理论，但画出来的图却跟印象中的《时间简史》颇有类似之处。另一个印象深刻的是，有一段时间科里一下子进了三位处于燥狂相的病人，一时间整层楼洋溢着如同节日般的气氛，迎面走来满面笑容地对你大喊"张医生好！"，两分钟后又转过来对你大喊"张医生好！"，而服装居然都已经换过！在这样的气氛下，抑郁相的病人都能被带出笑容。然而用上药一周后，气氛就大变了。至今我都能回忆起那张由快乐转为悲伤甚至全无表情的脸。

闲来无事时，我便翻看医生办公室里药商送来的各类印刷精美、图文并茂的药品说明。因为我有生物学的基础，这些药理的部分是可以看得懂的。然而时间久了也生出了一些怀疑，因为这些宣传册子都证明了自己的药见效快，副作用小，依从性高于其他药，这些结论都有中外参考文献。那么该信哪家？这些点点滴滴，可能是促使我后来反思生物医学模式的精神病理学和治疗学的原因之一吧。

三楼的心理科很快成立了（科主任是吴江），同楼下收治重症精神障碍患者不同，心理科收治的是神经症、人格障碍和单相抑郁患者。心理科的心理治疗比重比较大，每个病人每周有两次个别治疗、一次家庭治疗、两次团体治疗（由我来带，这时已经积累了些经验）、一次团体正念（由王光带领，这个对我很重要，是我接触正念和佛教的缘起）再加上一次艺术治疗，基本上每天下午都有活动。这段时间我的阅读量很大，可以说闲的时间都在房间里读书，当时有位男护士马学尧，毕业于华科同济医学院，他正打算考施琪嘉教授的硕士生，也是手不释卷。我们便经常交流，有时候和他的同事一起去村外玩。村外是连成片的大水塘，视野很开阔，玩到傍晚了便到村头吃完炒粉回来继续看书。大概是从这个时期，我开始认同自己为一个入行的新手了。

老吴让我每周五下午来门诊部参加集体督导，并让我坐"内圈"，我大大咧咧地坐了进去，又觉得周围眼光不对，下次又灰溜溜坐回"外圈"，老吴看到了又让我坐回"内圈"。就这么来来回回几趟，老吴却突然离开武汉忠德心理医院去中国地质大学教书了！接下来一直到我考上母校的博士回去，医院的一把手包括老吴在内换了五个！其中各种动力理论学习令我大开眼界，我初入社会，却有幸被教得眼花缭乱。好处自不必说，我没有理想化的习惯，大约是从这时候垫的底子吧。虽然老吴已经不常在身边不能常常请益，好在这时候我已经被允许来门诊部接个案，并且仍可以参加每周的督导。督导的水平还是延续了一贯的传统，维持着相当高的质量。除去前3个月我完全听不懂督导：他们在说啥？为什么听起来像梦话？为什么自己的一句联想或者是在场别人的联想能当作"证据"？为啥一个专业的场合可以一会儿哭一会儿笑？几乎所有人都在抽烟（包括我也是这个时候开始抽得多起来），偌大的会议室里可以烟雾缭绕到看不清对方。这对一直算是受"科学教育"的我来说，一开始是一种"文化休克"，然而当我逐渐适应后，就开始如鱼得水起来，竟一发不可收拾。我常常想，会不会是一种"路径依赖"？如果我当时进入的是一个以认知行为疗法为主导的医院，今天的我会不会大不一样？缘分不可思议，人生是没有对照试验的。

　　当时还有一件对我影响深远的事情，Elise，Douglas Kirsner和Phillips Tessa来到武汉并访问了武汉忠德心理医院，当时医院安排我和同时进武汉忠德心理医院的、中国地质大学毕业的研究生郑小冬接待。这是我接触中美精神分析联盟的开始，也是我第一次遇到三个国外的精神分析专家，第一次强烈体会到那种精神分析的态度——对人的关注和关怀，碰巧他们三位全是犹太人，这也是我第一次接触犹太人。当时Elise在武汉忠德心理医院主持了一次集体督导，我担任翻译。当时我的专业英语并不好，磕磕巴巴的，但是她一直鼓励我，奇妙的是她似乎听懂了我的大部分"翻译"。后来我们一起去黄鹤楼，一起坐长江游轮游览，记得我还即兴唱了一首歌，Phlilips女士用手机录下来给我看，真是个完美的夜晚！写这段话时，我似乎仍能听到欢声笑语，感受到舒爽的江风。

　　Elise邀请我加入CAPA的首期培训（即后来的A组），考虑到我住在住院部，上网不方便，我便答应参加第二年的B组。Elise叮嘱再三，至少在当时我是出于一种盛情难却，没想到参加CAPA培训的历程又一次大大地改变了我的生活，这已经是后话了，后述。

　　在武汉忠德心理医院日久，我也有了自己的朋友圈。在住院部，我跟护士、医生都玩得不错，一起吃饭，一起带病人放风。在门诊部这边，我们几位年轻的经常组团看电影，并且用精神分析的角度讨论，然后再一起吃饭和泡吧。卢林是前辈了，但喜欢带我们年轻人吃吃喝喝。她的经验可以写一本"汉口美食指南"，连热干面哪家好都清清楚楚。没有聚会的日子，我就会下班去旁边的车站路吃个简餐，径直走到江滩，看着太阳渐渐落下去，江两岸一点点披上霓虹，目送着大大小小的轮船来来往往，畅想着不知在何方的未来。

　　前文提到我对朋友王光带领的正念有兴趣，因为发现正念结束后的病人们都带着平和的表情走了出来。碰巧这时苏州西园寺专门为心理咨询师开办了禅修营，苏州的朋友顾怡帮我报了名，时间一到，我便满怀期待地赶去了。顾怡带着我和老吴走侧门进了弘法部的小院子，见到了宗净法师（就是本次禅修营的导师，现已还俗）、成峰法师（已还俗，仍在传播正念的郭海峰老师）和界文法师。老吴有意请（挑）教（衅），说如何处理病人的愤怒，请法师们开示。宗净法师答曰，可以让病人思考一下他生气有什么好处和坏处，不生气有什么好处和坏处，云云；界文法师答曰，可以让他感受一下，让他生气的人也是个受苦的人，升起悲心后嗔恨就化解了；成峰法师先是笑而不语，后答曰可以让病人观察一下气是怎么升起的，会自然落下。老吴追问道，这三种方法都试过了，还是很生气怎么办？于是大家哈哈大笑。

五天闭关安排得极好。葡萄干吃了，呼吸观学了，缓步经行练了，慈心观也教了。除去每日上下午的练习，每晚都安排了讲座，记得首日是济群法师的开示，开示的内容记不得了，但法师从容不迫娓娓道来的讲话风格让我记忆犹新。恒强法师开示了佛教的核心教义，印象中包括三法印、四圣谛、六道轮回、八正道、十二因缘，引经据典，严谨有度。成峰法师开示的内容不记得了，只记得最后送的"礼物"，每日多次省察："我在哪里？我在做什么？我的感觉是什么？"这个礼物后来被我送给很多朋友们。另一位来自杭州的心理学教授讲述正念的认知神经机制，我还有兴趣提了几个问题。后来是徐钧的讲座，这是我第一次见到本人，我们一见如故，到现在亦师亦友也有些年头了。5天体验下来，出关后一位朋友暗示我到后花园抽支烟，我心领神会地跟了上去。熟悉地掏出烟，点烟抽上一口，天哪！太苦了！气管和肺的每个细胞似乎都在诉苦，为什么这般戕害它们！大约平日里对身心状态都不敏感，不知道天天在使这些"众生"受苦，此番练习恢复了对身心状态的敏感，就一下子直接感受到了！我掐了烟，静静地体会。原来我们的身体里住着芸芸众生，原来对自己慈悲就可以说是对一部分众生慈悲了！这个洞见一直留在我的心里，后来我多次使用它。

一晃一年多过去了，我也收到了母校哲学系的博士录取通知书。CAPA 的训练已经开始，我也不能继续在岱家山待着了。于是我辞职回武昌。这时原来武汉忠德心理医院的几位同事和老吴已经组建了一个名为"华中子和"的咨询机构，就在武昌洪山南边，离武大不远，我的临床工作得以无缝连接。

岱家山，再见了！

洪山—珞珈山

　　洪山到武汉大学的珞珈山不过一站路，住在这里方便两头顾。我带着已经分量不少的书，搬进了一个小小的公寓。读博士的第一年还是有些课程，但当时的我心思已经在临床上，以至于错过了很多重要的讲座。CAPA的课程在武汉市心理医院，当时还在解放公园附近。每周三早上要起大早赶过去，楼下买上一碗热干面，用筷子叉上一个酥脆的面窝，再拎一杯豆浆匆匆地上楼同同学们汇合。这个班的同学有周娟、陈静、王华、张淑芳（现在都是医院的骨干）、丁瑞佳、李春方、王岠和我。当时的阅读量很大，我们不是在打印文献就是在读文献，这个过程还提升了不少读英文的能力。授课的老师有快九十的，也有四十多的，经常是"两素一荤"的搭配，现在想起来也蛮有意思的，如果现在这一帮人仍然能每周见面讨论案例该多好，可惜天下没有不散的筵席。

　　和在武汉忠德心理医院时相比，子和的气氛要自在得多，因为一起过来的都是亲近老吴的同事。子和延续了从武汉忠德心理医院开始的周五下午督导加研讨的传统，参加督导的除了子和的咨询师外，还有江光荣老师的两个博士孙启武和王铭，后来他们也在子和接个案，还有老吴在地大心研所的硕士们。这一段时期可以说我已经正式入门了，甚至也算是熟手了。督导不光能听得懂，还能插几句漂亮的嘴。研讨会上内容很丰富，有综述有文献导读，有出去参加培训的回来分享所得，也请到了武大的师领教授分享他的"生命心理学"体系。我自己正是在这个研讨会上，系统地把比昂的《从经验中学习》一书进行了句读，被地大的研究生整理成文字稿放了一部分到网上，到现在还在流传，然而今天回头看那时的很多想法、说法并不准确。

　　从子和出去对面就是陆军总医院，看着各种受苦的人进进出出。有一天下午我正要收拾回去，助理慌慌张张跑进来说，有一个临时的咨客非要咨询，中心只有你一个咨询师，但是她情况特殊付不起正常的咨费，问我接不接。我愣了一下，说那进来先看看吧。人一进来就一路小跑到沙发上坐定，我一看心里便吃了一惊。来者是位女性，却是光头，极瘦，以至于衣服颇不合身，脸色也相当不正常。她一开口就哭了起来，哽咽着说她是陆军总医院的住院病人，卵巢癌已经扩散，在病床上听到门外的父母商量打算要放弃。她就趁父母不注意跑了出来，看到有心理咨询的牌子就闯了进来，就是想说说话。我只是默然听着，便觉得身子忽热忽冷，头忽大忽小，想说点什么却完全没有气力说。应该是有几句澄清或共情的话，然而我却忘了。差不多过了一个钟头，我看看表，她也看了看，把脸擦干，问时间是不是到了，我说是。她又说身上只有50块钱，问行不行？我好像犹豫了一下，心想别收了，又觉得当成仪式也罢，还是点了点头。这姑娘便像风一样飘了出去，剩下百感交集的我，又呆坐了好久方才有气力出门，出了门却完全没胃口吃饭。多年来我偶尔还是会想起这位特殊的来访者，心想她很有可能早已不在人世了，不知道是否已"原谅"父母，是否已放下。

幸好陆军总医院的隔壁便是宝通禅寺。本地信众都知道的一条路，从洪山的后门进入不需要门票，我经常下班后走这条路，从烈士陵园上山，沿着山脊走到窄窄的后门，然后慢慢沿着蜿蜒的山路，走过宝塔，到毗卢舍那大殿拜一拜，到殿前的亭子里坐一坐，然后再到大雄宝殿的后面拜拜观音，绕到前边拜拜药师佛、释迦佛、阿弥陀佛，再穿过天王殿和放生池从前门走出来，左手边就是一个素菜馆。进去要一碗菌皇面，慢慢品味着，也品味着一天的生活。从西园寺回来，我对佛寺的亲近日益加深，结束了一天的咨询来这里走走，反移情疙瘩似乎也就慢慢化解了。

其实从西园寺禅修回来我就一直坚持打坐，当时也没有什么事情，除了咨询就是阅读，所以上下午各一座的时间是可以抽出来的。那时我还没读过什么佛经，也没有阅读禅修手册，就是用在西园寺学到的观呼吸的方法只管打坐而已。慢步经行只能偶尔为之，因为有一次我慢吞吞地走着，被人误以为是盲人，几乎要来搀我！差不多几个月后，有一次在院子里打羽毛球，突然有一瞬间感受发生了很大变化，看着球飞过来的过程仿佛是极慢的一帧帧的静态图，而自己内心里从升起要接球的愿望也是极缓慢地传递到身体，一直到手臂和手，当球接触到球拍之后，那力道仿佛也是极慢地从身体传递到心里。接了这一球，我就没有继续打了，而是到一边静静地感受刚刚的过程。

又过了几周，打坐时突然进入到一种所有的觉受似乎如烟花般绽放，先是一两朵，后来渐渐成了烟花齐放的境况，而自己的身体平日的体验似乎也消失了。刚体验到这样的状态，心里一惊，然而这一惊随即犹如烟花般绽放，又想要把自己拉回日常的状态，然而这一念又如烟花般绽放。不知过了多久，我自然地出来了。这时才明白，原来"我"真的可以没有！

然而"好景"不长，又过了几个星期，我突然进入了一种混合了抑郁、焦虑、强迫、恐怖的状态，就是从某天清晨醒来，整个人都不对劲了！明明是走在日常行走的步道，却感觉足下的大地随时都会裂开。站在安全的人行道上，却感觉呼啸而过的车辆随时会夺走自己的生命。每天晚上睡前，都会觉得明天不会再来。总之，世界在不断毁灭，内心充满了恐惧。是精神分析带来的退行作用吗？因为我当时正做着每周四次的高频分析，我把这些体验告诉大洋彼岸的分析师，分析师却没有给出任何结论，仍旧是默默听着。我想到自己可能患上了抑郁症，于是向同在子和的精神科医生吴江求助，谁知道他完全看不出来我跟抑郁症有什么关系。而我似乎每日生活工作并无异常。内在的体验虽然处于惊涛骇浪之中，但似乎并未削弱自我的功能。我就这么日复一日地，忍受并观察着这种不同寻常的体验。直到某一天我做了一个梦，那是一个金碧辉煌的佛堂，我自己似乎坐在佛像的位置！我连忙打电话给宗净法师，问这是不是应该出家的征兆。对方哈哈大笑，询问我为什么这样想。我就把这一年多来的体验大致说了说，尤其是最近这几个月的。法师似乎小有吃惊，提醒我看《清净道论》这部南传佛教的修行地图，说我可能经历了几个"观智"。我从网上下载了查阅，觉得确实有几分相像，又问徐钧，结论亦同上。不过，后来也有"过来人"说其实不是什么"观智"，但不管怎样，有了这些经验后我理解较重来访者的表述感觉直接多了，原来的理解都是借助书上说的理解，现在则是感同身受了。

你可能觉得我从此会走上出家修行之路，当时的我也觉得如此，然而接下来就发生了戏剧性且影响深远的变化。某天我打开邮箱，发现一封邀请我去中国香港参加"第三届亚洲—环太平洋心理咨询会议"的信件。我没有去过香港，这是个不小的诱惑。再者，参加国际性的会议相当于发表一篇论文，这对毕业也大有裨益。我便把自己有关中医与精神分析性心理治疗的想法用英文写了篇文章，投了过去。就是因为这样的因缘，我结识了当时在香港大学读博的女友，现在是我的妻子，两个孩子的母亲了。在一个没有熟人又充满新奇的地方，我们很快地坠入了爱河，享受无拘无束的二人世界。因为这样的关系，我博士毕业后就离开武汉去深圳发展，这是后话了。

顺便提一下，我的长头发是怎么一回事呢？多年来我的来访者们给予了丰富的联想和赋义，几乎都使我忘记了当时为什么就留起来了呢。自从开始看《清净道论》，我对佛教经论也充满了兴趣，没事就在网上搜与禅修有关的网页。直到有一天看到贡嘎仁波切的法相，看到他的长发盘在头上，心里不觉一动。后来了解到，藏传佛教的瑜伽士修行传统是不必如喇嘛般落发的，通常都是梳一个辫子，长了就盘在头上。从那时起我就留起了长发，尽管说长也不长，是因为我发质不好，自来卷儿长了难打理。我的求婚是在汉口古德寺的观音像前进行的，也算是奇特吧。但于我而言完全不是一种表演，我很慎重地表达弟子愿意接受菩萨的提点在俗世修行，自觉觉他，度己度人。成了家一样会有在家人的烦恼，况且我天天都是跟有烦恼的人打交道，也算是不负初心吧。到了结婚的时候，却又是犹太教式的，原来我的来自以色列的犹太人督导师丽雅（Lea Klein）听说我即将结婚，想来中国参加我的婚礼，我就顺口一句，不如举行弗洛伊德的犹太教式的婚礼吧，算是对祖师爷的一种认同。老太太却当了真，虚心向犹太教拉比学习婚礼仪轨，准备希伯来文—英文双语的结婚证书、刻有我和妻子名字的银制杯子、绣有祈祷文的新郎披单和犹太白帽、特制的头纱、专用的婚礼音乐等。佛教的求婚仪式、犹太教的婚礼，想来也是很奇葩了。好在我和妻子都是那种不太在乎别人想法的人，各种奇葩事发生在自己身上也觉得很自然。

读博士第一年，又要去珞珈山下的哲学院上课，又要去汉口的心理医院上课，还是比较匆忙的。至今想来觉得遗憾的是，没有好好上哲学课。当时有老师愿意义务为我们讲授数理逻辑，也有老师愿意义务传授"小学"（文字、音韵、训诂之学），可惜当时的我已经对心理治疗非常有兴趣，心想不过是混一哲学学位，所以竟然都没有抓住机会学习。多年后我对哲学开始有了真正的兴趣，可惜去武汉甚远，身边已经没有可以教我这些基本功的老师了，我只能吭哧吭哧地自学，懊悔不已。好在当时旁听过两个哲学方面的大会，其中一个是有关中国哲学的，中日韩的专家济济一堂，不乏郭齐勇、沈清松、成中英、林安梧、幽兰（Yolaine Escande）这样的大家。虽然听了些什么内容早已忘却，但中国哲学的研究者那种君子气度给我留下了深刻的印象，甚至这是我后来逐渐转向心理治疗的本土化的缘起。另一个会议则是西方哲学的英美分析哲学与欧陆哲学的"茌架"，两队人马犹如鸡同鸭讲，也给我留下了深刻的印象。原来精神分析诸流派之间的争论，在哲学那里早已经吵过好几轮了。

一年课上完，哲学和精神分析都有"精进"。我便拟了博士论文的题目《心理治疗的哲学研究》，题目也算是取巧了，赌的是搞哲学的不懂心理治疗，搞心理治疗的不懂哲学，这样一来我好糊弄过关。虽然导师们（张掌然教授、钟年教授、吴和鸣教授）都表示可以写，但钟教授表示题目可能有点大不太好写，我自己也感觉不知如何下笔。直到某天打坐完毕，突然心中涌现六句话——

> 以我观病我有病，
>
> 以病观我病有我，
>
> 我复观病我是病，
>
> 病里寻我病是我，
>
> 观至病我不二时，
>
> 既无病来亦无我。

我便瞬间有了思路。接下来差不多3个月我就写完了论文，后来只是改了改文句。答辩的日子如期到来，我穿上一身帅气西装，奔赴哲学院小报告厅，为自己近30年的学生生涯画上句号。张老师、钟老师、吴老师都出席过我的硕士答辩，此番又笑容满面地坐在博士答辩席上，算是我这些年的最佳见证者。答辩主席请到了德高望重的杨鑫辉教授，老人家对我的论文手写了满满两大页的评论，后来我读到时令我感动不已。虽然顺利答辩拿到了学位，但我对自己的论文并不满意，多年来虽一直有出版的机会但我都放弃了，为的是自己有真才实学后再重写。

博士毕业后我本有机会留校，或者去武汉的其他高校，回想起来可以去的高校有六个。但是我的妻子并不希望北上，而我因去深圳讲过课，对深圳的印象又很好，加之妻子当时已经怀孕又在准备答辩，我便去香港照顾她，从此与第二故乡武汉告别了。

我的故乡河南塑造了我性格的核心，然而我的人文化是在武汉开始的。仁者乐山，智者乐水，武汉江多湖多，同横平竖直一片平原的老家不一样，增加了我内心的弯弯绕，使自己越来越能够"外圆内方"了。行文至此，内心再一次涌起对张先生、钟先生和吴先生的感激与敬仰。三位恩师都是我精神上的父亲，万幸遇到他们并获亲炙。

太平山—福田

几十箱书跟随我从武汉到了深圳，放在租的公寓里，我仅收拾些衣物便住到香港那边了。租住的地方就在香港大学旁边，是我住过的最小的地方。好在并不需要自己带书过去，妻子可以从学校的图书馆借书给我看，这时我才发现香港大学的图书馆居然有不少精神分析方面的书。由于即将迎接孩子的到来，所以这一时期我读的都是有关早期发展的书籍，比如斯特恩的书。

这段时间可以说是目前为止的人生中最为轻松的一段时光。有时到铜锣湾穿过人流去蹭诚品书店，有时候去油麻排着长队就等吃一碗煲仔饭，有时去长洲岛或南丫岛徒步或发呆，有时候去太平山顶俯视令人炫目的霓虹和维多利亚湾……由于要迎接新生命，所以降低了工作量。生活在人山人海的香港，好处是你无论在哪里都会随时融入滚滚的人潮，没有人关心或正视你，也没有人蓄意打你的小算盘。文化多样性出奇高，我经常出入教堂、佛寺、道观、清真寺、犹太教会堂（synagogue），甚至内地不可能看到的锡克教庙。人也是形形色色，西方人、印度人、东南亚人、非洲人……至于吃喝也是全世界的菜系都有，尽管如此，我还是喜欢吃面食。

除去享受生活，我也在尝试与本地的精神分析组织与心理治疗组织接触。

通过网上搜索我发现了一个在香港大学教书的西方人的研究领域里包含了精神分析，在妻子的建议下我发邮件去询问是否有可以做博士后的机会，回信是令人遗憾的，他已经退休并且即将离开香港大学。很快我又发现了一个在香港读博的意大利籍拉康派分析师Diego Busiol，他有一个在自己寓所召开的小型读书会，读的材料是弗洛伊德的《精神分析导论》，我便去接了头参加读书会。我又在读书会上结识了一位香港理工大学的讲师甄立德和一位受训于美国的精神分析师兼牧师许德谦，以及一些精神分析的爱好者。后来我们组建注册了香港精神分析学会（Hong Kong Psycho-Analytical Society，HKPAS），这是后话。

然而令我意外的是，尽管精神分析在香港传播了近百年，但在香港几乎连星星之火都谈不上。香港的快节奏、目标导向、效率第一的商业社会环境似乎不能为精神分析这种古板的、绵长的修行留下多少空间。反观内地，精神分析在几十年内似乎是第一大主流心理理论，这是为何？或许是由于数不清的社会创伤为之提供的沃土罢！

一河之隔的深圳就是一片沃土

香港是世界上哪儿的人（菜）都有，深圳是中国哪儿的人（菜）都有。

大概从2010年开始我就陆续来深圳讲课，对这个新兴城市印象非常好，此前北京虽然是我一直想去的地方，但自从有沙尘暴、雾霾现象后就不敢去了。而深圳则有山有水、绿树成荫，也没有排外现象，再加上距离香港也近，很适合我这种喜欢生活在边界地带的人。

孩子满月后我们回到深圳福田租住，我就开始拜一拜码头，看哪家愿意"收留"我。正好曾经听过我系统培训课的林雅娟邀请我去她们中心看看，我这一去就一直待到现在。在武汉忠德心理医院时所接触的个案类型是非常广泛的，诊断手册上有的大类基本上都见过，到了子和后类型就少了些，在深圳的个案类型则进一步单一化，部分原因也是由于自己的咨询费逐渐增长了吧。

深圳来访者的特点是自我功能都不错甚至超常，而自体功能就弱了些，或者是一种假性的强。天长日久，我逐渐对深圳人的病有了一些认识。深圳人是全国各地的移民，是什么样的动力使得20世纪八九十年代的他们，愿意离开自己的家或求学地，千里迢迢来到一个当时并不起眼、充满了各种不确定性的"小渔村"呢？这里面一定有一种背弃传统的力量。我观察到，他们多数是家族中受教育最多的人，同时也是最为反叛的人，有些家族里有非常惨重的创伤。或许曾经的他们，希望通过远走高飞，在另一个地方成为强人来克服这一切吧！

深圳人特别讲求效率。这也体现在来访者群体对咨询的期待上，同武汉来访者愿意无目的漫谈的倾向不同，深圳来访者似乎更急切于"解决问题"，比如睡眠问题、人际问题、婚姻问题、亲子问题等。这让我一开始颇不适应，后来才慢慢理解，并能够设法将来访者引导到感觉（feeling）而不是解决（fix）的路上去。诀窍在于这一时期我所"发现"的"四转向心"：

> 从未来转向过去，
>
> 从外界转向自己，
>
> 从行动转向好奇，
>
> 从实体转向缘起。

在这个时期，我开始接触原来在武汉时几乎没有接触过的两个群体：潮汕人和客家人。最初是发现身边有些人居然可以在粤语、潮汕话和客家话及普通话之间自如切换！然后是尝试吃每条街道都有的潮州菜和客家菜，后来是发现左邻右舍中有潮汕人和客家人，最后是在临床当中遭遇并逐渐更多理解这两类"文化活化石"。一方面，这两个群体几乎是近代首先"睁眼看世界"的中国人，后来也是很快发家致富的先富者，而另一方面他们的很多想法和做法却常常让我联想起古人。

我曾经一度想要在香港再读一个人类学的博士，现在我发现自己其实已经在做人类学了："临床心理人类学"，而且还不用下乡跑田野。这种工作既使我安身立命，又满足了我智识方面的渴求，所以我作为一个独立执业者的认同越来越稳定。虽然这个时期我的同学中为学者已有副高，为官者已有副处，为商者已有副总，甚至还有个开飞机的副机长，我却日益甘心做一条江湖中的泥鳅，不改其乐。

这个时期还有一件事，就是我皈依了佛教。在深圳第一次见到了我未来的上师，是一位普通的喇嘛。没有"堪布""法王""仁波切""祖古"之类的显赫名号，也不是地方上的政协委员或佛协主任，但是他的确按照严格的要求闭了四年关。他的慈悲从第一次见面时就使我印象深刻，但这次见面很仓促，我也没有时间求皈依。后来终于因缘具足，我去了云南西北部他的寺庙里去拜访，师父就安排住下了。参加完法会的师父换下庄重的礼服，换上了几处露着棉絮的僧袍，完全没有架子，让我也没有任何压力。到了晚上用完药石，师父喊我去他僧舍内聊天，一边喝着酥油茶一边烤着火，我渐渐地也没有了拘束，便问师父作为出家人有没有什么烦恼。师父乐呵呵地用不标准的普通话回答道："怎么会没有烦恼呢？出家人一开始也是在家人，我的哥哥建房子要找我借钱，我说我这里都是三宝的钱，怎么能借出去呢？那我的哥哥就不高兴了是不是？还有啊，僧人的、信众的烦恼都是我的烦恼对不对？"说得我心服口服，我便诚恳地求皈依，师父就为我做了皈依仪式。

当天晚上，我便做了一个"噩梦"，平日里我很少做噩梦，这晚却梦到仿佛发生了泥石流之后的村庄上处处漂浮着尸体。醒来后还很难受，第二天一早我看到师父给佛像前供水，我就去一边帮忙，一边把梦告诉了师父。师父听了后问我："哦，那你有没有会向给他们（死者）啊？"我心里一震，原来梦里的众生也是众生啊？这句不经意的开示我一直记得，并且融入到临床当中我自己对于来访者梦的处理。

佛教同精神分析当然不是一种东西，即便存在格义的可能，在义理上仍然有不可化约的差异。然而就在我这个个人的体验里，却不是泾渭分明的。这些年来二者共同滋养了我，我也把从中得到的智慧和勇气传递给了我的来访者们。如果形容自己的工作，可以说是"外修精神分析，内修中医，密修菩萨行"。

到深圳定居和执业，已超过5个年头，占据了职业生涯的一半。不习惯的地方是离老师们太远了，不能像武汉时期一样可以随时去讨教。专业上逐渐成了"老师傅",可以交流的人也不多,闲时我常去找荣格派的王求是和张维扬,恰好我们三位也都是佛教徒,所以共同语言颇多。交往中我逐渐发现,他们所工的荣格和我所工的比昂,其精神内核几乎是一致的,这也是个惊奇的发现,帮助我逐渐从弗洛伊德的完全信服中逐渐拉开一个足够反思的距离来。起先我对于成为国际精神分析学会(IPA)的会员痴迷过一阵子,现在没有了这种激情。好在痴迷也发挥了不小的作用,居然可以让我读那么一堆文献,找了一群督导。

现在我已经是两个孩子的父亲,说实话,孩子教会我的东西,并不比临床督导们教的少。尽管这样说也不对,因为要不是被督导们反复审视过的那么多临床过程,面对孩子我可能也不会有今天般从容。在这里我非常感激我的来访者们,无论是青少年来访者还是中年来访者,他们内心犹如"俄罗斯套娃"般的孩子们,教会我很多东西,我还得继续努力学下去。

大刘山—汝河

德语Nachträglichkeit是一个很难翻译的术语,大意是指随后的经验对先前经验的修饰作用。我们的童年其实就是这样不断被修饰的产物,除去编年体式的事实,故事体验和故事的细节及重读的角度都处于不断的修饰当中,我接下来要讲的正是这10年,在不断地被精神分析和佛学熏化之后的我的回望。

我的故乡位于河南省中西部,是洛阳盆地到华北平原的出口,中岳嵩山的一个分支大刘山在县城的北部,发源于嵩山的汝河从西到东缓缓流出,最后注入淮河。一代文豪苏轼和他的弟弟苏辙,就葬在这山水之间,幼时的我曾经去玩过,高考前我母亲还郑重去许了愿。当时的我完全不能体会我与这位文豪的关系,今天的我才知道,原来苏东坡在我心里几乎是被当神对待的,而且我自己的生活轨迹:河南—湖北—广东,有部分居然也是与他重合的!每次我读到苏东坡的诗句,或者是游览到与他有关的地方,内心总会涌起一股说不出的亲切感。感恩这个世界居然有过他!

我的父母都是普通的出身，正因为普通也没有在动荡的年月里受到什么影响。如果说有影响的话，就是他们都是到高中就辍学了，一个去青海当兵，一个做起小学老师，直到他们依父母之命、媒妁之言成婚。母亲的家族擅长做生意，所以自成家后就弃教从商，父亲也转业回当地的机关工作，一九八七年左右我家已经成了万元户，所以我小的时候感觉比较富裕，好处在于我对钱没有过分的欲望，坏处呢，母亲不同意我跟村子里的"野孩子"们玩，但凡我看书总会得到嘉奖。这看书的习惯居然就一直延续到今天，哪天不读几页书都觉得缺点啥。可能是父母没读的书都被我读了，我居然一路读到了博士，虽然自己不觉得有啥，但父母都津津乐道。

有两个长辈是必须要提的，他们于我的重要意义是在做了长期的个人分析后才蓦然发现的。我的祖父是个"读老书"的人，意思是上过私塾，可以读文言文的。他会的东西似乎不少，中医、风水，还会打算盘，在农村算是知识分子了。然而他的孙子实在太多，我已经排行老八了，我以下又有堂弟，所以爷爷对我并无特殊的亲近。他平日里总是沉默寡言，架着老花镜听广播，或是读《针灸大全》之类的书。唯一一次印象深刻的是，某次陪他晒太阳，他便用拐杖在泥地里画了个八卦图，并且写上了8个卦名读给我听。后来似乎又用繁体书写了"张王李赵"之类的字，我记不太清了。这个瞬间，在我第一次做分析，也是一次不正式的分析中突然就冒了出来。一位法国的拉康派分析师在多年前访问武汉忠德心理医院，讲座后提供单次"个人体验"，懵懵懂懂的我就报名去了，望着一位老者的脸庞，多年前与另一位老者的经验便苏醒了过来。老外解释道，这个瞬间使我注定成为分析师，记得当时的我一头雾水，觉得被糊弄和打发了。

另一位则是我的外婆，一个连自己的名字都不会写的农村老太太，却以巫师身份在村子里"执业"超过半个世纪。忘了在什么样的情景里，我偶尔给自己的督导师提了一下，结果丽雅老太太很感兴趣，说："巫师？！那一定对你选择这个职业有巨大的影响！"并且表达想去看看我外婆的想法，她没有成行，后来老吴倒是带上相机和录音笔跟我一起去农家小院里看望过她。外婆在20多岁时被神"上身"，后来就从事着被当地称为"神婆"的工作。谁家媳妇"中邪"，谁家孩子掉魂，以及安葬或迁坟的仪式，就会找到我外婆，有时候甚至有外地"转介"过来的。印象中清明节前后访客总是很多，从"治疗室"外，坐到门楼下，甚至是院子外头。我从一岁三个月到五岁去上小学之前，差不多都是浸淫在这种鬼神的气氛里。这个时期的我，对于鬼神之存在，可以说全无疑问，甚至感到很亲切。

　　然而，随着我去读小学，对于这段经验的怀疑就开始了。我几乎一进小学就对自然类的课程感兴趣，当时的小学部和初中部结合在一起，我有一次居然突发奇想去初中班听化学课，印象非常深刻，化学老师为了显示浓硫酸的腐蚀性，便用玻璃棒蘸了一滴涂在一张纸上，然而过了许久仍没有腐蚀出一个洞，老师便趁学生不注意（然而还是被坐在第一排的我看到了）捅出来一个洞后展示给学生们看。现在想来应该是浓硫酸密封得不好，吸收了空气中的水分吧。这位张姓的化学老师的面容我至今能回忆起来，她见我有兴趣，把我带到办公室给我展示石蕊和酚酞在酸碱中的变色反应，以及氢氧化钠溶液滴到蓝色的硫酸铜溶液中所产生的絮状沉淀，这对当时的我宛若魔术一般！我开始用电池和导线研究各种物体的导电性，用折纸的方法来验证勾股定理，用放大镜观察蚂蚁的巢穴，一个崭新的、可以理解的、充满规律的世界逐渐向我打开，同时，童年那个神秘的、鬼神环绕的世界逐渐离我远去。某段时间，我甚至因为外婆在搞"封建迷信"而感到羞耻，不愿意让别人知道这些。

　　岂料，多年之后，我居然"继承家学"？常言道三岁看大，七岁看老，生命早期的经验宛若压舱石，兜兜转转一圈，我居然离开了科学，回到了"巫术"。

　　现在想来，用科学的术语，外婆的"治疗"对象应该是患有"文化相关癔症"者；"治疗"方式是谈话治疗与心理剧的结合。所以后来我见识过一些大师的现场演示，但是基本感觉不到"震撼"，说句老实话应该还没有我小时候天天见证的震撼呢。外婆何以有这样的疗愈力？我想首先是文化的力量，当地人对于此种治疗文化的认可。其次来自外婆的个人特质，科学点来说可以总结为三点。其一，强烈的直觉；其二，对直觉的信任，我想她完全不识字又没见过世面恰恰有助于这一点；其三，没有防备。她没有一种现代的专业人士所自然而然拥有的"专业感"，因为她本来就是一个农村妇女。另有一轶事，老吴在采访上身状态的外婆时，曾问了一个问题："老母娘，那你为啥选择秦桂荣上身呢？""五天老母，"回答道，"她是个好人！"我把这位好人，我做心理咨询与治疗的第一位导师，一个连自己名字都不会写的农村老太的名字，写在了我博士论文的致谢里。

反　思

生命就是这样，一看再看就不断地产生意义。有人会说，意义都是外在附加的，可为何是此种附加而非彼种附加呢？

如果我顺利地读了认知神经科学的博士后来又出国呢？如果我到了一个以认知行为为取向的医院呢？如果我接触的是基督教而非佛教呢？我在临床上经常会问来访者此类的问题，是因为我觉得只有去认真地思考（而不一定需要求得确定的答案），才能使当下生活的意义被不断地反思出来。因为那些潜在的可能性里包含着一串串的可能自我，只有把那些可能性尽量地看清楚，才能明白当下的轨迹的确是"自己"一步步地"选择"出来的。所以，很自然对于已经选择的，无悔；正在选择的，无疑；即将选择的，无惧。

对于答应写这样一篇"自我表露"型的文字，起初我是颇为踌躇的。因为就整个精神分析的体系而言，不少人都仍然在不同程度上坚持着"祖师爷"弗洛伊德所制定的"三根本戒"，即"匿名，中立，节制"，所以一般而言受训于这个背景的同伴们都不大喜欢公开自己的私生活面向。后来我读到一些"存在—人本主义"流派的大师的作品，他们有些在自己的自传类文字中把自己几乎做了全方位暴露，在有些给出的自己的实际治疗过程的记录中，我们可以看到对于自我表露全无顾忌，"有问必答"甚至"不问自答"。眼界开阔了，也就不那么执着于一门之见。

为什么我会支持精神分析和心理治疗的本土化？相信读者读到这里，已经有几分明白。因为我自己的开端，实在是土的不能更土。我相信虽然我以一个现代化的专业身份工作，这不过是工商业的社会，以及作为其必然结果的"证照化"所给予的一个"面具"。其实面具对于行走于世是必需的，但是如果过分认同面具，将割裂自己与整体存在的关系，失去了原初的生命力和创造力而浑然不知。其实精神分析在英国就具有英国的经验主义特征，在美国就有美国的实证主义特征，在法国就有结构主义—解构主义的特征……换句话说，精神分析已经被各种本土化了。我曾经一度想要学习最为"纯粹"的精神分析，甚至考证过自己的分析师和督导师与弗洛伊德的关系，后来幸好我发现并没有纯粹的精神分析。精神分析不是分析师们在书桌前的扶手椅上创造出来的，相反，精神分析的整个理论及其实践都是由病人创造的，或者退一步讲是由一代代的"病人—分析师"所共同创造的。其源头的源头是哪里？很简单，是"心"。

原来我居然一直在寻求"心的真谛"，五岁后的人生之路居然可以被理解为对五岁之前所经历的密度极大的"心之体验"的再理解和再再理解。居然有那么长的时间，我坚信有关心的真理就是科学心理学，而心理学可以还原成生物学，生物学可以还原成化学，化学可以还原成物理学，物理学可以还原成一堆偏微分方程……我不反对这样的还原过程的确发现了许多有关心的"现象"以及这些"现象"的规律。自然科学发挥了巨大的"祛魅"力量，使自然规律数学化。然而这一"去蔽"的过程同时就在"遮蔽"我们的心。一个巨大的科学共同体及其受益体的相互催眠使我们相信，这是理解心的唯一正途，通过理解我们将更有效地控制心，从而使我们免于受苦而享受福祉。如今我已经逐渐从这样的梦中醒来，而唤醒我的是这些年来我同来访者们一千小时又一千小时的共同体验，以及被这样的体验所逐渐唤醒的我的早年经验。这些体验使我日益"人文化"，更加坚信自己所走的路。

考察来访者的人生是如何被其早年经验所影响乃至"规划"的，这让我对人类作为一个整体，其"早年经验"是如何影响当代社会的问题日益着迷。所以，历史、考古、人类学、语言学、宗教的书籍都开始摆上桌面，有关临床的书却越看越少了。通过这些阅读，我对"轴心"时代非常有兴趣，似乎在一个阶段，世界上的几个大的文明中心，人类的自我意识都出现了。自省作为一种专属人类的活动，成为人类生活的一部分乃至必需品。可是当代的社会又是怎样呢？我不无悲观地称之为"失心时代"。霓虹上闪烁着人类的欲望，网络上翻滚着人群的焦虑，课堂上传授着迅速变现的技巧，连梦里都是对失业的焦虑。心病不再被理解为对祖先的想念（这是外婆常用的"精神病理学模型"之一），也不再被视为具有启示意义的灵性危机。越来越厚的诊断手册在事无巨细地物化着我们的精神痛苦，并且日益以"脑病"代替"心病"，而"正常"成了某种道德律令，尽快去除症状以回到社会大机器的某螺丝钉的位置，成为种种"快速修复型"治疗的合理目标。大洋彼岸似乎每年都能生产出"新"的流派，以翔实的数据证明这种疗法不光优于传统冗长散漫的分析，也优于其他的疗法，甚至效果与药物不相上下。

但我的经验告诉我，这些没那么简单。我视我的来访者群体为"守灵者"，灵是神灵，是鬼灵，更是心灵。如果他们仍旧感觉到心烦或心痛，那就是心仍然存在的证据。我不止一次地对青少年来访者的家长表示："恭喜你们，你们的孩子病得很及时！"相信读者读到这里，不会把这种回应视为某种"催眠"，或是"积极赋义"，而是，我就是这样想的。正如我在寺庙的梦里所得到的启示，梦中的众生亦是众生，症状也是众生的一种形式。症状的存在，提示着我们自我的局限，自我把某种东西标记为"异己"的并试图排斥，这就是心的一部分被迫形成症状。症状的"祛除"可能使自我的冲突"减少"，但是也损失了一部分心，包含能量与信息。这里我不仅想起弗洛伊德的治疗箴言：wo es war，soll Ich werden（它之曾在，吾必往之）。在我看来，这与先贤张载的"大其心则能体天下之物"有呼应之处。症状造成了心的窄小，这乃是由于心不能够容纳它不熟悉的东西。通过一而再再而三的熟悉（在分析师的帮助下），心得以变得广大，而症状则自然融摄于自性的光辉中。

2016年我去了两个地方旅游，一个是西藏，另一是以色列。从某种程度上来说，这是我精神上的两个故乡，所以向往已久。在雄浑的青藏高原上，你会感觉到自身是多么渺小，日常意识是多么地狭窄，尽管处理的信息仿佛比在高原上多百倍。我们看到了似乎衣衫褴褛的藏人一步一拜地围绕着八角街，仿佛身边并没有如织的游人，身上是"脏"的心里却是纯净的。在山南市的莲花生大师修行洞里，我们看到一队朝圣的藏人居然带着一个只有几个月大的婴儿！狭窄而没有光的洞穴里，婴儿的哭声让我和同伴阵阵揪心。而当我回到深圳向一位藏族朋友表达疑惑时，朋友的回答却让我意外。

"这不是在虐待儿童吗？"

"哦，不是这样子的，我们藏人从小就要知道自然的残酷，要知道无常这件事情。这是一种很好的学习。"

那么精神分析所称许的一种"足够好的教养"是否是一种西方白人中产生的迷思？我并没有答案，只能说执业日久，对于某种教条牢不可破的执念便越松动，即便是仍然有很多人所相信的。回望我自己的养育历程，按现在的标准来说，某段时间也类似"留守儿童"，虽然父母不过在几公里外的镇里并且经常来看我。但是如今我赖以自觉觉他的手艺，根子却扎在"留守期"。在这珍贵的留守期，儿时的我得以与泥土、河流、树林、麦田、炊烟、犬吠融为一体，以及可见和不可见的众生们。正是这样密度极大的体验，才使我逐渐从对科学的迷信中苏醒过来。

在藏族老乡家里，我饶有兴致地做起了"田野调查"。"你们这里有没有那种经历了很大的事故，回来后好多天睡不着，不愿意跟人交往的？""哦，这个嘛有的。""那他们怎么处理好的？""多去寺庙里嘛，多去求菩萨加持嘛，慢慢就会好起来的嘛。""你们这里有没有一个男的喜欢另外一个男的，天天在一起，不跟女孩子交往的？""哦，有的有的，就是两个男人比较好嘛，比较合得来嘛。"……看得出，处于远离西方文化和汉文化的藏族文化腹地，他们还没有以"创伤后应激障碍""同性恋"之类的名词来理解这类现象。是否我们随着浸淫西方文化已久，单看到送来了"药"，不知道先是送来了"病"？

某一天我们一早出发，路过一组洁白的雪山库拉岗日和宛若仙境的最高湖泊普莫雍错，前往神话般的岗布冰川游玩。这一路的体验简直妙不可言，然而谁能料想下午我们就在无人区里遭遇了地狱般的体验。先是迷路后是陷车，粮草全无而黑云压境，手机信号全无又天色渐晚。司机说这里有狼出没而没有人烟，生平头一次我体验到了强烈的死亡恐惧。望着渐渐逼近的黑云，想象着大雨倾盆后山谷被泥水横扫的惨状，我捏着念珠的手不住地出汗。如果我将在今夜死去，该怎么办？我突然发现自己原来如此畏惧死亡，原来它如此强烈如此直接，如此无法回避又无法直视！我几年在禅修垫上和书桌前的"修行"，竟然如此派不上用场！好在我们五人相互打气共同努力最终脱险。当在车上终于看到一条类似于路的痕迹时，我们一阵放松，当夜色中第一次遇到牧民和羊群时，我们摇下车窗拼命地喊"扎西德勒！扎西德勒！"当终于到达镇里，看到灯火时，我们才发现自己对于世间和他人如此眷恋！在大城市里天天嫌人多的心态一扫而空。当面对一锅热气腾腾的晚餐时，我们没有半个人说要节制饮食，一个比一个更狼吞虎咽，怀疑这世间怎么会有厌食症……自从被圣地加持过以获得这样的体验，临床上听到来访者们说自己种种对死亡的焦虑乃至恐惧时，我不再像以前一样，跟自己的来访者之间"隔着一架子书"。

如果说藏族的文化是精神强而物质弱，那么犹太人的文化可以说是精神与文化"双强"。在以色列的两周，让我深深地体验到这一点。对于独立思考的要求，似乎已经达到了强迫的程度。"Patrick，你喜欢吃什么样的菜？""你看着点就行，我都好。""你需要自己看看自己选择。"每天都强烈地感觉到自己必须要是个独立思考独立决策的主体。中国人习以为常的一团和气式表达，似乎不能被当地人所理解。

在以色列时，我们住在我的督导师、后来成为忘年交的朋友丽雅的家里。来之前我就曾见过她先生和儿媳妇，并且陪他们游玩了乌镇等景点。但这次来之前，老爷子已经同胰腺癌搏斗过6个月最终去世了。安顿好行李我们就一起去不远的墓园凭吊。而入口处看到一辆救护车上面有老爷子的名字，我便感到好奇，问丽雅，她说这是老爷子的遗愿，捐钱买一辆救护车供本地人使用。"本地大多数人的遗愿都类似，希望对活着的人有用，而不仅仅是被记住。"丽雅说。这让我想起来有阵子从新闻上得知以色列又有战争威胁，到了可以看到炮弹从天窗上飞过的程度，我便写信请丽雅和她先生先来中国避避，而丽雅回信道："为什么我们在这时候离开以色列？这正是需要我们的时候，我们精神分析学会里已经开过会，努力为受到战争威胁的儿童们提供心理方面的帮助。"回想起来，让我惭愧不已。

我们去了三教圣城耶路撒冷，丽雅找到了一位警察朋友持枪担任全程保镖，在中国我从未有过这样的体验。这位警察人高马大，眼神警惕，刚一下车他就告诉我这是几天前以色列士兵被一个巴勒斯坦司机驾车袭击导致四人丧生的地方，这让我觉得跟着他确实十分必要！我们到了犹太教圣地西墙，我也带上他，并且把许愿的纸条塞进巨石之间的缝隙里。记得第一天愿望就是"愿世界和平"，然而穿过穆斯林区，在犹太区（最为安全）吃喝休整，然后走著名的"苦路"到达圣墓教堂，了解到共八个教派分时段掌控这个地方，我不禁觉得我的愿望白许了，每个人都觉得自己是独立的，每个人都觉得自己是正确和优秀的，每个人都觉得自己在做着符合神意的事情……何谈"和平"？夕阳西下，耶路撒冷也披上灯火，圣殿山上的阿克萨清真寺的宣礼塔正用大喇叭广播着祈祷文……我一步三回头地离开了这里。

我需要有个独立且孤立且理性且行动的"张沛超"吗？回望自己的故事，我发现似乎没有。每个阶段的我都与每个时期镶嵌交织在一起。五岁之前，我与自然和鬼神共处，入小学后我逐渐被"启蒙"获得自我意识。整个中学阶段自我让步于升学而乏善可陈。别豫来楚，江湖之城启发了我的心智，与恩师们的相遇使我逐步"人文化"。而与来访者的相遇，使我日益回归到童年的"巫师"体验。南下深圳，离开师长使我不得不更多依靠自我，成家立业。匆匆十年，我似乎已经"不惑"。下一个10年，命运将带我去何方？

尾　声

笔者讲述这样一个凡人的故事，并非暗示读者，我活得有多精彩、多正确、多出色、多有内容，应该像我学习云云，而是，把自己是"怎么一回事"老实交代。世间这个人的前35年是这样度过的，在他所立足的泥土里，他努力地吸取营养努力成长，当如风滚草般被移植到异乡时，他也一如既往认真生活。他见证过很多人的事故，他和他们努力把事故转化为故事，从故事当中他们共同成长，然后再见。

病人有的病他都有，暂时没有今后也会有。病是奇迹，你我都是。

转病成智，共勉之。

张沛超

武汉大学心理学硕士 哲学博士

武汉大学现代心理学研究中心 研究员

香港精神分析学会 副主席

国际聚焦学会 聚焦取向治疗师 培训师

中国心理卫生协会精神分析专业委员会 委员

青年工作委员会 委员

文化与心理治疗学组 成员

广东省心理学会精神分析专业委员会 副主任委员

深圳市心理学会 理事

深圳市心理咨询师协会 副会长

从精神动力到 EFT

——隔代创伤的疗愈

陈玉英

作为心理工作的专业从业者，从2000年开始到今天，我走过了18年的学习与成长之路。记得在刚踏入研究所攻读婚姻家庭硕士的第一本教科书中就提到，心理工作者"本人"是来访者最佳的治疗工具，当时的我，对这句话仅能从"头脑"上理性地感知。经过这些年自我的探索与修通，在陪伴来访者的过程中，我渐渐能做到不疾不徐地跟随倾听，感同身受地体会并回应来访者的内心状态，稳定地陪伴来访者探索并抵达内心深处孤独与黑暗的情绪低谷，在那里与来访者共同构建一个新的体验，完成情绪的转化，再欣喜地看着来访者自发地冒出新芽、积极成长、走出迷境幽谷，这是一段不容易的旅程。难怪有人说，心理工作者个人的修通程度决定了他能够陪伴来访者走到什么程度。于我，这真是一个千淘万漉砺沙成金的过程。

很多从业了40年的分析师们今天仍在不断地参加同辈的案例研究、读期刊、听讲座；我和很多同行在学习班相遇，也会自嘲说，我们都有"学习型人格障碍"！事实上，心理工作是一个需要终身学习的职业。学习的动力是喜欢成长，也喜欢帮助人。咨询师需要不断地带着好奇去认识各种治疗方法，专业精进的过程也是个人体验修复与转化，甚至飞跃的过程。这份惊喜会进一步激发咨询师的热情，为了更有效地帮助来访者，不厌其烦地尝试整合各种治疗方法，兴趣盎然、步伐坚毅地走在这条探索与改变的道路上。

因此，谨以此文献给两类读者：一类是许多焦虑的新手咨询师们，在心理治疗各流派百花齐放的中国市场上，希望你们能够找到最适合自己的专业成长道路；另一类是个人在婚姻、亲子或童年创伤方面挣扎许久而无法突破困境的受苦者，但愿你们在我的故事中能够窥见疗愈的捷径。

进入心理学的缘由

我是因为婚姻遭遇困境才踏入心理学的门槛。一个好男人与一个好女人为何却无法拥有一个好婚姻呢？没有第三者的插足，也没有经济的拮据，为什么我越努力，关系却越来越紧张？家不再是安全港湾，而是一个充满张力与地雷的地方！困惑的我，开始了婚姻家庭治疗师硕士学位的进修。

结婚的头7年挺幸福的，两人几乎很少冲突。老公很照顾我，坐车会先为我开门，走路会体贴地让我走里边，吃饭时会帮我夹菜。我感觉很温暖，觉得他是我的保护者。这是心里最大的感动与吸引力。第二个阶段两人就进入了许多无解的冲突中。而这些冲突最令我困惑的是，我不知道自己到底说错了什么或者做错了什么。总之我就会像踩到地雷一样，引起对方愤怒的情绪，而沟通的结果似乎总是我的错，他是受伤的那一方，然而他受伤后所发出的愤怒与攻击也把我炸得遍体鳞伤，如惊弓之鸟，不敢也不想再靠近他。我们好的时候还是人人羡慕的恩爱伴侣，但是家中的内幕只有我们自己知道，有一个无法解决的恶性循环经常发生在我们的互动之中。我无意间的一句话、一个表情，就让他受刺激了。受伤的他，通常用愤怒来表达。看到他的愤怒，我的第一反应是害怕，想赶快息事宁人，就连连道歉。刚开始这招还有用，后来，他会更生气。他说：你的道歉不是真心的，因为你从来不改。听到这些话，我会非常无助，因为我压根儿不知道究竟发生了什么，如何去改呢？如果对方几天都还不肯放过我，我通常就不说话了，冷处理，等他自己疗好了伤出来，或者就轮到我爆发，也对他一番攻击或者声泪俱下、情绪崩溃。奇怪的是，看见我生气了、受伤了，他好像也好一点了。事情经常就这样两败俱伤地不了了之。

　　我的婚姻好像就有这么一个过不去的坎，时不时地循环爆发一下，转眼就过了17年。为了减少冲突，我还刻意压抑，凡事尽量顺着老公，以求和睦。然而，关系并未好转，刻意降低冲突的结果是两人的关系远了，爱情也在一点一滴地流逝。他对我而言成了一个危险的地雷，避之犹恐不及；我对他来说成了一个冷漠的工作狂，成天埋在孩子和自己的工作中，让他觉得备受冷落。那个时候，两人都感到虽同住一个屋檐下，却特别地孤单！直到有一天，挫败的老公对我说："老婆，拜托你不要再凡事都顺着我了，表面上你什么都听我的，可是你对我的不满之气，从你的每一个毛细孔里都冒出来了，你知道吗？"

　　我当时愣住了。我不知道，我还真的不知道！原来，我的毛细孔会泄密！原来，我对自己的情绪是毫无觉察的，而老公，是一个非常细腻敏锐的男人，他完全感受到我心里的怨尤。我是个非常愿意学习和成长的人，但是我已经走到死胡同里了。我越努力不去招惹他，关系越糟，我不知道究竟出了什么问题。于是，我决定去读一个婚姻家庭治疗硕士，目的是了解一下我的婚姻究竟出了什么问题？

蜿蜒崎岖的学习之路

婚姻家庭治疗硕士

　　我进入心理学的第一步是学习正统的"婚姻家庭治疗硕士课程（Marriage and Family Therapy，MFT）"，老师从沟通与共情教起，两年的课程包括各个流派不同理论的综述与浅尝，应用则包括婚姻、青少年、儿童与老人，还要学习家庭发展史、性发展史等，为心理咨询打下基本功，最后一年进入机构实习与接受督导才是重头戏。可惜我修完了课，尚未进入实习就举家搬到了上海，无法完成实践部分的训练。

　　说到这种"半途而废""为家庭而牺牲"，就挑起了我的心头之痛。原来婚姻中不断重复的模式就是"以丈夫的事业为重，牺牲自己，成全他人"。我是台湾长大的女性，"嫁鸡随鸡、嫁狗随狗"是我们传统的美德，也是儒家思想男尊女卑的遗毒，作决定的时候都是理性大脑的声音，"应该"如此。每一次当我的工作与老公的工作不能两全的时候，都是我辞职，跟着他横跨太平洋搬来搬去，然后我总是能够在异地再找到一份不错的工作，而他的职业发展也蒸蒸日上，全家又能在一起，拉扯着4个女儿热热闹闹地过日子。表面上看起来，我们家蓬勃发展着，外人羡慕着，最后，当我终于因为家庭与事业无法两全而选择辞职在家，开始做全职妈妈之后，婚姻关系却陷入了谷底。

记忆中有两次特别揪心的事件。一次是，老公那个跨国公司的经理们一起在家附近的一个阳光海岸酒店开会，而与会众"领导"中唯一的一位女性经理人是我同一届不同系的大学同学。记得当时心中升起一股羡慕、嫉妒、恨，为什么她就可以有两个女儿，有家庭又有事业，而我，就必须为了家庭牺牲事业？而孩子们当时也因为跟随爸爸工作需要而转学，进入了香港本地的广东话学校，小学四年级活泼聪明的大女儿面临着不同语言与文化的震撼，开始出现抑郁与退缩的症状，每天抱着一本厚厚的英语小说去上广东话的学校，课余时间就躲在她的小说书中。如今回想，我的"完全顺从""逆来顺受"不但伤害委屈了自己，还让孩子们受了许多苦。当时心中复杂的情绪无法对任何人倾诉，因为，似乎一切都是出于"自愿"的选择啊！

第二个记忆，当时我已经开始学习婚姻家庭治疗硕士课程了，千盼万盼，终于盼到了学校开"婚姻治疗"这门课的时间，这是一个暑期密集班，时间在周六下午。但是，开课第一天的那个周末，原来已经答应陪老公去参加一个周末的重要聚会，好像是华裔商人之间的一个联谊会，我知道，对他来说，可以夫妻同行，意义是重大的。我问老师，第一堂课如果缺席，还可以修这门课吗？老师说不行。于是，我陷入了挣扎。

还记得当时自己是如何思考的。一个声音说：学习远不如实践重要。你要去修婚姻治疗的课，却在实际生活中不照顾丈夫的需要和情绪，那岂不是假冒伪善吗？这门课错过了，以后还可以再修，老公这次的聚会，对他意义重大，你如果错过了，这个遗憾就无法弥补了。被这个声音一番"晓以大义"之后，通常我都会选择做一个"好媳妇、好妈妈、好女儿"。于是，我就错过了那一次的婚姻治疗课程，事后买书、借同学笔记，拼命弥补错过的遗憾。

如今回顾婚姻里的痛苦，清楚地看见两个人原生家庭带来的互动模式。老公是他们家里受宠爱的小儿子，习惯性地要别人让他、以他为重。他对我很好，但是当他有需要的时候，他一定大声说出他的心愿。而我，在3岁时父母离婚，之后就寄人篱下长大，6岁时父亲再婚才又回到了家中。但是在与继母的相处中，还是有寄人篱下的感觉。所以，我的人际互动模式一直都是乖孩子、好学生、看人脸色，以他人的需求为优先。结婚以后，老公对我这么好，我更是要凡事以他为重了。这样一面倒的关系终于到了我也不堪负荷、心里不平衡的状态，但是我们两人都不自知，因为，我们都活在自己原来的模式里。

即使我已经进入心理学的学习，旧的模式还是没有改变。当老公的工作需要他搬到上海的时候，纵然我的学业尚未完成，我依然习惯性地选择了放下自己的需要，先帮助老公完成他的愿望。因此，我没有参加第三年的实习就搬到了上海。

社区义工

到了上海之后，正好国内开始了二级心理咨询师的认证，我就顺理成章地考了证，然后开始在社区的心理服务中心当义工、接个案。

社区义工是不缺个案的，记得当时经常有老夫妻来到咨询室，问我们能否上门去帮助他们那位大学毕业不去工作，天天在家打游戏的孩子？我们知道心理咨询师是不能上门帮助的，必须个案愿意来访。那些失望、无奈的老爸老妈们垂头丧气离去的身影经常萦绕在我心头，心想到底如何才能帮助这个人群？做父母的非常愿意帮助孩子，却不得其门而入；做孩子的完全失去了生活的方向与动机，而一群想要助人的咨询师却也被我们的咨询伦理与规则捆绑着，不知道该如何助人才有界线？更主要的是，六个月的培训，虽然可以考个证，但事实上我们还不知道如何真正帮助这一家人。

在社区当义工的日子，我最深切的感受就是无力感，徒有热情而专业不精，不知道该如何助人，又缺乏督导，进步缓慢。社区是不收费的，来访者预约后可以迟到、可以爽约，咨询师完全没有制约的办法。刚拿证的咨询师凭着一腔助人的热血，撑不了多久就气馁了。

心理学博士

半年的志愿者生活，让我深切体会到自己专业的不足，并认为继续深造可以解决这个问题。于是，我找到了考证上课时最让我心仪的老师——华东师范大学的耿文秀老师，希望跟随她读一个心理学博士学位，于是，我踏上了读博之路。

华东师大心理学博士研究生的资格让我有机会进入华东师范大学的心理咨询中心，在那里开始边读博、边接个案的生活。当时，各种心理治疗流派开始涌入中国，而我们这些中年转业的人最清楚自己肚子里有多少斤两，东学西学，见个案时却毫无章法，只能见招拆招，十八般武艺尽都拿出来使一遍，看看哪一招见效。

在华东师大期间接触到当时从台湾到大陆来的交换学者张莉莉老师，她给我们开了一学期的心理剧体验课程，打开了我体验式学习的第一道门。心理剧很重视暖身活动，用身体来表达自己、呈现自己，在那个过程中，我发现自己的身体受到极大的束缚，不好意思，也不会用身体来说话。心理剧开始释放我的身体，渐渐回归到小孩子的样式，可以随心所欲地在课堂上跟着大家自由舞动。这是一个非常大的突破，我发现自己的身体原来受到这么多礼教和文化的捆绑。

萨提亚也在那时进入中国，约翰·贝曼博士经常到中国来做专业培训，我做他的翻译，顺便就蹭课了。当时，借着当现场口译顺便学习，是心理系学生很好的机会。萨提亚也是体验式的，家庭图、冰山理论、家庭雕塑、冲突模式等，我零零碎碎地学习，浸泡在一群对心理学感兴趣的人当中。我在学校学习的是做研究、写论文，但更吸引我的是各种流派体验式的工作坊，它们逐渐地提高了我的自我觉察，让我自己和他人的内在世界向我一点一点地打开。当时"知道"了内在冰山，但是，说实话，对于水面下的感受、对感受的感受、观点、渴望、自我等还只停留在概念的层面。到底每一层有何不同，其实还没有真实的体会。我的学习是用头脑学习的，所以把这些概念套在自己身上，还是用头脑在分析自己，内在和感受层面还没有被打开。不过，此时已经开始可以谈论内在世界了。

从 CBT 到精神动力

认知行为疗法（CBT）是在医疗界最普遍也最受欢迎的流派，所以，一听说上海精神卫生中心开课了，我赶紧报名学习。上课好像都听懂了，可是在见个案的时候依样画葫芦却做不下去，特别是婚姻个案，做得不大顺利，认知部分我好像都知道，但是回家却做不到，无法带来改变。有一次在 CBT 的培训上我勇敢地上台报个案，台下观看的老师们点评说："这是投射性认同！"我完全听不懂那是什么意思，后来才知道那是精神动力的概念。我想，婚姻问题通常与原生家庭有关，当时，国内含金量最高的精神动力培训听说是中德班，所以，我就参加了第四期中德班的培训。3 年后，我交了一个做了 30 次的个案，也顺利毕业了，但是，我心里知道，其实我还是没学通到底如何帮助个案改变。3 年的中德班培训中，让我收获最大的是德国老师给我的 12 次个人体验。第一次当来访者之后，我体会到，有一个人专心听你谈自己是多么珍贵的一种经验，而听完之后，她怎么一句话就让我号啕大哭呢？感觉那句话戳进了你心中最柔软的地方，让你觉得完全被理解、被支持，以至于你的情感被触动，可以自由流淌出来，简直太神奇了！我爱上了精神分析，也期盼自己能够成为像我的分析师一样厉害的人，一句话就能触动别人的情绪。

3 年过去了，我觉得自己没学到那个本事，也不清楚为什么没学到。接着就遇到了 Elise，CAPA 的创始人。我申请了 CAPA，成为第二届的学生，开始了每周上课的系统学习，我觉得那是我最幸福的两年。总结一下原因：

（1）上海有两个班，一个在同济大学那边，一个在华东师大这边。我们这个班大概 8 个人，每周五天未亮就得起床预备出门上课，由于华东师大的网络不是很顺畅，一大早又找不到人帮忙，后来那个班就搬到了我家的客厅。这下方便了我！每个星期五早上，一群人在我家听课、吃早餐、喝茶、讨论，然后下了课有时候还约着一起去吃中饭，那两年患难与共的革命情谊是非常宝贵的，这是上其他密集培训没有的感觉。

（2）从一般的密集培训变成学期制的一年 30 周培训，每周都要看材料，有理论、有技术，还有案例督导，我觉得 CAPA 的课程设计真的非常好，很像国外正式的学习。如果认真跟着阅读材料、参与讨论的话，学习效果会非常好。

（3）CAPA让我最感激之处，就是为每一位学员免费提供一位每周一次的督导师，持续两年之久陪伴学员。一方面，你必须开始接个案来配合学习，另一方面，通过督导，让你能够有实际的进步。回想起来，当时我其实根本还不会做动力性的治疗，充其量只是陪伴倾听，而督导却每次都耐心地对我解说，我常觉得，她的回应怎么那样到位呢？我却说不出像她一样的共情回应！两年毕业之后，有机会去美国，督导还请我吃饭，然后送我一本书，前面写的是"送给我的同行"，让我觉得非常汗颜，一方面被美国老师的谦卑与对我们的尊重所感动，另一方面又为自己真实能力还是差好远而有点焦急。

（4）CAPA的另一个创新之处，就是为每一位学员介绍一位精神分析师，开始长期稳定的自我体验，这是当时其他培训所做不到的。当时大家都对网络教学和网络做个案存疑，Elise真的是一个勇敢创新的人，她率先开展了课程、督导、体验，全在网上完成。CAPA先进创新的设置对我个人和中国心理咨询师的成长有非常大的帮助。我觉得在中国心理咨询的发展史上，Elise是功不可没的一位先驱！

未有CAPA之前，我感觉，当时上海比较资深的心理咨询师很难找到督导，而资浅的人又付不起资深咨询师督导的费用，所以大部分咨询师可能都是没有督导的。CAPA提供了免费两年的督导，加上非常价廉又高品质的长程自我体验，实在是开国内心理咨询师接受督导与体验的先河。当时有人质疑通过网络提供这些服务的伦理问题、效果问题，我对他们说，在国内还找不到足够数量的合格督导师和分析师的情况下，网络提供这些服务绝对是拓荒之举，具有重大意义的贡献。当然，现场和网络效果的确还是有差异的。我记得网络体验两年后，有一次我去纽约，特别去拜访我的分析师，想要躺在她的治疗椅上，体验一下真正的治疗。到了她家，见到真人的时候，觉得她比网络上看到的要老很多，身体也很瘦弱，这些在网上都没觉得，因为当时像素还不够高的电脑，加上不顺畅的网络，好像美化了分析师，脸上的皱纹、斑点全看不见了，还真助长了理想化客体的移情！当我躺在我的分析师的治疗椅上的时候，面对着墙，眼睛看不到她，眼泪却不自觉地一直流，哭得比平时都要畅快。我体验到，现场和网络，效果确实是不一样的，移情和反移情也会发生得比较快。然而，我还是感激 Elise，利用科技，早几年把这个系统的培训带到中国来，连接了美国老一代的分析师和中国新一代的咨询师，让精神动力流派在中国重新发光，这是一个具有时代背景意义、奇妙的因缘际会，是一个历史的奇迹。对我个人来说，CAPA 在中德班之后为我起了系统梳理与加强的效果，又因为不提供翻译，所以成员必须能听讲英语，有一阵子还提供网络的英语加强课，真的让我感受到 Elise 那一股不计代价、兵来将挡、水来土掩，一心为帮助中国学生的热情。上了两年课以后，一群学员都成了好朋友，这是额外的收获！日后在职场上，我们经常互相转介个案，因为我们互相认识、彼此信任。一起学习的"同窗"真的有不一样的情谊。成年之后，还有机会再次结交一群同好同行，是人生很宝贵的一笔财富。

　　Elise 为中国学生争取了很多福利，刚开始，听说做自我体验的人每次只付 5 ~ 15 美元，后来开始根据学生的经济程度而定，一般来说，分析师都是一群愿意为中国奉献的老师，自愿接受一位低收费个案，目的是培养中国下一代的精神分析人才。两年初级课程毕业之后，督导不能停，CAPA 还继续提供团体督导，所以接着我又接受了两年的团体督导，最后，转为个人自费的一对一督导，与以色列的丽雅老师建立了连续 3 年每周一次的师生关系。丽雅是在精神动力学习过程中，唯一教我要重视共情的老师，显然这不是精神动力的主流，而是科胡特自体心理学学派的影响。在丽雅的 3 年督导之后，我又继续参加 CAPA 高级班的学习。

　　从中德班到 CAPA，我在精神动力流派里花了 8 年的时间，终于渐渐明白了，原来最重要的改变来自移情反移情中的矫正性情绪体验。我的个案也渐渐都能够长程做下来了，有三年的，有两年的。但是，我开始体验到做长程个案的痛苦。第一，不自由。咨询师不能经常出门，如果你度假去了，回来要花好多时间处理个案的情绪，你必须是一个稳定常在的好客体。第二，个案先跟你有蜜月期，喜欢你、崇拜你，把你投射成好客体，但是，过了一年半载之后，就要进入负性移情了，对你愤怒、各种攻击、贬低，你要能 hold 得住，还不受伤，能够提供一个矫正性的情绪体验给她。就是说，在她过去的经验里，她是不能这样真实表达自己的，因为会有危险。如今她可以直抒胸臆，而咨询师居然都能接纳、理解，还不反击、不生气。这叫作生命成熟的咨询师、好客体，可以无条件接纳。但是，我当时的成长还没到那个状态，每次被个案攻击之后，见了督导，我自己先哭一场，觉得做咨询师太痛苦了，难道这是唯一的道路吗？我开始对从事长程精神动力治疗的职业生涯产生疑问：这是我未来希望过的日子吗？

其他流派对我的助益

疗愈过程中，有几个重要的转折点。第一次画生命线是在研究所的一个整合课程中，从分享自己生命线的过程中，我才发现，6岁以前的事情对我来说好像是用一块黑布蒙着的，我的记忆都与学校有关，好像学校是我的妈，学习是我的奶，我是"教育制度"养大的孩子，所有快乐的记忆都与"成绩好"有关。

接着，某一位老师的一句话触动了我。她说：与生母的联结是每一个人生命中必需的。即使是一出生就被领养的孩子，她的心中永远有一个洞，这个洞只有当她见到了她的生母时，才能被填满。我当时47岁，自3岁之后就没见过母亲，也没想过她（也许孩子知道家里不允许提起她吧）！那一天，我突然兴起了寻母的冲动，我很好奇，我的妈妈长什么样子？我像她吗？于是，征得了父亲的同意，我在那年见到了我的母亲。但是，重逢并没有想象中的温柔与温暖，当我去拥抱妈妈的时候，觉得她像一块硬邦邦的铁板。

我听说纠结难解的婚姻问题通常与原生家庭有关，因此，当萨提亚流派93岁的玛利亚·葛茉莉老太太来上海开原生家庭工作坊的时候，我"不惜重金"去参加了，也在自己原生家庭的议题上得到了突破性的进展。当我在小组练习中尝试与妈妈对话的时候，我可以分辨自己何时在用头脑说话，何时在用情感说话，说着、说着，带领人突然问我："你想要什么？"我冲口而出："我想知道，你到底爱不爱我？"扮演妈妈的同学回答说："我当然爱你啦！"我有点晕乎乎地结束了练习。

第二天一早，我突发奇想，我的妈妈还在人世，我为什么不亲自问她这个问题呢？于是，我拨通了电话，跟妈妈说：我想知道你爱不爱我？她回答说：

我当然爱你啊，你是我唯一的女儿（后来她再婚，生了3个儿子）！放下电话以后，我好像充满了能量。去学习的路上，我发现自己有些不一样了。第一个改变：在地铁上，从前我最怕遇到乞丐。一方面有个声音告诉自己，要有爱心、要周济穷人；另一个声音却说他们在地铁上行乞是违规的，不可纵容！这两个声音打架的结果就是我选择逃避，转脸不看他们。但是那一天早上，我坐在地铁车厢里，有一个家庭从我面前走过，爸爸在前拿着杯子乞讨，放着悲情的音乐，妈妈抱着宝宝在后，我不假思索地掏出十块钱纸币放进他的杯子。没有头脑里"该不该"的挣扎，只有一颗喜悦的心，好想分一点温暖给需要的人。

第二个不一样：我的行程通常都很满，很多事情会产生冲突，而我过去做决定的过程是：衡量事情的轻重，哪些是对别人有影响的、哪些是对自己有影响的？然后一般来说，选择放下自己的需要，先照顾别人的需要。那天早上坐在地铁上，我看见周六上午又有三个活动是冲突的：一个学习的机会、一个教会的活动，还有一个是陪女儿去看牙医。我没有分析，没有挣扎，很清楚地感受到：这个我想去，那个我不想去，毫不犹豫地划掉前两项，决定陪女儿去看牙医，那是我心中想要的。我第一次体验到，用"心"来做决定是何等轻松的过程！我终于打破了脑与心之间的阻隔，可以让心做主了，而根源在于，我听到妈妈对我说："我爱你！"原来确认母亲的爱像一张安全网，把我兜住了，让我可以自由地、按照自己心里想要的而活，而非靠理智判断，怎么做比较"安全"。这是我很大的一个觉察和体验。

方新老师主办的精神动力夫妻治疗培训也给我带来很大的收获。有趣的是，我参加精神动力的培训时，主要的收获都不在听课、案例，而在体验。这个培训有一个很好的设置，每次五天的培训里，每天上午、下午各有一个90分钟的非结构式动力团体，三阶段的培训共有15天、30次的封闭式团体体验。这个课程帮助我进一步认识到自己从原生家庭带到现在人际关系中惯有的互动模式，也看见别人可以表达愤怒、可以攻击"父母"、可以有很多的感觉，而非只有"想法"与"行动"。兄弟姐妹之间的互动、每一个人精彩的部分和过激的部分都提供了很好的镜子，让我们在一个安全的环境中自由地尝试做不同的自己。时过境迁，多年后，我依然很怀念那一个特定时空下组成的

"家庭"。

学习过程中，我还接触到美国西北大学的黄维仁博士。他把对婚姻的研究成果设计成一个面对普罗大众的课程，叫作"亲密之旅"。当我第一次听黄博士演讲，他说到"所有的婚姻问题，其实都是亲子问题"的时候，我心中有一扇门好像被打开了。后来我在"亲密之旅"的圈子里待了十年，发现原来黄博士在美国芝加哥深受科胡特学派的影响，而他的课程，整合了萨提亚的冲突模式、深度心理学的原生家庭议题、情绪聚焦伴侣治疗，还有脑神经科学的一些新发现，把与婚姻有关的重要学说都放在一起了。借着"亲密之旅"这套整合性的课程，我顺藤摸瓜，往深里走，在每一个吸引我的地方，我都希望更深地了解那个学派的理论与技术，就这样，我遇见了EFT（情绪聚焦疗法）。

初次学习EFT，是苏珊·强生（Sue Johnson）的第一位华裔弟子刘婷博士来上海培训的。当时，只觉得刘老师每一句话都共情得那么好，可是自己却不知道要如何达到她的境界。学完了一年，觉得听是听懂了，可是，还是不会做。刘老师强调EFT伴侣治疗很重要的四个"P"：①Presence（咨询师的同在）；②Process（重视过程不重视内容）；③Primary emotion（注重原发情绪）；④Pattern（寻找互动模式）。如今回想，当时的我根本听不懂这几个"P"是什么意思？与个案同在我可以理解，寻找互动模式的恶性循环我也会了，但是，什么叫重视过程不重视内容，什么是原发情绪，我完全没有概念，难怪我的结论是，我不适合学EFT，还是放弃吧！

邂逅EFT

后来遇见EFT的创始人格林伯格（Leslie Greenberg），还要感谢黄维仁博士的牵线。格林伯格教授接受黄博士邀请到中国来推广情绪聚焦的个人治疗，而我是他的翻译。在5天的翻译过程中，我接触到了聚焦、自我内在冲突时用的双椅技术和与重要他人的未竟之事使用的空椅技术。这些学习把我面对个案时从认知入手的习惯带进了从体验和情感入手的领域。

还记得学习聚焦那一天，老师在课堂上带着大家体验。我是翻译，没有机会参与体验过程。中午饭的时候，大家在分享体验中的神奇感受，有一位学员随口问我，你要不要也体验一下？好奇的我立刻就答应了。闭上眼睛，关注自己身体的那一刹那，有一股莫名的情绪从心底涌起，上升到喉咙的时候就卡住了，接着眼泪就扑簌扑簌掉了下来。这是一种全新的体验，带领人问我，可以用什么词汇来形容当下的感觉，我的脑中立刻闪过四个字：悲从中来！原来我对自己的身体一关注，就感受到悲从中来，那是很新鲜的一次体验，完全超越自己大脑原来的认知。由于当时在公众场合，我就不敢继续体验下去了。但是，我发现了一个新的领域，原来，从身体入门探索情绪，是如此直接、如此新鲜，不像我们从脑海中出发，来叙述自己的生命故事时，那么熟悉老练的感觉。所以，我立刻就迷上了EFT，除了继续学习之外，也开始了EFT的自我体验。

我发现，自己原来有很丰富的情感，但是经常用思维自我打断，是一个对负面情绪会自动回避的人。难怪我在做每周2～3次的动力体验两年之后，开始对治疗师感到不满、感到失望，但我根本不敢表达，找个理由就把她给炒了。现在回顾，关键的时刻，我居然溜了，白白浪费了前两年培养起来的移情。

进入情绪聚焦的学习和体验之后，我开始能够把理论和实践联系起来，发现有时候咨询师跟随理论并不一定正确。有可能跑得太快，也有可能那不是来访者最关键的议题，还是要跟随来访者当下的体验过程，特别是身体和情绪所带来的信息，才是"在当下"的工作。总结一下EFT带给我的几点重要收获：

（1）原来"自体"不是一个恒常不变的概念或存在，而是一个在不同的时间，受到外在环境刺激加上自己内在声音的互动之后，产生的一个"状态"。这个状态可以是表里和谐的，也可以是冲突的，甚至是断裂的。自体不是一个固定的结构或组织，而是一个时时刻刻变化着的过程，是一个包含身体体验、情感体验与认知功能彼此对话、时刻可以重新建构的一个自我组织。

对我来说，这个概念让我从原生家庭影响目前关系这个比较悲观的"决定论"理念转变为更加关注当下"重新建构"的可能性，相信当下的情绪体验可以更新大脑的神经连线，原生家庭会"影响"我，但无法"决定"我的人生，大脑的可塑性是毕生发展的，每个人都是有希望成长与改变的，这是一个比较积极的、人本的取向。

（2）EFT强调用简德林的聚焦，从身体入门，探索身体的感觉，这是一个"由下往上"的工作，先探索身体的感觉，再进入情绪体验，最后再与认知互相对话，将体验到的过程整合进自己的生命故事中，这是EFT提出来的操作模式，有别于精神动力和CBT"由上往下"的工作模式。

这个训练，彻底帮助我从关注过去模式对现在的影响这个传统精神动力的观点，转向关注来访者当下的"感觉"、我的"感觉"，以及我与来访者之间互动的"过程"。这些都是新鲜的学习，我开始关注自己的身体与情绪的反应、我是否与来访者"同在"，观察来访者当下的声音、语气语调、肢体语言、面部表情等，开始练习"不关注内容，更关注过程"的咨询方式。重要的不是他说了什么，而是他是怎么说的？这是很困难的一步，也是真正学通EFT的关键。

（3）共情分很多种类别，可以做得很细致。由于必须全神关注来访者的状态，共情地跟随成为最重要的基本功，也是最难完全掌握的一种咨询师状态。EFT强调咨询师与来访者的共情要达到同频同调的境界，就好像我成了来访者的音叉，随着她的故事，我的心弦会与她共振，完全能够体会她此刻的感受是什么。这是一个极高的要求，但是对我很有吸引力，因为，其实这也是一个咨询师自我疗愈的过程。格林伯格说过一句话让我印象深刻，他说，当你被疗愈之后，听到别人的痛苦时，你内心自然就会生发一股慈悲。我知道他不是在谈技术，而是在谈咨询师生命的状态。所以，成为一个能与来访者的情感共振的咨询师，用自己的生命状态与来访者同在、用全人去感觉、去倾听、共情共振，心怀慈悲，这是EFT所强调的目标，也是我想要成为的状态。

学过EFT之后，我有一种醍醐灌顶，突然有了把过去所学的都融会贯通、整合起来了的感觉。更兴奋的是，在我最弱的一环（对情绪的理解和掌握）居然有一个学派专精于这方面的研究，我自己要先体验获益。

婚姻问题与原生家庭模式的无意识重复

前面提到，我是由于婚姻关系中无法解决的痛苦才进入心理学领域的。在这么多年的学习过程中，我的议题如何得到修通呢？

硕士两年的课程，好像是一个综合打基础的学习，并未在婚姻方面特别聚焦。但是在婚姻咨询那门课上，第一次读到依恋理论的时候，我的触动很大。终于明白为什么夫妻有这么大的差异，原来焦虑型和逃避型的配偶的需求是不同的，而他们的沟通很容易陷入负面的恶性循环中。

婚姻咨询早期的培训多数用的是认知与行为的训练，不论是了解双方的爱之语，或者是萨提亚提到的冲突模式，这些都可以帮助我们理解婚姻，但是，到了吵架的时候，所有的知识全然无用，情绪一旦爆发，知识就被抛到九霄云外去了。我个人的体会亦如是，即使明白了老公是焦虑型的，冲突的时候需要安抚，但真受到老公攻击的时候，我还是没有能力应对，只能先竖起免战牌来保护自己。这个结如何解开呢？

前两年的精神动力体验对我梳理自己的生命很有帮助。孩提时候的经验好像是一团凝固的记忆，当你在一个愿意全神倾听的治疗师面前打开自己，把自己的生命故事从头娓娓道来，而她站在你的立场，用一个温柔、接纳、理解的态度帮你梳理这些事实的过程，会让那个孩子发展新的观点与角度，好像重新活过来一样。本以为是自己的脆弱或错误，在还原事实的过程中，那个无辜的孩子被看见、被肯定，我记得当时流了很多眼泪，那是一个把治疗师当作好妈妈的过程，是一段美好的体验。我开始发现自己把一些童年未满足的需求投射到老公身上，还有童年不得已而形成的行为模式，至今依然如是。我对自己的婚姻有一个总结的比喻：第一阶段好像是卖火柴的小女孩遇见了王子；第二阶段是卖火柴的小女孩不懂得如何做王妃，所以嫁入王室以后变成了丫鬟，因此关系变成了小媳妇和小霸王，这是我婚姻中最痛苦的状态。第三阶段学习心理学之后，小媳妇终于认识了自己不恰当的、自虐的行为模式，渐渐长大，有了王后的身量，最后国王与王后开始过着平等相待的日子。

这个比喻总结了我后来处理婚姻个案的原则：先探索表面冲突，找到负面的恶性循环（通常是与依恋需求有关的），接下来要连接夫妻二人原生家庭的模式在目前关系中的重现，才能够解决深度的、自动化的互动关系。所以，个案处理有一部分是EFT的婚姻治疗，但是更深入的是EFT个人内在创伤的治疗，最后再回到婚姻的互动上来。

从明白问题到转化内在并解决问题

明白问题

学习让我开始明白自己因为幼年经历父母离异的创伤，所以成为逃避型的依恋风格，在关系中是比较讨好、害怕冲突的，对自己的负面情绪是压抑的，因此表面上看起来是和气友善的，但是被压抑的愤怒却会在不自觉间施加到身边最亲密的人身上，所以老公的苦情终于得到了证实！我虽然没有觉察，他的感受却是千真万确的。还记得当学习理论学到"轻蔑"是最需要先被处理的问题时，我也警觉到，一个压抑自己的"好"妻子，对丈夫的行为和习惯即使不以为然也不敢表达的时候，心里的"轻蔑"是会通过眉毛、眼神、毛细孔流露出来的。夫妻之间的互动，非语言信息比语言的沟通更直接、伤害也更大。

在学习与接受治疗的过程中，最困扰我的问题就是，知道问题之后，如何修通？如何转化呢？我自己有这个疑问，我的来访者也问我这个问题："陈老师，我明白自己焦虑的来源了。原来是因为从小爸爸的严格管教，让我一直必须紧张害怕，担心他的鞭子随时会落在我身上。我都明白了，为什么我还是焦虑呢？怎么还不好呢？"如果说，我自己在婚姻中的一些反应是来自原生家庭创伤的话，那么，到底要如何修通呢？

第一次进行聚焦体验的时候，我尝到了一条新的探索之路。我感到悲从中来，却还不清楚为什么？是什么事？这样的探索让我对自己很好奇。大约两周之后，有一天我参加一个聚会，他们放了一首新歌，不知为什么，歌词中有两句话就好像铁棍遇到了吸铁石一样，直接插入了我的心坎。上回关注内心时有一股"悲从中来"的情绪，我还不明白原因何在？这两句话却直指我心，好像被射中了的感觉：一句是"人生孤独"，另一句是"人生辛苦"！那一刻，我好像更清晰地看见自己内在的小孩，听见她真实的心声。我开始觉察到"外面的我"和"里面的我"的不一样。

后续的体验中，我看见了当父母离婚之后，那个孤单的小女孩是如何努力用功读书，用好成绩、好行为来得到大人们的肯定，如何用"行为表现"给自己营造一个安全堡垒，如何把情绪埋藏在连自己都看不见的地方，如何披上盔甲，成为一个常胜将军，以至于，连在婚姻中也不懂得如何脱下盔甲，呈现每个人都有的柔软脆弱的一面。

根据理论，小女孩应该对母亲表达愤怒，然后她就会有力量了，就不再害怕情绪了。可是我每次体验都找不到愤怒，难道我的愤怒埋藏得如此之深？每次一往内在探索，就只有眼泪、悲伤，而找不到愤怒，我又困惑了。我忍不住请教老师："心理治疗究竟能不能带来疗愈？疗愈的意思是说，我明白了自己的核心议题，所以我可以知道这是我的问题，不再怪罪别人，可以更好地与人相处，为自己的问题负责任？还是真的可以完全疗愈，这个伤不再被激发，我可以成为一个健康的人？"格林伯格笑一笑，回答说："你说的第二个状态也是可以达到的，不过大概要花20年！"

这个答案让我明白，成长或者疗愈，都是一个过程，而且是一个漫长的过程。人先要认识自己伤在何处，开始关注自己内在的状态，有什么纠结？是自己跟自己的冲突？还是与过去重要他人的未了之情？这些都可以经由聚焦情绪的梳理，让自己达到一个内在相对和谐的状态，而过去受压、受伤、受委屈的小孩有机会表达自己从未表达过的情绪、想法、需求，让她的自信、自尊可以提高，变得比较有力量。这个成长过程需要时间，需要遇到生活中新的考验，才知道自己究竟长得如何了？完全的成长与疗愈也许需要20年，那不就是让小女孩重新长大所需要的时间吗？幸运的是，对爱和被爱的渴望，是我们深度转化与成长的驱动力。似乎，每一个孜孜不倦走在心理学道路上不断学习的人，内在都有这一股驱力！

内在转化的体验

关于我对母亲的愤怒这个关键议题，记得我的分析师也经常问我："你感受到对母亲的愤怒吗？"或者"你对我有什么不满吗？"我感受不到愤怒，倒是对她有点失望，因为两年过去了，她说还要继续工作两年！所以我就暂停了。其实，失望也是一种愤怒的表达，但是我当时还不敢表达失望，更别说愤怒了！我的"知识"告诉我，我还有一些对母亲抛弃我的愤怒被压抑了，我"知道"却感受不到，也不知道该怎么办，好像这对我的生活也没什么影响，所以停下治疗之后又过了两年。

学习EFT之后，每次的小组练习都必须用自己当个案，探索真实的议题，我开始从聚焦身体体验进入情绪，去认识自己的身体在对我传达什么信息。容许感受升起，不害怕情绪出来，在伙伴们的陪伴下放心地去探索自己。几次练习之后，我已经很熟悉自己生命中的核心议题是什么以及如何唤起，如何继续深入工作了。只是，要去探索一个幼时为了自我保护而冻结的地方，我需要有向导和陪伴，自己是做不来的。由于格林伯格两年才有空来一次中国，我等不及了，所以追着他到新加坡继续学习EFT二阶、三阶、四阶。在2014年12月的三阶学习中，由于主题是处理生命中的未完成事件，我决心在大师的督导下勇敢地进入问题的最核心，看看自己情绪的最深处到底是什么。

第一波的聚焦是熟悉的，每当我聚焦身体时，还是那一股"悲从中来"的情绪升起，喉头紧缩，泪水啪嗒啪嗒掉下来。当我容许自己哭泣的时候，似乎呼吸总是不顺畅的，我哭得断断续续的，情绪很容易中断。咨询师带领我开始跟母亲对话。我也故意努力寻找我的怒气去攻击她，但是都还是大脑层面的、理性的想法，感受不到怒气。对话一阵子之后，第二轮的聚焦，我感受到自己内心深处浮起一股十分复杂的情绪，很难形容，有生气、有悲伤、有遗憾、有嫉妒、有怨恨、有责备……那一股情绪升上来了，我说我想尖叫，咨询师鼓励我继续，这时候，我弯下身子，终于放声大哭，同时我注意到，我的脚不自觉地蹬着地面，我的双拳紧握，捶着空气，我感受到了三岁小孩的肢体语言和情绪表达，而那个小孩说出来的是："妈妈，你在哪里？我要抱抱！"在一个安全的环境中，我让自己内心那个三岁的小孩出来了，那个情结也解冻了，我听见了她的声音！

当我抬起身子来的时候，我发现自己心跳加速，头有点晕眩，然后，我的双手开始发麻，忍不住甩一甩手。咨询师告诉我不要怕，调节呼吸，我开始做深呼吸，然后奇妙的事发生了，刚才那一大团情绪出去之后，我感受到的是自己的"肚量"大了很多，好像那一块地方空出来了，可以吸进更多的空气。身体虽然有一些反应，但是内心深处却觉得很平静，有一点想庆祝的那种雀跃，我深深地呼吸着新鲜空气，第一次觉得原来呼吸可以这么顺畅、舒服。我略略体验到了格林伯格所描绘的：当你被疗愈的时候，内心会有一丝甘甜的感觉。接着咨询师又带领我做了一些与母亲的对话。我发现这一轮的对话让我跟她有情感联结了，不再是对立的。我有了一些希望感，也觉得愿意再努力一把。

回顾自己的核心议题疗愈过程，我觉得精神分析为我提供了历史框架，让我看清楚前因后果，明白自己为什么是今天的自己，过去对现在的影响是什么，这是一份需要运用头脑、理性的工作。EFT却带我进入自己不熟悉的领域——身体和情绪的工作，深入一个人的内在，整合我的认知与生命故事。两者结合之下，我完成了个人童年创伤的疗愈。

如何"修通"童年创伤，促成改变？我的经验是在了解来访者问题脉络之后，唤起与其核心议题相关的童年记忆，带领来访者接触当时不被允许表达的情绪，从表层的继发情绪进入深层的原发情绪，再引导唤起当时应有的正常反应（包括情绪与需求），根据脑神经科学的研究结果，一起发射的神经元就会连接在一起。下一次这件事情再被唤起的时候，连在一起的神经元会一起发射，童年的悲伤伴随着对母亲的愤怒一起发射的时候，那个情绪就被转化了，来访者不再感到悲伤，也不再感到愤怒，而是悲伤与愤怒一起发射的一种新的感觉，就好像蓝色与黄色调在一起之后，成为绿色，这是一个新的颜色，这是情绪转化情绪的过程与意义。最后一个阶段，进入认知与叙事的重新整合，我个人的新叙事是，童年父母离婚，因此在奶奶身边长大，直到上小学时爸爸再婚，我才回到自己的家中；我虽然是在台湾出生长大的，生命故事却与大陆的许多人如此相似，莫非这是上帝的安排？他使用我的生命经历，来预备我做一个在大陆执业的助人者。这样的观点让我不仅接纳自己童年的经历，更从受害者的视角进入资源取向的视角。从婚姻的困境追溯到原生家庭议题、自我成长与修复，再回头建立夫妻之间的关系，看似清晰的一个流程，却需要一步一步去体验，让自己先走过这条路，你就知道如何带领个案进入这趟旅程了。

原生家庭创伤对亲子关系的影响

修复了童年与母亲的关系，原以为从此自我和婚姻就踏上了坦途，谁知童年亲密关系未得满足的一个很大的危机是，人会把自己对于亲密的需要首先投射在配偶身上；如果从配偶身上得不到的话，很自然地，人会把自己的需求投射到孩子的身上。特别是中国女性，在生了孩子之后，母子或母女关系自然成为生命中最重要的关系，不像西方人，一向把伴侣关系视为第一重要的亲密关系，不会把孩子的位置放在配偶之上。

在我的婚姻有冲突的时候，大女儿自然成为我生命中最亲密的人。我会把对她爸爸的怨言向她唠叨，让她成为我的支持者，让她分担我的痛苦。逐渐地，女儿渐渐成为我的同盟，她更像是理解我的闺蜜，而非可以不站边同时享受父母之爱、无忧无虑的孩子。童年创伤最大的吓人之处是，创伤会复制、会传递。在我不自觉中，不但我的童年没有妈妈，我害我的大女儿的童年似乎也失去了妈妈。她必须提早成熟，做一个支持妈妈的小大人，而不能在妈妈的怀里撒娇、做小女孩。写到这里，我自己也感到无比愧疚和遗憾。天下有哪一个妈妈愿意让自己的童年创伤重复发生在自己的女儿身上呢？但是，现实就是如此残酷。我看见童年被父母重男轻女的偏见所伤害的人，在自己的儿女身上不自觉地重复嫌弃与虐待；我看见童年被严格控制与管教的焦虑母亲，无法放下对自己孩子的控制与管教；被疏忽遗弃的母亲，面对自己的亲生孩子，不知道如何怀揣拥抱，不知道如何亲昵宠爱。童年所没有得到的爱、所不该承受的虐，如果自己不处理，经常会不知不觉又重复出现在自己的亲子关系中，这是当代中国社会一个很大的危机与需要。很多人成长过程中没有一个健康的家庭，以致他们成年后的家庭，虽然经济上大大改善了，可是那些内在受伤的小孩们都还没得到疗愈。因此，觉察这个代际创伤的存在与促进自己这一代的成长是刻不容缓的一件事。希望我们都能够给孩子们一个比自己过去的家庭健康的原生家庭。

当大女儿也见了心理咨询师之后，她开始意识到妈妈跟她的关系有很多值得商榷的地方，她开始向我讨债了。她想离我远一点，跟我划清界限，不要再听我的心声，不要再做我的情绪垃圾桶。面对大女儿的"叛变"，我又一次深深感觉到"被抛弃"的痛苦，并且充满了愤怒，觉得她忘恩负义。在我们目前的社会中，有很多这样的案例，儿女一旦见过心理咨询师后，就发现童年受到父母很多"不健康"的养育模式，导致今日自己在人际关系或亲密关系上很多不顺利，于是，退行了的孩子就开始向父母讨债，需要父母道歉，或者需要父母用无条件的爱和关怀补偿。怪不得有很多人谈心理学色变，觉得心理咨询师教坏了自己的孩子。

我明知这是一个康复的过程，但是，当自己的女儿也开始拒绝跟我来往，对我视若无睹、百般嫌弃的时候，我还是非常痛苦。我想，这个时候的痛，也有一些童年妈妈离婚后不见了的时候，那个小女孩的痛与伤吧！总而言之，我亲自尝到了代际创伤的滋味。这个问题困扰了我三到四年的时间。记得当时，只要参加培训，一有机会我就争取当个案，看看老师们如何帮我解决这个问题。第一次是一位CBT的大师，他拿我做案例示范，结果我看到的是女儿长大了，她有她的选择，我需要尊重她，放下自己的期待。头脑知道是这样的，但是心里过不去，每次家庭聚会见面还是很尴尬难受，为此，我又开始了一年的精神动力治疗，专门针对我和女儿关系的修复，做了一年左右，进展不大。我挺喜欢这个治疗师的，她很能共情，这个阶段我已经没有太多童年议题要谈了，所以感觉只是谈谈目前生活中的一些小议题，有时候谈谈个案。她像好朋友一样，我是她一个定期倾诉的对象。对于有明确治疗目标的我来说，用精神动力不是一个最有效率的治疗方案。

训练父母帮助孩子的新取向

2015年，国际EFT的年会上，我听见了一个报告，是关于用情绪聚焦的方法来对孩子和父母工作的，叫作情绪聚焦家庭治疗（EFFT）。这个取向帮助父母觉察自己内在的声音如何干扰了亲子互动，并学习关注孩子的情绪，不让自己童年的创伤自动化地影响当下的亲子关系，同时学习基本的共情与肯定，成为孩子的"情绪教练"和咨询师的"助教"。

这个疗法让我燃起了一丝新希望，因为我早已明白，我与大女儿的关系，根源在于自己童年与母亲关系的未了情。但是，如何解决？如何转化这段关系呢？关系议题的困难点在于，你知道问题，却不知道如何改变。培训之后，我用自己的案例来体验亲子关系的互动。过程中最大的体会是，在母亲为孩子而焦虑，或者母亲因为孩子的行为态度而觉得"受伤"的时候，我可以很清楚地看见，母亲进入了一个"小孩"的状态。

时代的创伤，给我们留下了很多受伤的小孩，都是童年没有得到足够关爱的。如今许多人外表长成大人了，事业婚姻也许都经营得不错，但是，一遇到与孩子的冲突，她们内心那个受伤的、焦虑的、恐惧的小孩，就会自动出现，有的用"暴力"压制孩子，以缓解自己的焦虑情绪，有的落入"受伤、被抛弃"的受害者状态，让孩子非常自责，觉得是他们的错，害妈妈如此难过！

我第一个意识到的是，在与大女儿发生冲突的时候，我特别容易变成受伤的小孩，好像觉得她很强大，是可以伤害我的，完全失去了做母亲这个角色的感觉和力量。这个时候，治疗师让我换到女儿的位子上去体会一下，看到母亲那么受伤的状态，孩子的感觉如何？我才体会到做孩子的面对妈妈的情绪时，那种厌烦、无助与自责。坐在孩子的椅子上，体会孩子的需求，她需要的是妈妈的爱、接纳、保护、肯定与引导。她不想让自己成为小大人来满足妈妈的需要。通过空椅的体验，我深刻感受到了自己在面对生气攻击的女儿的时候，到底是一个妈妈，还是一个受伤的小女孩？

一旦我体验到了自己这两种不同的状态，治疗师教我，用行为带动情绪，当你想要回到妈妈的角色的时候，让自己坐稳了，双脚稳稳地踩在地上，抬头挺胸，体会自己有能量、成熟、有爱的妈妈的部分，让自己的"成人"出来，面对孩子此刻的需要，试着去回应并满足她的需要。这个简单的技巧，让我可以从受伤的小孩跳出来，"切换"成妈妈的角色。当我在妈妈的角色中体会的时候，我可以不再对孩子抱有任何期望与要求，因为，正如水是向下流的，母亲的爱流向孩子也是不求回报的。我的母亲与我的关系是一回事，我与我的孩子的关系是另一回事。隔代的诅咒、代际的创伤，要在我这一代完全地斩断，不再重复！

亲自体验到EFFT对我和女儿关系的修复之后，EFFT也成为我在中国推动的一门培训，当我邀请父母们一起来为了孩子而学习，并且成为我的"助理咨询师"的时候，父母通常都是乐意的。通过一些小小的培训，父母学会了接纳孩子的情绪，学会了倾听与沟通，还学会了道歉，父母自己的需要则在咨询师这里得到满足。被爱过的才懂得爱，咨询师对父母的关怀传递到父母身上，再由父母去关怀孩子。这个方法让我想到了在社区工作时面对那些父母的无奈，我终于找到了一个方法，孩子不用上门，只要父母愿意来，我们就能帮助他们改善与孩子的互动，进而成为孩子的情绪教练，帮助孩子更健康。

整合所学的阶段

写这篇文章的时候，是2018年4月，恰逢第一届关于"情绪革命"的国际大会在挪威召开。我在那个大会上，接触到精神动力学派、认知行为学派、关注身体的行为学派、新兴的关注内在子人格的聚焦慈悲学派，以及聚焦情绪的EFT学派。大家一起分享各自在情绪上的临床工作与研究成果。我发现，脑神经科学的研究已经为心理治疗带来了一个新的"范式转换"。关注来访者与咨询师当下身体和心理的体验与互动，引导来访者关注其自身当下每一个内在切换的心理过程，然后用语言表达出来，并且觉察到咨访关系对依恋创伤的唤起与修复，这些是不同流派大师们的共同关注点。也就是说，传承的学派与解说的理论也许各自不同，但是，大家都同意的是，情绪才是心理治疗过程中需要被关注的核心。而体验是唤起情绪、带来转化最短的途径。

格林伯格用了一个小故事来说明当今心理治疗市场的现况：曾经，有一位国王差派大使去向老百姓宣扬国王的旨意。由于老百姓每一次看见的都是大使，听见的也是大使的声音，渐渐地，老百姓就以为大使是掌管国家安危和百姓福祉的领导，殊不知，大使背后发号施令的国王才是权力中心。国王与大使，就像是情绪和认知之间的关系。擒贼先擒王，我们想要治疗一个人的时候，关注认知还是关注情绪就像是擒拿大使还是擒拿国王一样，会有不同的效果。大家也都同意，情绪、认知、行为、叙事是需要整合的，但是，先后顺序不同，会影响疗程的长短。

大会回来之后，我迷上了神经科学的理论，开始读这几位大师的书，同时也听一些线上神经科学的网课。我开始感觉到，怎么不同流派的大师，讲的东西都差不多？强调咨询师全身心地与来访者同在，这部分让我最受益的是池见阳先生对如何运用"感觉"的细腻描述，与狄奥多·芮克如何倾听咨询师自己的"内在声音"竟有异曲同工之妙。而心理治疗的研究发现，疗效因子里面最重要的是咨访关系，这又与精神动力学派强调的移情／反移情不谋而合。连快速体验性动力治疗也强调，以依恋理论为基础的咨访关系，可以在咨询的第一阶段，带领来访者暂时脱离他的痛苦故事，感受到被看见、被听见的接纳和肯定，这就是"同在"与"共情"的力量。而第二阶段引导来访者关注情绪与体验、关注"右脑的"信息，反而可以带来一些新的觉察。运用依恋理论，咨询师可以陪伴来访者"穿越"到童年孤独之处，两个大人一起陪伴那个小孩，关注他的表情、心情、需求，与那个孤单的孩子一起改写童年记忆，共同创造一段新的体验。第三阶段，进入"元处理"，对于第二阶段情绪体验的工作进行反思，加深新创造的经验进入记忆。脑神经科学的研究证明，停留在一个新的经验里20秒就可以建构神经网络新的连线。这些科学研究结果都成为我们处理个案情绪时很好的指引原则。

我开始觉得，当咨询师自己被修通之后，对自己的情绪、身体有感觉了，也更能够体会来访者当下的感觉。共情，原来就是把自己所感觉到的说出来，好像一面镜子，供来访者参考，不是一个技术，而是一个共鸣的器皿。原来，学习过程中，最重要的是要认识自己、修通自己，让自己成为一个通透、可以与来访者共振的人。一个心理工作者一生最大的收获还不在于治疗过多少个案、出版过几本书，而在于"成为我自己"。

一路走来，遍访名师，执拗地追求成长，不接受马马虎虎、浑浑噩噩的人生。认识自己之后，除了解决三代之间纠结的关系，我还做了一个重大的改变：放下"救国救民""帮助中国咨询师成长"的伟大梦想与抱负，学习心安理得地做眼前的事：读书、写作、接待来访者、督导、旅游，与家人、朋友们更多联结。认识自己之后，我在职业生涯上做了一个重大的改变：从经营管理的位子上退下，到医院找了一份兼职心理医生的工作，准备过一个比较轻松一点的日子。面谈的时候，负责人很好奇地问我：别人都是从单位离开，准备自己创业，你为什么倒过来走，重新做员工？我很诚实地回答："我厌倦了一直当妈妈，我想要当一下孩子。" 孩子只需要为自己负责，妈妈要为全家每一个人负责！我允许自己感受疲倦，允许自己休息，选择只为自己负责。

接着，我参加了 AEDP 的培训，在五天的过程中，我被杨兆前和叶欢两位老师的人格特质迷住了。他们用完全的爱与接纳来进行培训，让学员在体验全身心被共情的氛围中进行学习，课堂成为一个团体，我们左脑在学习，右脑在经历被足够好的父母看见、标明、肯定的体验，安全依恋的神经连线一天一天重新被连接。我仿佛又回到了一个长久失联的"家"，这是一个奇妙的课堂。哇！我又看到了令我羡慕的榜样，我想要长成像他们一样的人！我发现，这一次，吸引我的不是技术，而是成为一个什么样的人。课堂上有一句话深深刻印在我脑海里："对爱和被爱的渴望，是我们深度转化与成长的驱动力。"我知道，自己不会一直停留在自由做孩子的状态里，当我尝到足够的爱之后，爱人的渴望是从心发出的。我渴望成为一个真诚的、甘心的、流通的爱的管道，而不是活在疲惫的、应该去爱的状态里。

18 年来，在专业领域，我从精神动力开始认识人的内在世界，到 EFT 深入探索情绪与身体，再到目前对神经科学与 AEDP 整合的兴趣；在个人的疗愈与成长方面，从婚姻的艰难，到原生家庭的修复，再到母女关系的破裂与重建，贯穿其中的是内在自我的蜕变与重生，我发现自己的专业成长与自我寻求疗愈的过程平行并进、密不可分。如今回顾，我觉得，上帝允许我经历诸般痛苦，原来是为了领我找到希望、经历转化、找到出路。自己不断经历疗愈的同时，也有能力帮助当前中国的许多家庭。这是我成长之后积极的生命叙事！

今天，我将这段过程用文字整理出来，是一份心路历程的总结，如果能对读到这些文字的你有所帮助，也算是一种生命影响生命的传承。

陈玉英

华东师范大学应用心理学博士，先学习精神动力于中德班与 CAPA 共 8 年，后邂逅情绪聚焦治疗并成为海峡两岸受教于创始人 Leslie Greenberg 的第一位认证 EFT 治疗师与督导，致力于推动 EFT 个人、家庭、与伴侣治疗在中国的发展。2018 年起又惊艳于同样重视体验与情绪历程的快速体验性动力治疗，开始整合精神动力、EFT 与 AEDP，期待将重视从身体入手、关注体验、转化情绪、疗愈童年创伤的整合性疗法介绍给更多的心理工作者。现定居上海。

我在"冷宫"做咨询

段好宁

张沛超博士一开始提议写这本书的时候，我完全没多想就加入了。在这之前，我曾跟着张老师学习精神分析有三年半时间，他是目前为止在心理咨询和精神分析的道路上，陪伴我时间最长的一位老师，也是我心目中很有分量的一位精神分析学者。因此，他提议写的书，我想也会是很有分量的；另一方面，一段时间里，我自己也一直在寻找一个合适机会，说一说自己想说的话。

这是我平生第一次正儿八经地写书。早些年前我喜欢写博客，后来生活安顿下来，也已经很久不动笔了。现在猛地要写书，该写点什么呢？仿佛有一肚子话要说，可是到了嘴边，又犹豫起来。想讲一讲自己这些年的经历，又担心那样会把自己的隐私暴露得太多；要不就谈一些理论和技术上的东西，又担心自己学艺不精而误导大众或者遭人耻笑。总之，头一回这么正式地面对读者，我心里很矛盾，这才感觉写书对我来说其实是一件挺不安全，也很挑战的事情。为了让自己能安心动笔，我也试着觉察了一下自己内心深处的焦虑和不安，我想，大概是因为我过于看重写书这件事情，寄托了许多想法和欲望在上面，所以才会这样。

在一次跟其他作者讨论的时候，大家都在聊我们写这本书的目的到底是什么。不记得是谁提出来，说希望通过我们的叙述，让那些喜欢心理学的朋友们有机会了解什么是心理咨询；同时，也希望能让年轻的心理咨询师们，学会走自己的路，而不仅仅是学着别人走路。我很认同这个观点，只不过对我来说，困难在于，我大概仍然是大家口中那个年轻的心理咨询师，我自己的前进道路也仍然处在不断摸索之中。

关于我自己

我工作和生活的地方是西安市阎良区，从我们这里到市中心，还有将近一小时车程。我经常跟外地的朋友开玩笑，说我其实生活在西安的"农村"，都市的繁华大多数时候跟我没什么关系。

2013年，我研究生毕业之后来这儿工作，安家。在这之前，我本科毕业于华北水利水电大学（那时候还叫华北水利水电学院）给排水工程专业。很多人后来知道了我的学习经历，会有些好奇，问我为什么后来转学了心理学。说实话，这个事儿直到今天我自己也不知道该怎么合理地解释。有意思的是，我研究生毕业那年，有一次在找工作面试当中，一位面试我的领导，他有些半开玩笑地跟我和在场的人说，他觉得学给排水的人应该挺适合研究心理学，因为它们二者都是在搞"疏通"。这大概是我迄今为止听到的对我自己最有启发的解释。我甚至觉得，这句看似不经意的话里面可能正好潜藏着我的命运的"天机"。我后来想，给排水工程和心理学，的确有某种相通之处，它们所关注的是建筑或者人身上的"看不见"的部分。这个"看不见的部分"，也容易让人联想到弗洛伊德的"冰山理论"。而我可能恰好对这些看不见的东西感兴趣，或者说与它们有缘。

我当初决定要跨专业考心理学的研究生，原因比较复杂。一是我不太喜欢工科学校里面那种相对枯燥和刻板的生活。我骨子里是有些浪漫主义的人，曾经挺想成为一个文艺青年，总觉得自己的聪明才智在那样的氛围里受到限制，一想到将来毕业以后，十有八九都是在工地上跟钢筋水泥和活动板房打交道，心里就很崩溃。有句话说，一个人今天流出来的泪，就是当初脑子里进的水，用在我当时也很合适。高考结束报志愿的时候，我可能最多考虑了不超过一分钟，就在自己的第二志愿里填写了后来的学校和专业，因为校名里面有"水利"二字，所以我在学校的招生简章里，把仅有的四个名字里有"水"的专业找出来，依次填了进去。那时候完全忘记了，我其实是火命。

后来，由于分数的原因，我"顺利"地读了给排水工程专业的本科。很多人都说上大学会成为一个人一生中最重要的经历。然而区别在于，有些人的大学生活充满了故事，而我的大学生活则充满了事故。

大学四年，是我人生中第一次体会理想和现实之间冲突，许多重要的人生命题一下子扑面而来，再加上我自己天生就有些多愁善感，整个大学的前半段我都在痛苦挣扎中度过，一方面是艰难地适应自己无力改变的生活处境，另一方面也整天为了自己将来的前途和命运发愁，原本应该美好灿烂的青春时光对我来说却是黯淡的低谷和前所未有的困境。

总体而言，读大学的经历让自己很挫败。有挺长一段时间，我学习成绩很不好，考试接连挂科，最后差点不能够正常毕业，我想这后来也严重影响了我对继续学习给排水工程专业的信心。现在回忆起来这段经历，其实并不觉得有什么特别，但在当时，确实给自己造成不小的麻烦。最难熬的时候，我认为自己可能真的得了抑郁症或者什么严重的心理疾病。其实那时候也完全不了解这些，我后来注意到心理学，跟那段时间为了缓解自己的痛苦，读了很多乱七八糟书有关系，我猜其中肯定包括心灵鸡汤之类的东西。大概就是从那时候开始，不知道怎么的，头脑里就萌生出一个愿望，希望自己将来成为一名"心理医生"，最初的想法只是觉得自己的经验可能很有价值，觉得自己能够理解那些平常人不容易理解的遭遇，不希望自己走过的弯路让后来人再走一遍。

最初决定考研的时候，我其实不完全清楚心理学和心理咨询究竟是啥样的，也不了解读了心理学的研究生和成为一名"心理医生"之间还有多少路要走。那时候觉得自己更喜欢文科一些（跟文科考研不考高数也有关系），但又听说很多文科专业比如哲学、历史什么的毕业之后不是很好找工作，所以才选择了相对"热门"的心理学。后来考研考了两年，进入安徽师范大学读发展与教育心理学的研究生，我那时候也和今天很多不了解内情的人一样，以为考上了心理学的研究生，自己基本就是个"心理医生"了。去了之后才意识到，读研期间学的东西和心理咨询并没有什么必然的联系。

读研以后，也是偶然的机会，听人说学校有心理健康教育中心，会不定期地面向我们心理学专业的研究生招聘实习心理咨询师。研二的时候，正好又遇到心理中心招人，我和隔壁宿舍的一个哥们儿一起去报名面试，我还记得我当时差点没忍住要给面试的两位老师讲自己经历的"悲惨故事"，现在想起来还觉得好笑……结果最后只有我幸运地通过了面试，一开始我还以为是自己的"煽情"为自己赢得了同情分，后来其中一位老师悄悄告诉我，之所以当初选我，是因为他私下里征求了比我早到中心实习的一位女生的意见，据说当时那位女同学更倾向于认可我……这个女生后来成了我媳妇。

不管怎么说，读研期间进入学校的心理中心，成为一名实习的心理咨询师，那是我后来走上这条从业之路的正式转折。我在那里总共实习了一年，印象中那一年里积累了几十个小时的个案经验，还有每周都有半天集体督导的时间。现在回想起来，我很感激那时候带我入门的两位老师，以及一起工作过的其他几位心理咨询师，是他们让我在最短的时间内进入了心理咨询的大门，了解什么是真正的心理咨询，同时也有机会接触到精神分析。

我在"冷宫"做咨询

我工作的部门是学校的心理健康教育中心（之前叫心理咨询中心）。理论上，心理中心是负责全校心理健康工作的部门，主要的职责和工作内容包括三个方面：心理健康课程，心理咨询服务，心理健康宣传。说白了，我每周除了给学生上一门叫作《大学生心理健康教育》的公共必修课之外，还要给预约来访的学生做咨询，也定期或者不定期地负责组织开展一些与心理健康相关的宣传活动。学生们习惯称呼我为"心理老师"。

在学校里做咨询，和在医院里做心理治疗，或者和私人执业的心理咨询师相比，是很不一样的。在我眼里，我经常把在学校从事心理工作的同行们，视为中国"心理医生"界的特殊群体——特殊的身份、特殊的环境、特殊的问题。

先从学校心理咨询师的"特殊"身份说起。在周围大多数人眼里，我是一个教心理课的"心理老师"；在我的领导们眼里，我可能只是学生处一名普通的行政干事；但在我自己心里，我更倾向于认为自己是一名"心理咨询师"。也就是说，关于我自己的身份究竟应该是哪一个，在我的世界里，其实是混乱的。有相当长的一段时间，我总觉得自己被周围人和环境"割裂"了。按照心理学的理论来说，作为心理咨询师的我，遭遇了身份认同危机，这个危机后来在我从事心理咨询的道路上伴随了我挺长一段时间。

我一开始选择到高校工作，其实就是希望能够继续从事自己喜爱的心理咨询工作。但是到了单位之后，才发现情况完全不是我想象的那样。周围人对心理咨询和心理学的了解，完全可以用贫瘠来形容。几乎没人了解心理咨询是怎么回事，更没人知道精神分析是什么玩意儿。每个人都在以自己的想象来审视心理咨询，更多的是调侃，也有不屑。我知道，这也可能是由于我自己投射在这件事情上的欲望太多，所以某种程度上可能放大了周围环境的反应。然而我得承认，起初那种不被周围人看见和了解所造成的挣扎，成了我作为一个新手心理咨询师内心里的病症。

我们学校目前在校生超过一万人，只有两位专职心理老师。心理中心总共有三间房，一间专门的心理咨询室，一间沙盘室，一间综合办公室，加起来大概有七八十个平方。房子的大小在中国人心目中总是有着特殊的意义，对我们在学校干心理工作的人来说也是这样。在这之前，我实习过的母校的心理中心，那时候就已经有一整层楼十几个房间的场地了。不过比上不足比下有余，还记得我工作的头一年，有一回到一所兄弟院校参观，对方学校的心理中心连一间独立的办公室也没有，这让我当时"欣慰"了好几天，印象很深。

"心理中心在学校老校区图书馆四楼北侧"，这是我工作以后经常要说的一句话。在我们这个校园里，老校区、图书馆、心理中心，在老师和同学们的心目中通常是一个遥远而陌生的地方，有些"人迹罕至"，或者说"门庭冷落"。曾经有其他部门的领导在跟我聊天的时候，替我感到惋惜，他把我们心理中心形象地比作学校的"冷宫"。

"冷宫"里不缺"故事"，更不缺"事故"。

"冷宫"的第一大特征就是"冷"。我们心理中心的三个房间窗户全部朝北，一年四季晒不到阳光，经常大白天也要开着灯才够亮，称为"冷宫"名副其实。图书馆顶楼没有阅览室，只有一个几乎占了多半层楼面积的大自习室，高职院校的学生可能天生不爱读书，所以整层楼里人很少，很安静。记得我刚来学校的时候，比我先来的那位女同事休产假，有整整一个学期，就只有我一个人在那间办公室里上班，经常一整天没有机会跟人说一句话，偶尔到新校区的办公楼里去办事，遇到同事和领导想打招呼的时候，脑子里想着说什么，嘴却半天没反应过来。

入职以后，学校配给我的办公桌和电脑迟迟不能到位，我就在办公室里一张窄小的旧电脑桌上，用我自己带来的笔记本电脑办公，直到那台笔记本电脑也年久失修，前后坏了两次，领导才紧急从别的科室里匀过来一台别人用过的旧台式机给我。后来有一次因为工作加班，大家在一起吃饭，领导借着碰杯的机会还专门鼓励我说心理中心并不是他心目中"被遗忘的角落"，感动得我差点没哭出来。

在我们这样的学校里，心理中心在很多人眼中只不过是一个整天只需要喝茶看报的清闲岗位，一个边缘部门，甚至只是一个"摆设"，领导们嘴上也许从来都不会承认，但在心理中心工作的老师，估计大多会同意我的观点。普通的同事提起我们大家都多少有些羡慕嫉妒，就好像我们在单位可以"不劳而获"一样。身处"冷宫"最大的难处是，无论你在这里做了什么，或者什么也不做，可能都已经被贴上了"没用"的标签。当一个人身处冷宫，努力和奋斗也许是没有任何意义的。你所做的任何事情，无论你自己多么肯定它的意义和价值，但在外人眼中，顶多被理解成你由于无聊才进行的自娱自乐和自我安慰。时间一长，身处冷宫里的人心里会逐渐产生"罗森塔尔效应"——那些终于"认清"了冷宫面目的"妃子"们通常慢慢地也就开始自暴自弃了。

我今天需要面对的现实的情况是，一千个人心目中就有一千种"心理咨询"。每个人都在以自己的方式理解和看待心理咨询，面对各种各样千奇百怪的误解，我经常觉得自己百口莫辩，刚参加工作那几年，自己还经常为此生闷气，在我看来，很多时候，对无知的放任便是对世界最大的恶意。

此外，由于要承担一些行政工作，比如隔三岔五会被领导叫去开会"顶缺"，那是再寻常不过了。刚开始的时候，遇到跟咨询的时间冲突了，我试着跟领导说明情况，领导随口就让我把咨询取消，说学生可以下次再来（心理咨询的基本设置是要求保证稳定的会谈时间）。更不利的情况是，出于一种对领导权威的服从和恐惧，很多同事并没有足够的勇气去坚持表达自己的想法，这时候，心理咨询师会为了服从领导的要求而在事实上损害了来访者的利益。

类似的情况，在学校心理咨询这个行业里，应该说并不少见。由于种种误解，很大程度上，在学校里开展心理咨询工作，不仅是"出力不讨好"，甚至是不被认可的"非法"行为。在这样的环境下坚持工作，对一个新手心理咨询师，通常又是一个初入职场的年轻人来说，难度可想而知，也很容易毁坏一个从业者坚持下去的勇气和信心。

"赤脚医生"的困境

我们今天的很多人仍然对心理医生这个职业抱有误解。外行人大多数弄不清"心理医生""心理治疗师""心理咨询师"到底有什么区别。这其中，大众对"心理咨询师"的认可度恐怕最低。然而，就在心理咨询师内部，其实也是存在着"鄙视链"，学校心理咨询师，恐怕往往处于"鄙视链"底端。具体来说，在我身边，许多人可能并不认为学校的心理咨询师是"靠谱"的，充其量只是"半专业"或者"准专业"，甚至一些高校心理咨询的从业者自己，也并不对自己抱有"专业"的期望。

我曾经在一次交流活动中听到一位比我资深的同行说，今天的许多心理咨询师，其实就像过去曾经出现在医疗行业里的"赤脚医生"一样。我自己也曾经提出过同样的看法。在我看来，除了是"赤脚医生"，今天的心理咨询师们，也和以前的"民办教师"很像。它们的共同点是，它们都是在中国国情下，一个行业从建立到完成专业化的过程中要经历的一个特殊阶段。

如今的心理咨询师当中，真正受到过系统训练的从业者数量并不算多，心理咨询行业或许正处在一个以"赤脚医生"和"民办教师"为主的时代，而高校心理咨询师也许正是"赤脚医生"和"民办教师"的主力军。相比之下，在高校从事心理咨询工作其实是处于整个行业发展的劣势环境，既没有医疗卫生系统在心理治疗专业方面的先天优势，又缺少私人执业者所承受的生存和竞争压力，这让一些高校心理咨询师过着"温水煮青蛙"一样的职业生活，忽视了高校心理咨询师们专业能力的成长。然而，造成高校心理咨询师专业能力不足的原因是多方面的，我只能试着谈一谈。

高校心理咨询在行业内最受诟病的地方或许还得从"钱"说起。大多数高校里的心理咨询是没有办法直接向学生收取费用的。这个问题其实是学校心理咨询中比较敏感但又很关键的话题，可能对一些同行来说，这甚至是让人羞于提及的。

学校的心理咨询师不能按照自己的实际劳动获得报酬，我想，这也是让很多同行没有足够的动力去坚持从事规范的心理咨询的原因之一。由于人们对心理咨询的认识并不一致，有的人认为学校里的心理"老师"是不应该收取费用的，就好像辅导员老师跟学生谈心不用收费一样，但问题在于心理咨询的"谈心"和普通的谈心无论在性质还是方法上都是不同的，心理咨询师为了跟学生"谈心"所付出的努力和准备工作通常比普通的谈心可能要多很多，这其中还有专业性的问题。

如果说上述关于费用的问题并不难理解，然而，难理解的部分在于"收费"对心理咨询的特殊意义本身。简单来说，收费是心理咨询必要的一项设置，免费的咨询会由于缺少了关键设置而严重影响心理咨询的效果，正如"免费的午餐吃起来不香"。

心理咨询从来都指向来访者内心充满冲突和困难的部分，而面对这部分内心的痛苦，对咨询师和来访者都会受到压力和挑战。在心理咨询中，无论是咨询师还是来访者都需要一种契约精神来保证和维护咨询关系，共同迎接困难和挑战，而收费则是达成契约的一种简洁而牢靠的方式。比如，在遇到困难的时刻，来访者可能会由于付费而珍惜咨询的机会，促使来访者尽可能参与到与咨询师的互动中，来访者和咨询师双方的自尊和价值感也会由于付费而得到基本的保护。

另一方面，心理咨询并不单纯是一件轻松愉悦的事情，而是十分困难并充满挑战性的工作。社会上习惯于流传一种说法，把心理医生比作"情感垃圾桶"，我想这是有道理的。由于不收费，咨询师在面对困难的时候，也可能会由于感觉到"不公平"而剥削甚至放弃来访者，只是这个过程会隐秘地发生，并不引人注意。因此，在高校里做咨询，一方面，很少遇到比较"稳定"的来访者，另一方面，也会很少遇到足够"稳定"的咨询师。

除了费用设置的问题，学校心理咨询还容易受到来自专业之外的"行政干预"：比如学校可能会限制学生心理咨询的次数，当然假如是由于专业人员数量不足，不得不限制单个来访者的咨询次数以服务更多的来访学生，这是可以理解的，但问题在于，许多时候学校心理咨询师的工作受限并非总是出于专业的考虑，这背后存在的体制和机制问题比较复杂，在这里就不多做讨论了。

除了受大环境的影响之外，学校心理咨询师被认为"不够专业"，其实也跟从业者自身因素有关。"国家二级（三级）心理咨询师"，心理学学位，今天似乎已经成了从事心理咨询工作的"金字招牌"，给人的感觉，仿佛有了这两样就是一个合格的"心理医生"了。然而这只是大众的误解，或者说只是一种"光环效应"而已。是否接受过系统完整的专业学习和训练，究竟有没有足够的专业能力从事心理咨询工作，恐怕只有心理咨询师们自己心里最清楚了。另一方面，在学校做心理咨询，某种程度上又是"旱涝保收"的，这也会让人失去一些提升专业能力的想法和动力。即便是学校心理咨询师们想要走专业发展之路，跳出"冷宫"和"洗白"自己，所需要付出的努力和艰辛，并不容易面对。

我在想，也许就在不远的将来，被时代淘汰可能也会发生在心理咨询行业里，如果从业者们不能及时意识到问题所在，仍然沉浸于行业的虚假繁荣之中，谁敢保证不会重蹈被淘汰的覆辙呢？

与精神分析的缘分

我从一开始就学习精神分析，从事心理动力学取向的心理咨询。与精神分析的缘分，还要从读研期间的实习经历说起。在当时两位老师的指引下，我得以接触到精神分析和认知行为疗法，起初我尝试过用认知行为治疗的技术来做咨询，但稍稍接触的多一些，我发现我更喜欢精神分析。一开始我的喜欢在于精神分析取向的心理咨询不用老想着给来访者留什么作业，只是自由交谈就好了，我喜欢这种相对自由散漫的风格。不过那时候身边的人都说，对一个新手咨询师来说，认知行为疗法可能更容易"上手"，精神分析往往不那么容易"上手"。

第一次感受到精神分析对我的吸引是在一次工作坊中，大概是2011年，苏晓波老师到芜湖举办一个精神动力学取向培训项目，得到消息，我实习的心理中心里大家都很兴奋，争相报名，我那时候还是懵懵懂懂，基本上就是跟风，参加了那个培训项目的第三期，总共3天时间。苏晓波老师当时讲的理论部分我几乎一样也没记住。最让我感到新奇的是苏晓波老师所呈现的那样一种人格状态，那是被我称为"境界"的东西，我第一次真实地看到一个人可以以那样一种平静智慧的状态示人，然后我自己内心可能也就产生了一个愿望，有一天我也想成为那样的人。

2012年的时候，也是当时的一位老师推荐，说张沛超博士计划开一个网络的精神分析学习小组。我那时候只是跟大家在一起参加小组督导的时候，听大家讨论起张老师，据说是个"厉害"的人物，没有多想就报了名，就这样从2012年底到2016年上半年，两周一次，跟着他学习精神分析，同时接受小组督导。也是在这个过程中，我逐渐了解心理咨询师的职业发展道路，了解业内的各种培训项目，中德班、中美班、中挪班、CAPA。在此期间，张老师也向我们推荐CAPA，鼓励我们去申请CAPA的培训项目，一开始我自己并没有这样的期待，听说CAPA的面试和课程都是全英文的，就只能望而却步了。

到了2013年参加工作之后，我开始面临着如前所述的严峻问题，那就是如何让自己在一个几乎没有什么土壤的地方开始我的心理咨询师之路，并且能坚持走下去。那之后我经历过一段时间的挣扎，简单来说就是丰满的理想和骨感的现实之间的矛盾，同时，个人的生活状态也不稳定，还有买房、结婚、生小孩等一系列人生大事需要面对。为了尽快调整自己，我决定开始自己的个人体验。从接受个人体验开始，也是我自己真正学会沉淀的起点。我知道在这样的环境下，一个咨询师的心理状态不仅会影响和来访者的工作，更危险的是可能根本没有办法在这条路上坚持下去。但反过来说，这样的环境和经历，也恰恰是一个心理咨询师接受考验并获得成长的良机。这也是精神分析告诉我的，现实的困难总是源于内心未解决的冲突，当我们静下心来开始解决自己内心的困扰之后，现实的很多问题可能都会在不知不觉中迎刃而解了。

再后来我鼓起勇气去申请CAPA，最初有这个想法的时候很冲动，只是想去试试看，面试第一轮就被刷了。接下来我便开始正式地做准备，从网上购买了大概半年时间的一对一英语口语课程，每天下班之后上网跟外教进行对话练习，几个月下来，自己对说英语这件事情似乎不怎么焦虑了。就这样第二年又向CAPA提交了申请，然后面试，有惊无险，最后通过了。收到CAPA录取邮件的那天早上我正在医院里，那是我儿子出生的第三天，开心。

写这篇文章的时候，我很快就要结束CAPA初级组的训练项目了，有些遗憾，没有能进入高级组继续学习。我的英国督导师Emma Letley女士还专门关心我，问我是否对没能进入高级组继续学习感到遗憾，我说遗憾是有，但这个结果我能接受。学习精神分析的几年，让我越来越学会更多地从内心去认识自己，而更少地谋求外在的肯定和赞赏。

刚进去CAPA的时候，我内心还是有很多私心杂念的。比如，一开始可能会把CAPA看作自己的一个荣耀和头衔，希望这样的培训经历能够博得周围人的关注，也借此希望自己的能力被更多人认可。CAPA对我来说的意义可能也正在于此，就是说，我的那些对"头衔"的幻想，并没因为CAPA而获得满足。CAPA也从来不是以一个权威者的姿态出现，CAPA的学员们似乎也更不迷信权威。在这样的氛围中，我开始学会放弃这些幻想，关注自己真实能力的提升。我也意识到，也许不仅是对我自己，也对周围的很多人来说，一个比较重要的人生议题是，我们在多大程度上为了获得外界的肯定和赞扬而努力活着？对于一个心理咨询师来说，努力保持对自我的觉察是至关重要的。心理咨询师这个职业，在今天的中国，某种程度也是一个"光环"，相比于容易令人羡慕的其他职业，诸如官员、教师、医生之外，"心理咨询师"这个职业充满了更加神秘的色彩。这种神秘色彩背后总是隐藏着一种朦胧、暧昧的吸引力，吸引着许多年轻人希望通过从事这个职业来满足自己内心的某种愿望。然而，是否每一个从事心理咨询的人都对自己从事这个职业的动机具有比较清醒的意识和觉察，这是一个问题。很多时候，当一个（动力学的）心理咨询师无法真正掌握精神分析的精髓，很可能只是由于对个人未经解决的潜意识冲突缺少足够的觉察和处理。这也是为什么几乎所有的心理咨询前辈们都会鼓励新手心理咨询师要尽早接受个人体验，解决个人冲突。我自己的切身感受是，对于一个年轻的咨询师来说，在相当长的时间内，无论是个人的职业发展遇到瓶颈，还是和来访者的工作遇到困难，都和心理咨询师未经解决的个人议题存在关联。

　　CAPA好像不强制要求学员（至少是初级组学员）必须接受个人分析，但会积极建议并鼓励大家这么去做，我身边的CAPA同学也都有各自的分析师。个人体验给我带来的收获是显而易见的，随着时间的推移，我会发现自己从个人体验中的获益也在逐步增多。因此，我同样鼓励跟我一样或者比我更年轻的心理咨询师们接受个人体验。我也注意到，在我身边的一些同行，在从业的过程中间，多多少少都会挟带着个人问题，这也给他们自己带来了不小的阻力和压力。当然，更糟糕的情况是，一些心理咨询从业者自身都还是一个未经治疗的"病人"，却抱着一种并不健康的热情，去帮助和治疗他人。

　　CAPA对我的另外一个意义在于，通过在CAPA的学习，让我融入了心理咨询这个圈子。我其实并不太喜欢"圈子"的说法，好像很俗气，但对于一个心理咨询师来说，和同行保持良好的接触是十分必要的。"心理咨询师不是一个人在战斗"，不论是在技术层面还是情感层面都需要来自同行的支持，CAPA可以很好地提供这样一个相互学习、相互交流、相互支持的平台。在这里能和一群国内比较优秀的心理咨询师在一起学习和交流，也就像照镜子一样，能够不断发现自身的不足，也能看到自己身上的价值和闪光点。

精神分析带给我什么

写到这里，似乎我要讲的故事都已经讲完了。有些担心别人读了之后会觉得这是"懒婆娘的裹脚布又臭又长"。进行不下去的时候，正好看到张老师在群里问大家写作的进度，我说我写到半路上卡住了，张老师提示我再四十五度角仰望仰望星空，让我勿忘初心。我问他初心是啥来着，他让我扪心自问。

我真的试着仰望了一下，因为是大白天，没有星空，只抬眼望见了窗户外面高大的梧桐树冠，还有窗户玻璃上一堆干涸的鸟粪……初心，我的初心会是什么呢？

从我开始走上心理咨询的道路之初，我就能意识到这个职业对自己有着一种吸引，我也在不断地思考这个职业究竟在什么地方真正吸引着我。在我不断学习和实践的几年时间里，我越来越觉得，自己内心的某种关于生命和人生的观念正在逐渐形成，并且，我也越来越意识到，这种源自内心的观念与心理咨询和精神分析带给我的诸多体验和领悟渐渐产生了契合。

在走上心理咨询和精神分析之路以后，我变得越来越关注一个人的精神和内在世界，越来越知道精神和内在世界对一个人的重要性，也越来越意识到人的精神和内在世界的复杂性；我越来越对自己的很多欲念、经验、想法、情绪保持审视态度，在表达它们或者行动之前，我更愿意对它们加以一些警觉和反思，以尝试了解更深层次的自己；我能感觉到自己内心变得越来越沉静和安定，越来越清楚自己的喜好，越来越知道自己的能力限制，越来越少地去苛责自己做一些不想做或做不好事情，也越来越坦然地面对自己的未来，并不再为获得金钱、名声、地位等外在的评价而焦虑和恼怒。某种程度上，精神分析和心理咨询带给我的也是一场"修行"，或者说它启发了我在自己的生命中开始一场精神上的实践，而获得类似的启示在我的生命力并不是第一次。

　　我最早体会到过一种精神上的生活的魅力，以及意识到一个人需要从内心去寻求解决很多问题，是在我还在上大学的时候。大学本科的几年时间是我过的最辛苦的几年，但回过头来，也是自己在精神上最丰富的几年。为了试图解决自己满脑子的关于世界、关于人生、关于自己的困惑，或者仅仅是为了缓解自己对未来和前途的焦虑，那段时间里读了很多有用和没用的书，回过头来，如果要我谈一本自己认真读过的并且截至目前仍然印象深刻的书，我首先想到的是《论语》。上大一的时候，由于选课的时候我反应比较迟钝，所以当"演讲与口才""社交礼仪"之类的课程都爆满的时候，为了完成学分，我只好在很少有人选的几个课程里选修两门，同时也为了显示我自己的"特立独行"，我故意选了两门容易让工科同学们"刮目相看"的课程，一门是"大学语文"，另一门叫作"儒家思想和中国社会"，后来这两门课程成了我在大学期间为数不多的几个获得了"优秀"成绩的课程。

　　有意思的是那门"儒家思想和中国社会"的选修课，老师要求每个人通过考核的前提是要把《论语》通篇手抄一遍，就这样，在大半个学期里，我十分走心地每天认真阅读和抄写《论语》，直到抄了满满一个笔记本。还有一本那时候读过的书让自己印象深刻，准确地说只是一句话——"礼闻取于人而不闻取人，礼闻往学，不闻往教"（出自《礼记·曲礼》），大致意思是说"礼"这种东西是从别人身上学到的，而不是用来让别人学习的。这个话乍一听起来有点拗口，却很好地说明了中国古人尤其是儒家思想里面"君子求诸己"的人生态度。

　　古人讲求诸己，我想某种程度上，和我们今天学习精神分析、从事心理咨询所倡导的精神是一回事：精神分析所描述的心理疾病也是起源一个人自己的内心，并且要解决和缓解这些内心的问题，需要我们通过对自己的内心深处（潜意识内容）进行了解和反思才能实现。在动力学取向的心理咨询来看，如果一个来访者或病人缺少基本的内省力，是很难被治愈的（至少不适合接受动力学取向的咨询）。不仅病人需要"求诸己"，在心理咨询的过程中，咨询师也是要不断地"求诸己"（通过不断地识别移情和反移情进行工作），心理咨询也许本质上就是一个咨访双方不断"求诸己"的过程，只是弗老爷子的方法比中国古人的方法更显得系统、科学，操作性也更强。

　　张沛超老师曾经把我们这个时代的心理咨询师们比作心理咨询或者精神分析的"布道者"。我在想，除了在平凡的甚至微不足道的工作中去坚持，让更多的人了解心理咨询和精神分析之外，那个背后隐含的"道"会是什么？对我来说，这个体悟"道"的过程，也许就是一个人不断去认识自己，面对自己，在一种精神的实践中试图了解整个生命奥秘的过程，精神分析可能正提供给我这样的切实的机会。

　　我有些担心我们今天的不少从业者把"心理咨询师"这份职业看得过于高大。很多时候，似乎大家更愿意去"助人"，去帮助"更多的人"，以显示心理咨询师自己的光荣和伟大，而也有相当多的来访者和追随者，似乎也需要一个这样"神圣"的人物来"拯救"自己。另一些时候，人们也用"神秘"的眼光怀疑和审视心理咨询本身，一些圈内人士有时候开玩笑地自嘲，心理咨询行业被一些人认为是在进行"精神上的传销"（据我所知，也的确有人在打着心理咨询的幌子这样做）。如果说把咨询师看作不一般的厉害人物是一种"神化"，那么"精神传销"的论调则是一种对心理咨询"庸俗化"或者是"妖魔化"式的误解。无论是前者还是后者，势必都迎合了相当一部分人的趣味，或者说满足了人们（包括心理咨询师和来访者双方）在某个阶段的某种心理需求，但这些东西都正在对心理咨询这个行业的健康发展造成阻碍，当然，这也是每一个行业发展必须经受的考验。

　　只是在这场洪流中，需要更多的人坚持走心理咨询和精神分析的"正道"，需要更多人从不断"求诸己"的过程中保持一份执着和坚定。我想，这也许就是16位心理咨询师共同写书的"初心"。

作为初学者的一些经验

　　如果前面的部分更多是我自己在学习和成长道路上的思考和总结，夹杂着许多我个人的情绪和困惑，为了更容易交流（也怕凑不够答应的两万字），我也分享一些我作为一名初学者在从事心理咨询和学习精神分析的过程中所积累的简单的经验，希望那些准备将来走上这条道路的朋友或者正在经历相似困难的朋友们能够读到它们。

1.找到自己的方向，然后系统地学习

心理咨询的流派五花八门。我多少有些怀疑今天的人们很容易"把'心理学'当成一个筐，什么都往里面装"，又加上一种崇尚"创新"的主流思想，让很多初学者对各种所谓新兴的心理咨询技术趋之若鹜。

每天在朋友圈里传播的各种课程自不必说，我几乎每周都能在办公室里收到各种有关心理健康和心理咨询培训课程的邮件或电话，这里面相当多的心理咨询技术和培训课程我都闻所未闻，培训的内容和名称总是不停地花样翻新，这其中除了来自各种社会机构和行业协会之外，也有不少是来自正经八百的上级主管部门……培训市场的无限繁荣也让很多初学者眼花缭乱。

我见过不少同行简直可以称为"学习狂"或者"培训狂"，只要有学习和参加培训的机会，几乎什么都学。当然，在寻找方向的过程中这也许是必须经历的，但这样的过程我想不宜持续太久，长时间的"碎片化"学习可能会让人投入了大量的时间和金钱却得不到真正的知识和技能，所谓事倍而功半。

对心理咨询来说这一点尤为重要。心理咨询和精神分析并不是可以"现学现卖"的知识，它们更强调对所学理论和技能的内化和运用，这都需要在实践中细心地去体会和摸索。

因此，我还是建议大家尽早确定自己感兴趣并愿意长期从事的流派和方向，然后尽量寻求长时间和系统地学习。说到这里，我认为自己之所以能在比较短的时间里开始比较系统的学习，可能得益于两点，一是我比较懒，好不容易从学校毕业脱离了苦海，实在不太愿意再继续承担繁重的学习任务（说好听点是我不强迫）。最开始接触心理咨询的时候还是个学生，没有更多机会去了解心理咨询的世界，那时候知道的心理咨询技术无非三大流派：精神分析、认知行为、人本主义，我当时实习的中心似乎没有老师学习人本主义，在简单地了解了CBT治疗通常还要让来访者做一些认知作业之后，我的兴趣便开始

倒向"不做作业"的精神分析。二是我比较"抠门"，我那时候就知道了学习精神分析要花很多钱进去，各种工作坊动辄需要成千上万元的费用，所以我后来学习的过程中始终是按照"经济"原则选择自己的培训和学习之路，而CAPA几乎是大家公认的花钱最少但课程内容最多的培训项目。

然而我也理解，通过一些比较系统的培训项目进行学习虽然也许节省了四处求学所造成的时间和金钱的开支，但也要付出其他方面的努力。例如，国内的一些口碑不错的系统培训项目通常都有"门槛"，不像大多数工作坊只要报名就可以参加。就好像CAPA一样，一开始我自己也由于英语的问题没有信心，但后来证明，为了参加系统的培训而付出的努力是值得的。

2.努力遵守"设置"

在学习精神分析的几年时间里，关于设置、伦理等与心理咨询边界有关的内容似乎总是心理咨询师们热衷讨论的话题之一。我看到有很多同行都很喜欢讨论设置和边界的灵活性的问题，当然，这本来无可厚非，心理咨询的"边界"问题除了少数几个基本原则可以描述得相对清晰之外，还有相当的部分并不能真的像法律或规章去理解和表述。

然而令人有些担心的是，我似乎经常听到心理咨询师突破设置甚至违反伦理的情况，更危险的部分或许来自部分咨询师对突破伦理和设置的态度，仿佛只有敢于"突破"才能彰显一个心理咨询师的"功力"。当然，我不否认，的确有"功力"深厚的咨询师，能够准确而灵活地掌握"边界"，并充分利用好"边界"来为来访者工作。然而，按照正态分布规律，高手总是少数。对于初学者来说，遵守设置也许才是"基本功"。

在我刚刚开始做实习心理咨询师的时候，团队的老师就很强调设置的重要性，我很认同这一点。对于大多数新手心理咨询师来说，学会遵守设置不仅是成为心理咨询师的第一步，同时也将对心理咨询师的成长提供重要的帮助。

遵守设置会帮助咨询师学会节制。前几天我在微信公号里写了几篇关于心理咨询的隐喻的小文章。新手心理咨询师总是要思考一个问题，心理咨询究竟是什么？心理咨询的那个"劲儿"或者那个"味儿"究竟是什么样的？我们曾经有很多比喻，说心理咨询师是一面"镜子"，说心理咨询师是"坐在副驾驶位置上的人"，说心理咨询师应该做"空白屏幕"等，这些话题其实关乎"节制"，心理咨询师能否觉察并且处理好自己的许多欲望，是心理咨询是否"靠谱"的关键因素之一。心理咨询师的哪些欲望是需要被"节制"的？或者说心理咨询师自身的哪些欲望对心理咨询和来访者来说是"多余"的？初学者会觉得这并不好拿捏，我的理解是，那些在心理咨询设置之外，或者说并不被设置支持的欲望和行为，就是需要去"节制"的。

具体说起来也许并不复杂。刚开始做心理咨询的时候，很多新手咨询师会向来访者延时，或者说对时间设置的坚持总是不够严格，在约定的50分钟时间已经到了的时刻，仍然觉得难以结束谈话。当然，这有一部分原因是来访者的。然而，假如你是心理咨询师，却发现你不论对什么样的来访者都很容易去延时，这可能就是心理咨询师自身的原因造成的，也许在你内心会对你的延时有更积极的理解（比如你借此表达了某种对来访者的疼爱），然而，这样不遵守设置，其实会对咨询本身造成阻碍。

这背后的原理可能需要花更多的篇幅去解释才能透彻，简单来说，在心理咨询的过程中，稳定的设置就是稳定的联结。假如你有经验，你会发现，当你经常为来访者延时或者并未坚持设置的时候，你的个案通常不太容易坚持下来，脱落率会比较高。当一个心理咨询师开始试着遵守和坚持设置，较长程的个案才会出现。

作为一个新手心理咨询师，假如你不太确定自己的"功力"究竟如何，可以先看看你的"基本功"（对设置的遵守和维护的能力）练习得怎么样了。

当然，关于心理咨询的设置也许有很多，除了如何跟来访者谈时间、谈地点、谈费用这些一般性设置之外，"设置"也许还有另一层意思：它可能包含了在从事心理咨询过程中需要坚持的各种细节，以及心理咨询师自己长期坚持的某种"个人"的习惯，这些稳定的习惯组合起来就会构成心理咨询的骨架。

例如，我自己比较喜欢的一项个人习惯就是坚持在每个咨询会谈结束后详细地写咨询记录。在我没有进入CAPA之前，我很早就已经对自己开始这样的训练。我从来不在咨询的过程中做任何记录（据我了解，一些同行有在咨询过程中做简要记录的习惯，这也许各有优缺），都是在会谈结束之后，根据自己的回忆尽可能详细地把谈话的过程和内容进行记录。这个过程本身就是对咨询过程的反思或者"反刍"，你可能会发现自己对谈话的某个部分记忆清晰，对另一些部分记忆模糊，无论是"清晰"还是"模糊"，这对理解咨询的过程、理解来访者的潜意识冲突，都会是有意义的。这个过程也好像心理咨询师私下里对自己进行的"督导"一样，这会促使心理咨询师养成"反思"个案的习惯和能力。我想，这也是国外的很多督导都要求被督导者谈"逐字稿"的原因。

　　通过这种训练，当我自己已经比较确定自己回忆谈话过程的能力，每当我写咨询记录的时候，我会更加清晰地意识到，那些对个案的"遗忘"或者"印象深刻"，并不是我自己的记忆力起伏造成的，而更多是来访者的力比多投注的结果，这也会在时间、空间和费用的设置之外，提供给我一个理解来访者的维度。本质上，这和"设置"的意义和价值是一样的，这些"设置"的维度组合在一起，就会提供给咨询师一个相对完整的参考系，帮助咨询师来理解来访者，为来访者"定位"。这个稳定的参考系或者叫"骨架"是咨询师在自己的实践中所坚持和找到的一个稳态。

3.警惕精神分析之"祸"

　　我知道我这么说会有危言耸听和哗众取宠之嫌，也请大家原谅我没有找到更合适的表达方式。在我要写作的部分即将结束的时候，我始终觉得心里有些东西是我没有表达出来的，我也在努力地寻找这个没有表达或者说是不能表达的部分究竟是什么。直到我在最近一个加入的心理咨询同行的群里看到的一些内容，让我有了一些启发和感受，这种感受其实一直都存在，但似乎总是遮遮掩掩、模模糊糊，并不清晰，或者说似乎从未有人对此进行过比较直接和清晰的表达和谈论，至少我听到过的这样的讨论很少。

　　在我写这篇文章的整个过程中，我自己内心始终伴随着一种对心理咨询这个行业现状的不满或者担心，这其中有来自我自身处境的部分，也有对整个行业现状的反映，这些不满和担心让人很不舒服，我知道以我现在的境界我并没有完全接纳这些部分，而造成我不舒服的感觉也许更是由于我无法表达我的这些不满和担心。我也在努力试着让自己以更加平和的方式来接受这些令人不快的部分，我甚至希望自己能够在字里行间以某种诙谐和调侃的方式去"升华"它们，然而当我把自己能够表达的部分都说完了之后，在最后的这个部分，我停顿了很久很久都没有办法继续完成我的这篇文字，我一度担心我无法给它结尾，或者干脆退出和放弃参与写这本书。在我表达这个部分之前，我也担心自己的表达是不是有过于明显的攻击性，而也许我也在通过这种表达不满和担心向自己和别人证明着什么，但绕了一大圈，我最终还是决定去谈一谈这个对我来说困难的部分。

在我的印象中，今天的心理咨询行业，包括精神分析，非常热闹。我不知道这是不是因为我算是已经正式地进入了这个圈子，所以看到一些圈外人不太有机会看到的东西。但此时此刻我心里冒出来一句朱自清在他的《荷塘月色》里说过的话，"但热闹是它们的，我什么也没有"。我总是能够意识到热闹的另一面，在心理咨询这个行业里，存在着大量混乱的东西。这些东西既是心理咨询的，也是精神分析的。如果说心理咨询和精神分析都不过只是一份工作，或者说是一个工具，我看到今天各式各样的人都热衷使用它们，以各式各样的心意使用它们。用它们去"助人"，去"治愈"，去研究和了解"人性"，也用它们去"野蛮分析"，相互攻击，用它们去获得并不光彩的名声，获取不正当的利益，而心理咨询和精神分析本身的某种局限和特点，使得这些过程更加隐秘，不易被大众觉察。

我记得我第一次参加精神分析培训学习的时候，就是苏晓波老师在芜湖的那次，苏老师警告在场的听众千万别去分析自己身边的人，说有人学了精神分析之后热衷于分析自己老婆，结果最后几乎都离婚了，苏老师还坏坏地笑了笑，让不相信他的话的人都可以去分析试试。我还记得在我刚刚接触精神分析的时候，似乎真的有这样一种去"分析"他人的冲动和好奇心，但苏老师说的话我一直都记得，我很庆幸我在自己接触精神分析的最初就听到了这样的告诫。当时也许并不太明白，但至少意识到一件事，精神分析也会有某种"危险"。在后来的学习中，我也注意到一些类似的警示，比如听一些

CAPA的学长学姐们分享他们受训的经历，说到CAPA的老师有一次听到课间休息的时候学员们在讨论给督导的案例，结果督导老师很严厉地批评学员并不许在小组督导中间休息的时候讨论案例，这是何等严格的设置。另外，我也学到了"分析只出现在它受到邀请的时候"，"天底下没有免费的分析"这样的话，好像是说，精神分析是有一个前提和"代价"的。

现在，我更愿意把"精神分析"比作一只野兽。我希望以此来提醒那些希望从事这个职业的新朋友们，精神分析或许真的是带领人们走向人性深处的最好的途径，然而这一路的风景也许并不美丽。

有时候人们会被野兽的力量和残忍所吸引，这似乎也是人类的一种原始本能，所以人类某种程度上总是崇拜野兽、崇拜一种野蛮和暴力的，要不然动物园里为什么都喜欢关一些猛兽进去，而且动物园里的猛兽似乎总比猴子孔雀之类的动物受人关注。这就好像精神分析一样，精神分析同样也是有力量的，一种直指人心的力量。然而，在人们追逐着想要触摸猛兽与猛兽亲近的过程中，曾经有多少人付出了生命的代价，人类如果不懂得如何驯服和驾驭眼前的猛兽，结局往往是自己被吃掉，精神分析或许今天也正在"吃掉"一些喜欢它和接近它，但不懂得"限制"它的人。

同样的情况或许存在于整个心理咨询行业，只是精神分析或许是这把"双刃剑"的典型。无论是精神分析还是心理咨询，都是一种技术，任何的技术和工具都会是一把双刃剑，关键的是那些运用技术的人会怎么去使用它。而人心又是最复杂的，在我们今天的条件下，大部分时候，没有人确切地知道那些掌握了心理咨询和精神分析技术的人们会怎样去使用它。

所以，我想从一开始到今天，作为一名心理咨询师，一位喜爱精神分析并且愿意去学习和实践它的人，我更愿意"踏踏实实，规规矩矩"地去做咨询，去坚持学习和实践精神分析，我觉得这对于大部分新手从业者来说已经足够了。

写到这里，没有什么更"有用"的东西能够分享给大家了。很多时候希望"有用"只是为了不劳而获，或者投机取巧。知道了人生的哲理并不意味着自己的人生就会改变，"知道"太容易了，太吸引人了，但有时候"知道"

其实是最没用的东西。正如苏格拉底说："我唯一确切地知道的就是——我一无所知。"

段好宁

男，现居西安市（阎良区），教育学硕士（发展与教育心理学专业）；国家二级心理咨询师，讲师职称；中国心理学会临床与咨询心理学注册系统注册心理师（注册编号：X-19-247）。2018 年 6 月毕业于中美精神分析联盟（CAPA）精神分析取向心理咨询连续培训项目初级组（2016.09—2018.06）。2012 年起长期从事学校心理健康教育领域的研究，以及精神分析取向的心理咨询实践。

在身体和心灵之间

——我的心理治疗师之路

顾亚亮

　　我是顾亚亮，中国社会工作联合会心理健康专委会心身医学学部主委，是一名临床心理科医生，同时也是一名精神分析心理治疗师。

　　从进入医学院开始，算起来我在心理治疗之路与医学之路上已经走过30个年头。回望30年，道路曲折而又艰辛，却收获良多。

　　我的心理医生之路大概分为三个阶段：内科医生、心理咨询师和心身整合的心理医生。

初识心理和心理咨询

　　我的父母均在医药卫生行业工作，我从小耳濡目染，被熏陶了一身以治病救人为天职的正气。1988年，我怀着对"人"和"医学"的各种好奇进入了医学院。大一那年，我雄心勃勃，幻想自己成为名医以后可以药到病除，让天下无不可治之病。于是，我像海绵一样吸收着生理学、解剖学、病理学等各种浩如烟海的知识。在我看来每一门课都是如此地奇妙和令我陶醉，但最吸引我的还是"心理学概论"这门之前闻所未闻的课程。

当时在全省所有的医学高等院校中，只有我们学校开创性地开设了这门对所有医学生来说都是全新的课程。大概除了我的心理学老师王教授，没有人知道这门课是做什么的，也不知道它对医学生来说有什么意义。恰恰是这种未知极大地引发了我的好奇心，让我一头扎进了这门当时并不知道对我意味着什么的课程中，从此便倾尽一生去探索！学习期间，我还跟随王教授做了他的心理咨询助理，利用课外时间在一间小小的心理咨询室里帮助王教授接待了一位又一位的来访者。在这期间我也在王教授的指导下阅读了不少像弗洛伊德的《梦的解析》《精神分析引论》，弗洛姆的《爱的艺术》《荣格自传》等著名的临床心理学书籍。

这一段学生时代的经历让我在心理咨询领域里有了第一次实践性的尝试。也正是在这间小小的咨询室里我对心理咨询与治疗开始有了最早的思考：心理咨询是什么？心理咨询的核心技术是什么？心理咨询是如何在心理咨询中起作用的？这些思考随着继续学习《变态心理学》《医学心理学》和《精神病学》等后续课程得到了部分答案，但远远不够。

之后的哲学课程引发了我更多对生命本质、人的精神心理世界中被隐匿的思考。在这个阶段，哲学老师杜教授给我推荐了大量的哲学书籍。其中我父亲的藏书为我提供了大部分的精神食粮——冯友兰的《中国哲学史》、罗素的《西方哲学史》、海德格尔的《存在与时间》、《庄子》、《论语》等都在这个时候被我囫囵吞枣。从哲学著作中了解哲人们对人存在的价值、生存与死亡、自由与责任、自然与人类社会的思考，这为我之后的心理治疗之路打下了相应的哲学文化基础。

作为医生的困惑和改变

大学实习阶段，我和大部分同学一样，顺理成章地在本校的附属医院各科室轮转。在老师的带领下我真真切切地见到了形形色色的病人和各种医学检查和治疗技术，也不可避免地看到很多医生在面对诸如神经官能症之类的小病的无可奈何，还看到了病人久治不愈的痛苦。那时我第一次萌生了一个模糊的想法——为什么很多疾病是医学的盲点？除了药物、手术、物理治疗之外，医学是否还应该有更多的治疗手段，在身体之外的心灵介入是否也在起着未知的作用？如果心灵能够在疾病的发生发展和转归中起到作用，那么它的优势是什么？

美国医生特鲁多曾说：偶尔治愈，经常帮助，总是关怀。怀揣这种理念我成为了一名内科医生。在这一段职业生涯中对我影响最大的一件事情是一位长期低热的小病人，经过一系列检查排除包括各种慢性感染、甲状腺疾病、结核病、艾滋病、白血病、淋巴癌、消化道疾病、结缔组织疾病、巨细胞病毒感染等所有可能与慢性低热有关的疾病，经过各种中西医的药物、物理治疗仍未好转，让作为医生的我一筹莫展。其后一天，小病人突然对我说："医生叔叔，我没有病，只是一进学校就发烧，你给我开个假条，我就好了。"我尝试性地停止了治疗，给他开了病假条，这个小病人居然真的自行康复了。也就是在那时我正好看到了钟友彬教授所著的名叫《心理与疾病》的小册子，让我第一次意识到这个孩子有可能就是升学压力所导致的以躯体症状为主要临床表现的心理疾病。于是在孩子父母带孩子来复诊的时候，我尝试着用钟教授另一本书——《认识领悟疗法》里的方法与孩子进行沟通和交流，幸运的是我的第一次心理实践获得了小病人和他的父母认同，使我得以顺利地陪伴了这个孩子6年，并把他顺利地送入了高中、大学，乃至后来的出国留学。

在这之后，我更多地注意到心灵对我们的生活和健康的影响，更多地把学习的天平偏向于心理学的学习。恰好在那个时候我幸运地遇到了五位从事心理学相关工作的外籍人士。

这些专业人士帮助我打开了新的大门，尤其是在与布鲁克斯博士长期交往、学习和交流中我收获了这样的信息"我们的健康很大程度上受到心理因素的影响，心理健康是生理健康的基石"。于是我拒绝了赏识自己的胸外科主任邀请我成为从事心脏搭桥工作医生的橄榄枝和心内科主任让我成为一名心脏介入医生的邀请，一头扎进了临床心理学的殿堂。

从那时起，我开始在临床心理学的道路上狂奔。一边和布鲁克斯博士以及他的心理学同事学习人本主义心理学的一些知识和技能，一边在中科院心理所两年制课程班系统学习心理咨询与心理治疗。当然其中印象最深刻、对我影响最大的是布鲁克斯博士及其同事形象生动的案例分享和案例演示。至今我还记得他们站在我的咨询室门外，向我演示咨客的各种不同的肢体语言的图景。这种最直接的心理咨询过程的演示，对我之后的临床心理学工作影响极为深刻。

在这个阶段我也开始用自己已有的心理学知识在媒体上为有需要的读者和听众解决一些力所能及的问题。我的文章及讲座不断活跃在《城市早报》《大河报》、河南人民广播电台、河南电视台、郑州人民广播电台、郑州广播电视报等媒体平台上。

从1993年到2000年，我一步步接近心理治疗，在几位教授和医生的帮助下顺利开设了心理热线，和几位志同道合的精神科和心理科医生建立了心理工作室，帮助各种各样的来访者。我使用人本主义疗法让我的一位女性来访者走出了因为外伤致残引发的严重抑郁，使用钟式疗法和森田疗法帮助一位初中生走出了强迫性洗涤的困扰，但也被一位情绪起伏不定的职场"草莓人"弄得精疲力竭。

在热线电话中，我帮助一些人走出了情感、婚姻、亲子关系、抑郁、焦虑、恐惧等困扰，也让一些强迫症、人格障碍患者折磨得想要放弃心理治疗之路。这些热线和面谈的来访者存在的问题都使我认识到，当时我所接受的心理学的学习远远不足以让自己成为一名合格的心理医生。

于是，我又走进了北京大学医学部、中科院心理所等举办的高级心理治疗师培训课程，学习德国海德堡行为主义心理治疗，在中科院心理所学习变态心理学、心理治疗等课程。在这个阶段对我影响比较大的是美籍华裔心理学家曾文星教授、徐静教授夫妇，我在北京大学上了他们夫妇的主要课程，也拜读了当时在国内能找到的他们的所有书籍，从他们那里了解了从儿童到老年的不同人群的心理治疗方法。但是，那时我的心理治疗能力还没有得到一个本质的提升。我有一种强烈的感觉——我应该还需要学习一种能够更加深入探索心灵的方法。

精神分析第一阶段实践

2001年春天，我在北京大学举办的一次中美高级心理治疗师培训中了解到云南昆明即将举办一次心理治疗的国际盛会——世界心理治疗大会"东西方对话"。我的内心便有了一种悸动，似乎有什么东西在召唤我。从北京回来不久，我克服了重重困难，在科室主任不赞同中硬是请了公休假，坐了30多个小时的火车抵达了春城昆明。

在接下来的几天大会中，我如饥似渴地吸收着之前从来不知道的海量的心理学知识，了解心理治疗的完整形态。我更加明确地知道弗洛伊德的精神分析并不是只有意识、潜意识、超我、自我、本我这些概念，还有生本能和死本能、防御机制等理论，在弗洛伊德身后还有自我心理学、社会精神分析、客体关系心理学、自体心理学等不同精神分析流派。我还了解到精神分析治疗师已经很少使用躺椅，家庭疗法不同流派有林林总总的理论和方法，对心理治疗领域的重要人物荣格和拉康的重要贡献及理论在临床中的应用有了更为深刻的了解。我更深入地了解了森田疗法、内观疗法等来自日本的心理治疗方法……不同的流派、不同的疗法、不同的风格在我的内心碰撞，冲击着我，同时也让我意识到自己当时是多么地需要精神分析这种能够探索自己心灵深处的心理疗法。

会议期间，我还有幸参加了中德心理研究院的系统式家庭治疗连续培训，这是一种基于精神分析的家庭治疗方法。在课堂上，我学习了如何从自己的家庭探索自己的心灵成长之路，这种感觉非常奇妙。

昆明之行最大的收获是认识了美国著名的历史心理学家彼得·罗文伯格教授，他出生于中国，对中国的历史文化非常感兴趣。在他的课堂上，因为翻译的缺席，我有幸为他做了两天的翻译，与他更深入交流文化与精神分析的关系。之后，他经常把自己在世界各地的演讲电邮给我，我也经常私下请教他，更多地学到了从家庭和历史的角度看待人的心理变化和个人成长。在多次中德心理治疗大会的间隙，罗文伯格教授都给我了高瞻远瞩的指导。这也为我之后在心理治疗中的文化整合提供了初步的理论基础。

但是，我还想在自己的心灵深处挖掘更多。在这之后我又报名参加了中德心理研究院的高级精神分析连续培训，并在之后的12年里与精神分析建立了越来越深厚的感情和关系，在这些心灵探索之中我因为一步步用精神分析走进自己的内心最深处而获益匪浅。

从那时起我开始在中科院心理所函授大学的辅导课程中讲授临床心理学的各种流派、治疗理论和方法，帮助那些对心理学感兴趣的心理学教师、医生、护士、学校辅导员、心理学爱好者学习临床心理学。到2008年，我已经有了数百名来自河南及周边省份的学员，也许那时我能给他们的还不多，但他们中的许多人至今见到我仍然说我的启蒙课程让他们获益颇多。

从郑州到维也纳的跨越

或许我的临床心理学成长之路注定是不平常的。2002年，我幸运地被世界心理治疗大会主席普利兹先生当面邀请参加在奥地利首都维也纳举行的第三届世界心理治疗大会，并有幸在大会中国组论坛发表题为《在当代中国人的心理治疗中哪些因素起着最重要的作用》的主题发言。之后又有幸作为中国代表接受了奥地利国家电视台的采访。

在弗洛伊德的故乡，这个充满了艺术与思想碰撞、心灵悦动的地方，在世界性的心理治疗大会上，我聆听了来自世界各地的心理学家的各个流派的主题发言，参与了包括精神分析疗法、家庭疗法、存在人本主义疗法在内的多个工作坊。

会后，我随着中国同行们又深度进行了弗洛伊德的足迹探索。我们一起探索了弗洛伊德故居、维也纳大学等弗洛伊德学习、做医学实验以及出诊过的地方，近距离感受弗洛伊德躺椅，内心深处完全被充满了。在维也纳弗洛伊德经常漫步在诊所旁边的小花园，静静的多瑙河边，广袤的维也纳森林里，在他构建他的心灵帝国中……我仿佛看到了弗洛伊德深邃的目光凝视着我，洞察我自己都不敢触碰的内心隐秘。

之后，挪威特伦海姆举行的第十八届国际心理治疗联盟大会邀请我参加，并且我的论文《中国城市独生子女的行为医学问题》也被大会所收录。

两次大会让我更加坚定了走精神分析之路的决心，尤其是上海精神卫生中心肖泽萍教授的精神分析之路更是激励着我探索自己的心灵奥秘。

从郑州飞向维也纳，是心灵的一次激荡和成长，也是我事业发展的重要里程碑。

走近精神分析

从维也纳回来后的一段时间里，我仍然一边做内科医生和各种身体疾病打交道，另一方面开始更多地参与到精神分析的学习和活动中。

我还有幸多次去北京钟友彬教授家里拜望他老人家。我和钟老的互动让我们双方都很愉快，从他那里我受益良多，钟老也很欣赏我对心理治疗的各种想法，他期望我能够尽快地把自己的临床实践及想法写下来出书，他说"我们都是做临床第一线的医生，理论是为实践服务的，所以，只要有利于病人的心身健康，都可以大胆地尝试，不要被理论束缚"，他还说"我要亲自为你的书写序"，可惜我的第一本书在钟老去世的7年后才出版，再也没有机会得到钟老的指导。

在和钟老学习的同时，我开始在中德心理研究院开设的精神分析高级治疗师3年连续培训课程中汲取营养，并在之后多次参加中德心理治疗大会，发表多篇论文。

在中德精神分析课程中，我接受了中德班安排的个人体验，更深刻地感受到精神分析不是理论学习而是体验、感受，也更加深刻地理解了为什么肖泽萍教授要在德国自己花费高昂的费用进行自我体验。在精神分析学习的过程中，理论的学习固然重要，但只要是理论都是已经意识化的、固化的东西，它的优势是能够把我们的内心世界用更专业的方法表述出来，让后来的学习者有章可循。然而，精神分析里那种深切的感受和体验是无法言说的，作为临床心理学工作者只有亲身经历过才能全身心感知到什么是精神分析。这是我最初学习精神分析理论和方法所不知道的。这也是我在之前心理咨询与心理治疗中存在障碍的一个重要原因。

在一次个人体验的过程中，我感受到了精神分析师是如何用语言、表情、动作、情感等一系列外在的和内在的方式与我共情。尽管因保护个人隐私，我将不会在文中提及我所有个人体验老师和案例督导老师的名字，但我会牢记他们对我成长的极大帮助，他们每个人都全身心地给了我温柔而有力的"专业的爱"，不仅让我成为更好的自己，也让我在职业生涯中内化了他们这些好的客体，像他们那样陪伴和帮助来访者，把这种"专业的爱"继续传递下去。

在中德班第一阶段的3年培训中，我和许多同道一起系统地学习经典精神分析，更好地理解移情与反移情、防御与阻抗、投射、认同。因此在这3年里我的心理治疗技术有了长足的发展，我不仅能够更好地理解来访者的心灵世界，也能够更好、更有效地帮助来访者成长。我的心理治疗过程中来访者脱落率也因此大幅度下降。

在这个阶段，我印象最深的是一位患有惊恐障碍的成功男士，他在我进入中德精神分析课程不久来到我的咨询室，我和这位来访者一起走过了10年，我陪伴来访者走过他生命中最艰难的一段时光，来访者陪伴我一起在专业上成长。正是因为中德精神分析课程，我能够更深入地走进来访者内心世界中一直被包裹的胆怯和愤怒，陪伴来访者一点点向他自己不敢触碰的情结伸出触角，使来访者从一开始的每天惊恐发作和担心惊恐发作，到只有在压力过大时才会惊恐发作，再到不再发作也不再担心发作，最后到自我探索心理成长之路。来访者不仅治好了心理疾病，更重要的是来访者能更好地认识自己，悦纳自己。现在他已经不再需要我的专业帮助，但仍然与我保持着友谊。

和精神分析的深度对话

3年的课程结束之后，我接着开始了又一个3年的高级课程，在这个阶段我从对精神分析理论的学习转向了更多的体验和成长。在团体体验中、在个人体验中我感受着心灵的激荡。内心的各种情结在体验中被一步步解开，血淋淋地展现在那里，痛彻心扉，然后被团体所包容，在这个包容的过程中也并不是那么舒服，因为自己并没有完全做好准备去接纳早已压抑到潜意识洞穴中的那些阴暗的自己、那些痛苦的经历，更何况团体中还有不包容的人和自己还有不被团体包容的部分。

3年6次的精神分析团体体验让我有机会直面内心中的怯懦和彷徨、内在的冲突和不安，发现早期关系中与父母的缠结和疏离，从一开始的在放弃和成长中挣扎，到潜意识情结的呈现、接纳和成长，我完成了自己的再一次蜕变。

这种蜕变不仅让我成长，也有利于我更好地带领自己的团体，我的团体治疗技术也日臻成熟。在我的精神分析成长性团体中不会过度地使用技巧，我更多的是作为团体的领导者和团体成员在心灵中使用移情、反移情、阻抗、防御、投射、认同工作。我既能够包容，也能够给予强有力的支持，也能够把走得太远的成员拉回来，还能够把缩在一边的成员带进团体。我会在团体中进行情感扰动，也会在成员情绪爆发的时候给予安抚。

从个体到团体，从学习到体验，我与精神分析越走越近，与精神分析的对话越来越深入。团体体验的马克特教授多次对我说："你在精神分析领域富有感受力和悟性，如果你能尽快找到一个适合的个人分析师可以走得更远，也能够有更好的发展。"我深深地记住了这段话，并开始留心寻找个人分析师，然而，在国内寻找分析师是何其难！好的分析师因为太少早已被"占领了"，我只能等待、等待……

与此同时，新的困惑已经产生——精神分析是迄今为止最深入了解人的心灵的心理治疗方法，但并不是所有人、所有问题都适合精神分析。可以说只有那些有文化、有悟性、有足够的时间和足够的经济承受能力的来访者才能够接受精神分析，而那些不具备这些条件或者在某个阶段没有足够的时间、空间、内在承受力进行精神分析的人怎么办？是被放弃，还是有更多的方法帮助他们？

我的一位患有抑郁症的年轻来访者，是富裕家庭的独生子，很聪明，对精神分析也有一些了解，因此选择我做长程精神分析，以便能够让自己成长，成为更好的自己。在最初的一段时间，我和他一起进行每周3次、每次50分钟的心灵对话。他信马由缰，和我谈他和父母的关系，他小时候的一些经历，也会谈今天发生了一些什么事情，情绪如何，有什么联想，有什么感受。我通过精神分析的各种技术和我自己的心灵让变化在治疗中发生。在他来访的近一年时间里，我们建立了越来越深入的治疗关系，他从仅仅把我当作医生，到把我移情为父亲，和我的关系越来越亲密，也经常和我发生冲突。治疗似乎很有成效，事实上他的情绪也确实好了不少，至少好到家里人能够放心地让他独自一人到国外留学。但这个突如其来的留学计划完全把我们的治疗节奏打乱了。虽然这个年轻的来访者后来还和我联系了几次，但最终因为时差问题和其他各种问题而中断了治疗。之后他在国外学校里又进行过几次咨询，但因为语言、文化的差异而不了了之。毕业回国之后，他的工作异常繁忙，根本无暇顾及自己的心灵世界。他偶尔还会来我这里聊聊，放松一下紧绷的神经，但再也没有系统地探索过内心世界。也许直到某一天，我们都做好准备，才可以开始新的旅程。

认知行为疗法的学习

在第二阶段精神分析学习期间，我发现很多来访者不愿意做深入探索，而是期望快速起效。所以，我进入了中美认知行为连续培训课程，抱着试试看的态度，开始了认知行为治疗学习的旅程。

我的第一位认知行为老师是美国的凯利教授，他是一位临床心理学教授、精神科医生和独立执业的心理医生。在课程的开始，他便给了我一个很重要的启迪——整合。尽管在我职业生涯中的大部分心理治疗都是整合式治疗，这也是我的大部分同行朋友所认知的我的治疗模式。不过凯利教授的整合来自他的私人执业经验、循证医学研究，既有实践又有理论，让我有了茅塞顿开的感觉。所以，在这3年的学习中，我的治疗水平有了第二次飞跃。

凯利教授的认知行为治疗课程是比较正统的，来自美国认知治疗之父阿伦·贝克。他的课程从认知疗法的特点开始，为来自全国各地的同道们展开了一幅与精神分析不同的快速、有效的治疗画卷。同时，作为一位曾经接受系统精神分析训练的临床心理学家，他也不断地强调深入内在探索的重要性。在这个过程中，我既学习了如何快速、有效地找到来访者的认知错误，让来访者学习如何改变自己僵化的认知模式，也学习到了更加有效的行为治疗方法，还学习到了当来访者的问题一步步解决之后，如何帮助来访者在以后的岁月里不再被问题所困扰。更为重要的是，在我的临床心理之路上，我的治疗更加灵活和富有成效。

尽管与我同时开始认知之旅的同道只有极少部分坚持下来，我还是在这个三年之后又参加了哈佛大学纽豪斯教授的认知行为疗法连续培训，这是另一种模式的认知行为疗法。这种模式似乎并不适合个人执业，更适合医院心理科、较大的心理治疗中心、心理专科医院。这是一个由精神科医生、心理治疗师、护士、社工等多人组成一个治疗小组的团队治疗模式。幸好我有这样一个团队，有机会尝试这样的治疗。不过，在当时我并不是很喜欢这个模式，不是因为需要多人协作，而是我认为在他们的治疗模式中似乎很少关注内部心灵。可能是这个团队比较偏向认知行为疗法中的行为治疗，也可能与他们在治疗中比较泾渭分明地把治疗中的精神分析阶段分配给了外部的精神分析师有关。这是西方整合式治疗的一种，即在有良好的转介程序的条件下，将治疗分为两个阶段，每一个阶段由不同的治疗师或治疗团队负责，第一个阶段就是一个针对某种心理疾病的认知行为团队，第二个阶段则是与认知行为治疗团队有着密切关系的精神分析师。来访者可以根据自己的需要作出选择，如果来访者有足够的时间、精力和悟性，他可以选择在这个治疗系统下做长期、系统、完整的治疗；如果来访者只想解决症状，认知行为治疗的结束后他的治疗也就彻底结束了。

不同的认知行为疗法给了我不同的视角，就如家庭疗法、精神分析疗法和认知行为疗法给了我不同的视角一样。这些不同的视角就如拍电影用多台摄像机从不同视角拍摄影片，比用一台摄像机所拍摄的影片的质感更好。从不同视角下看我的来访者，给予他更多方位的帮助，不仅对我而言更好，对来访者而言也更好。

打开神秘的催眠之门和其他新的探索

从不同视角了解来访者让我的治疗如虎添翼，在这之后我的治疗不仅更富有成效，而且对来访者而言，他们付出了更少的时间、精力和金钱，却获得了更好的治疗效果。来访者能够在尽量短的时间里解决症状，回到生活里、工作里和学习里。而那些期望更好的自我成长的来访者，也能通过长程的精神分析疗法继续探索心灵，寻找自己内在整合、幸福之路。各取所需、各得其所，我和我的来访者们的感受都更好。

所以，我又开始探索其他更多的可能。这时催眠疗法和各种焦点短程治疗开始走入我的视线。

来自德国的临床催眠学会主席特伦克尔教授的中德催眠连续课程让我受益良多。虽然特伦克尔教授的催眠疗法学习不是我第一次接受催眠疗法的学习，但他的课程对我这样的资深临床心理工作者来说来得正好，正如他所说的"没有系统地接受过心理治疗的心理师并且有10年的临床经验，学习催眠是危险的"。而对于资深的临床心理学家来说，催眠能够作为一种重要且有效的技术帮助那些适合做催眠的来访者。另外，特伦克尔教授的催眠理论和方法来自埃瑞克森，其理论基础与精神分析密不可分，这与我一直以来的理论框架能够非常自然地对接，让我接受起来毫不费力，也就在课程完成的时候顺理成章地获得了德国MEG催眠证书。

对我而言，催眠疗法的学习有两个重要的作用：一个是与弗洛伊德的连接，正如他最初从法国催眠大师夏尔可教授那里学习催眠，并在自己的治疗中使用其部分的理论和方法，进而发明了自由联想，我也能够从催眠疗法中收获更加深入探索人的精神内部的能量；另一方面，我从催眠疗法中也获取了深入来访者心灵的一把新钥匙，它可以帮我打开一扇其他疗法不能打开的独特的心灵之门。

在学习催眠治疗的同时，我通过多个课程在一定程度上学习了分析心理学和拉康流派的语言精神分析。这些课程则给我打开了言语与象征的大门，让我能够更好地在心理治疗的蛛丝马迹中发现来访者心灵的秘密。

思考心理与文化的关系

我出生在儒释道汇聚之地，基于一直以来对文化的兴趣，周公测景台、少林寺、嵩阳书院、中岳庙……为我展现了一幅宏大的跨文化景观。冯友兰《中国哲学史》是为我打开中国文化的启蒙之书。《道德经》《论语》的传统典籍滋养我的心灵，也为我提供了心理咨询与治疗工作中的各种有力的工具。2001年的欧洲之旅让我第一次与欧罗巴文明相遇，奏响我跨文化交响的第一乐章，这对于我理解临床心理治疗有着至关重要的意义。巴黎圣母院、罗马大教堂等宗教场所的探访加深了我对宗教和人的内在本质与相互关系的思考，探索思想、信仰对人的心灵的价值。

我的一位德国老师对《道德经》有着浓厚的兴趣，并尝试在自己的临床实践中使用其思想工作。在德国老师的指导下，结合自己的临床实践，我发现文化对心理治疗有非常重要的影响。我跟随一位同样医学出身的禅师学习佛教，尝试从其戒、定、慧三学，正见、正思维、正语、正业、正命、正精进、正念、正定八正道等中寻找和心理治疗结合的可能。我也跟随一位道教方丈学习道教的一些思想和修行方法，亲身体会到《道德经》等道家经典和心理治疗的关系。

再读《庄子》，我更加侧重于庄子思想中对个体心灵的剖析与挖掘及其对自我觉醒的探索，在其"虚己以游世，乘物以游心"的思想中发现精神成长的源泉，从其获得"道"的途径中寻找获得自由、安全的心灵之路。

我在治疗中加入了越来越多的文化成分，然而这些不同的实践之后，我再次发现精神分析的独特魅力——就如探索被深深埋藏的宝藏，只有精神分析才能挖到那些被埋藏和遗忘的心灵宝藏。这促使我再次回到精神分析。这次我选择去精神分析理论和实践都比较发达的地方考察、学习，美国、德国、法国、意大利、加拿大……在与文明对话中、在东西方的双重视野中，寻找心灵之路。

回到精神分析

也许回到精神分析这个词汇并不恰当，因为我从未离开，更确切地说是我又一次开始了精神分析的学习。CAPA，是我学习精神分析的新起点。

与以前在中德班的学习不同，这次的学习是全英文的持续网络远程教育，强度很高，每年30周，我几乎每周都要浸泡在精神分析的课程和各位老师所要求阅读的英文文献之中。刚开始我似乎被淹没了，就像婴儿在羊水里的感觉。

中美精神分析联盟（CAPA）课程的另外一个特点是有系统持续的案例督导和个人体验。在整个课程期间联盟除了日常的小组课程理论学习之外，为学员安排了一位案例督导老师和一位个人体验老师。

在案例督导老师方面，我感到自己非常幸运。我的督导老师是来自欧洲贵族出身的医生，他是精神病学家、精神分析师和艺术家，他的文学艺术修养与专业水平一样高，也很有耐心，并且他在生活中富有幽默感，充满了生活情趣，这位督导师让我充分感受到精神分析的节奏韵律之美，少即是多，慢即是快。他成为我督导其他心理师的一个典范。

我的精神分析个人体验老师的寻找并不顺利。我的第一位来自CAPA的分析师是一位刚刚获得临床心理学博士的年轻精神分析师，显而易见这位年轻的博士自己还缺乏足够的经验，也许专业水平也有待提高，作为一位母语不是英语的第一代移民，其英语也差强人意，我们双方的感觉都很不好，因此我们只开展了两次工作。他自己也觉得很难和我建立足够的相互信任的关系，而我觉得我们似乎不太匹配，所以双方共同决定结束了我们的工作。

我的第二位个人体验师是一位年长的、经验丰富的临床心理学家。她有着丰富的精神分析理论功底，精神分析的经验也非常丰富，看上去内心非常强大，因此个性非常强悍，强悍到有些偏执。在最初几次咨询，我们的工作获得了一些成效。但是也许我最初的德国女精神分析师母亲般的包容给我留下了过于深刻的印象，也许是我善良慈爱的母亲给我内心留下的对温柔女性的印象，这位女精神分析师的咨询风格让我感到并不舒服，而且我们的理论模型似乎有一些冲突，因此我通过邮件与联盟沟通和这位老师中断了这一阶段的个人体验。

这时，我有点怀念我的两位德国精神分析师，他们严谨而不刻板，与我的共情真诚且有效，在移情关系中我们也有着精神分析的非常良好的互动，只是当时课程所安排的个人体验太过短暂，让最初的个人体验成为一种遗憾。CAPA给了我更为持久的体验机会，可惜在这两位治疗师那里我都没有能够像之前中德班体验那样快速进入治疗状态。

在等待中度过一年后，我找到了第三位精神分析师，他同时是一名精神科医生，一直致力于心理学与医学的整合，我认为他是我迄今为止给我帮助最多的心理学家。在最初的分析中，我们使用的是经典精神分析，高强度的分析让我很快地退行，很自然地把他移情为我的父亲——一位理想的父亲。他能够帮助我很好地觉察我的这个移情和理想化部分，让我能够回到过去，但也不至于陷进去无法自拔。两年之后，我们的治疗变成了心理动力治疗，每周一次的治疗就如小溪水一般潺潺流过我的心灵。6年连续的个人体验治疗让我内心获得了许多成长，从自我感受到情绪体验都有了更多不同。这些感觉非常地微妙，我无法在这里跟大家说清楚，只能说好的个人体验能让我有更多深入探索的可能，让我的心灵和职业生涯有机会走得更远。

在身体和心灵之间

到2008年，十几年的系统学习和实践，加上长程的精神分析个人体验和案例督导，我在临床心理学领域的理论和技术日臻成熟。

我对各种心理疾病、心理问题、心理障碍的治疗已经比较熟练。我的治疗领域越来越广，治疗的效果也远远高于纯粹的医学或者纯粹的心理学模式。同时，我也越来越多地意识到整合在心身治疗中的重要性。

因为要考虑到心身交互作用，心身治疗的整合远远复杂于单纯的心理治疗的整合。在这里，我举一个例子来说明。一位高中辍学在家的20岁男生的母亲在走投无路的情况下通过朋友找到我，他的儿子在高三时被来势汹汹的抑郁症击倒，不得不辍学在家。焦虑万分的母亲通过自己的关系带着儿子在本省到处求医，孩子的病情却一直没有真正地好转。在万般无奈的情况下，这位母亲又带着孩子在全国不同的精神科医生、心理咨询师、心理教师等不同身份、不同流派的专业人士那里求助。一次次满怀希望，一次次失望而归。孩子的抑郁症越来越重，当这位母亲找到我的时候，孩子其实已经完全失望，只是不愿意让母亲失望而勉强前来。在和这个孩子进行半个小时访谈之后，我的脑海中出现的不是精神分析的各种解释，而是一个大脑。5年完整的医学教育给我打下良好的逻辑思维和生物医学基础，即使我已经很久没有和它亲近，它还是牢牢地烙刻在我的内心深处，让我始终能够注意到心灵的物质基础是我们以大脑为主的神经系统。在大多数情况下，抑郁来自来访者的各种创伤、错误的思维模式、情结等心理因素，然而确实有一小部分患者的抑郁直接来自他的身体。因此，我强烈建议这位母亲带孩子去做一些神经内科的核磁共振、脑电图等检查，排除可能的生理疾病。当时，这对母子并没有马上听从我的建议，而是又前往上海找专家诊疗。幸运的是他们得到了和我一样的建议，不幸的是在上海的相关检查没有找到任何可能的病灶。但根据自己的临床经验，我确信这个孩子的症状一定来自生理疾病，因此强烈建议他们复查。最后，一位负责任的放射科医生终于找到了在男孩脑子中盘踞的一个小小的良性肿瘤。之后男孩做了手术，术后恢复良好。他再次回到了校园，重新踏上了求学之路。

生理疾病会导致心理疾病，交互作用使心身问题更加复杂，所以要求心理师具有一定的医学知识，医生要掌握心理学的一些技术与方法。我在严重的抑郁症、强迫症等心理疾病的临床心理治疗中常常要求患者去找另外一名精神科医生，服用少量的药物。药物作为一个客体植入来访者的身体和心理，会起到积极的治疗作用。所以，药物治疗与心理治疗的关系也是医生和心理学工作者需要探讨的重点，必要时咨询师可以建议来访者找医生开一点药物。我觉得在心理治疗的过程中还应该考虑精神活动的生物医学基础，在心理治疗中整合生理、心理、社会关系、环境、文化等因素，从多方位入手才能让患者得到最有效的治疗。

心身整合的实践

幸运的是，我众多导师中有一位美国精神科医生恰恰是这方面的资深专家，他的分析师是在第二次世界大战期间从德国逃到美国的弗洛伊德的弟子，我的导师接受了他7年、1200次的个人分析。导师又把我介绍给纽约大学的一位资深精神科医生，同时也是一位私人执业的精神分析师。这位医生非常热忱，他将最新的"精神动力性心身医学"的理论和技术带到了中国，带到了郑州。2016年8月，这位年高德昭的老教授从纽约远道而来，用一周的时间，将美国动力性心身医学介绍给中国的医生和心理咨询师。

之后，我和我的老师们共同商议，用5~10年的时间请更多的精神动力性心身医学专家为我们的心身健康架起更为宽广和牢固的桥梁，帮助更多的心理咨询师和临床医生连接"大脑、身体和心灵"。之后，我的每一个病人，收获的不仅仅是心理治疗，我也会带领他与自己的身体发生更多的连接。这种连接在大部分时候并不是使用药物，而是用"心"连接。用"心"去体察、感受、发现我们的身体在诉说什么，身体代表着潜意识，是身体的地基没有打牢，是身体的哪一部分出了问题，是内心在身体上隐藏了一些什么秘密，还是心理和身体发生着什么样的交互作用，身体在表达着怎样难以言说的痛苦。如果我发现来访者的问题更多的来自身体，我也会考虑让他接受现代医学的诊疗。

当然，作为心理医生，在我的临床实践中，更多接触的是心理疾病的患者。我的一位女性惊恐障碍患者，第一次发作是在产后不久，她出现了心悸、心动过速、冷汗淋漓、血压升高等一系列症状，甚至还有强烈的濒死感及失控感。当时没有人知道在她身上发生了什么，因此也没有一个医生告诉她这是一种心理疾病，她完全不需要担心自己有生命危险。因此她异常恐惧，担心自己会死去以及孩子会失去妈妈的照护。在之后半年时间里，她几乎看遍了国内最好的心血管医生。然后在其中一位医生的介绍下开始心理咨询，但是连着找了两位心理咨询师都没有很好地解决问题。最后她通过网络找到我，我很快地确定她患有惊恐障碍，也确定她的问题来自生命早期母亲对她的情感忽视，以及她习得的对情感表达的压抑，但是同时她的发作与产后出血量较多导致的贫血也有着密不可分的关系。所以，在为她的治疗中，我采用精神分析与她探索对母亲的愤怒、内在的不安全感和无助感，同时要求她在生活中调整饮食结构、合理运动，找内科医生及时治疗贫血。当她的身体状态更好的时候，她的内在力量能够更好地支撑她面对内心的冲突和不安，所以我们的治疗变得更加顺利。

这是我在治疗过程中心身整合的早期实践，随后我在心理治疗实践中做了更多和更完整的尝试。从心理角度治疗解决生理问题，也是我这一阶段的重要工作。此外，我还在新发和难治性的原发性高血压方面做了一些心理治疗的尝试，试着让患者体验在血压变化过程中情绪的变化，发现心理与生理变化规律的相关性，确认心理治疗在他的治疗中的重要作用，然后通过发现并解决被压抑的内在情绪，达到协同治疗作用，同时使用舒尔茨放松法降低患者的紧张度，使患者的血压更为稳定。

心理疾病病理学模型整合实践

随着临床实践的深入，我对心理疾病和心理障碍的理解趋于一个稳定的模型。这个模型包括临床心理学各种疗法整合、心理与生理整合、东西方文化整合。

和大多数心理学家的观点一样，我赞同绝大多数心理疾病和心理障碍，包括抑郁症、强迫症、边缘型人格障碍等的发病原因更多的是心理社会因素，而非遗传或生物学因素，但是在诊疗之前要谨慎地排除一些生理疾病导致的心理症状。另外对于那些长期患有心理疾病的患者要关注他们的健康状况，因为长期情绪问题会导致各种生理方面的问题，乃至疾病，而这些问题与疾病会和心理疾病形成恶性循环。因此，我在心理诊断过程中会首先排除生理疾病，然后是精神分裂症等精神疾病，与此同时，我会对来访者做出专业的动力性心理评估。生物—心理—社会—文化动力性心理诊断评估听起来可能会很复杂，不过作为一名受过严格医学训练的心理医生，大多数情况下我都能在心理访谈中灵活地使用健康评估而非单独进行，因而不会给来访者额外负担，相反因为这些健康评估，来访者有机会多角度地解决他的问题，得到更有效的帮助。在评估中我也会多角度地从精神分析、家庭、认知行为、人本主义、社会文化甚至生活环境以及营养运动来了解我的来访者，以形成对来访者的整体印象。

在治疗过程中我会以人本主义为底色，以精神分析为探照灯，以认知行为疗法为具体技术，并尝试融合依恋理论、格式塔疗法、建构主义、超现代主义的一些技术。

另外，我的分析师和督导师都是非常开放的专家，他们建议我从中国五千年文明中寻找一些资源。比如，我学习了佛教和道教的修行方法，并把部分内容融合到我的治疗之中，尝试让我的来访者在传统文化中寻找自己的一些成长的内在资源。

最后，很多医生遇到医学上无法解释的疾病都会把病人推荐给我，心理师遇到躯体疾病也会跟我合作，让来访者辅以药物治疗。随着来访者与病人的慢慢增多，我的团队也逐渐壮大，有精神科医生、内科医生、护士、大量的心理师与心理社工师，越来越多具有全新观念的护士和年轻医生也希望加入我们。所以，我们参照美国和德国的模式，经常以整体督导的形式面对来访者，而不是最初一个人孤独地面对来访者，这是一个质的飞跃！

心理学和医学从来都不是对立的，而是应该相互促进的。我努力地从身体到心理，再从心理回到身体的整合；从对来访者的陪伴和支持，到和来访者一起深入心灵深处，再到家庭系统化的探索和问题解决；从物质到意识，从个人到社会和文化，学习、对话、实践，更加深入地洞察内心世界的奥秘。

希望有一天心理学家和医生可以一起讨论如何帮助病人与来访者，为每位来访者创造更多幸福的可能，这是一个梦想，我会带领我的团队为之奋斗。

到2013年我开始整理自己的诊疗思路，对整合式心理治疗进行初步的理论整理。2016年，我将自己丰富的理论知识和多年临床实践经验整理成书——《心理咨询与心理治疗》，并由清华大学出版社将其作为全国高等院校应用心理学特色规划教材正式出版发行。

在心身医学领域的拓展

2015年，我和我的团队在卫生行政部门的支持下举办了省会城市综合医院重点疾病心理干预援助技能培训。这次会议中，我和我的团队为与会者提供了心理干预的基本知识和技能，综合医院抑郁障碍的识别与治疗，糖尿病、严重外伤、传染病等的干预案例分析和基本心理干预技术等专业的理论和技术。尤其是强调了认知行为治疗在综合医院临床各科中所起到的重要作用，与会的大部分医护人员和心理治疗师初步了解了何为认知心理治疗、认知行为治疗的适应症、各种心理疾病的认知解释、认知行为疗法的治疗框架、苏格拉底式提问、馅饼技术、意象重构、行为实验、活动监察、行为功能分析和暴露反应预防技术。

2016年，我和我的团队举办了由河南省医学科学院主办的，近400名来自全国各地的心理咨询师、心理老师、精神科医生、临床各科医护人员和基层医生参加的"首届中原心身医学国际高峰论坛暨中美心身医学干预技术培训班"。来自美国纽约大学的詹姆斯教授、北京安定医院的李占江教授等为与会者提供了一场精神分析、认知行为疗法在失眠、抑郁症、焦虑症、慢性疼痛等领域应用的盛宴。会后的培训班，除了詹姆斯教授所讲授的课程之外，我们还为参加培训的同道提供了整合式心理治疗的案例及理论模式。这次培训初步达成了让国内更多的咨询师了解身体，让更多的医护人员了解心灵，在二者之间架起桥梁的目的。

2016年对我来说是继2002年之外另一个重要的年份。我作为访问学者正式访问了纽约大学医学院，考察了精神科、老年心理科、儿童心理科、心身医学科、肿瘤中心、VIP病房等不同的治疗方法和治疗模式。我还在老年心理科收到负责心理治疗的首席心理治疗师赠送的一个真人版娃娃——在老人心理康复中的一个工具。我还见识了在肿瘤科中整合式的个人治疗、团体治疗和家庭治疗，负责相关项目的精神病学家、临床心理学家和我所带领的团队交流得非常愉快，因此将他们完整的心理治疗手册送给了我。

2016年，我们团队先后受邀赴欧洲参观、访问、考察了德国的心身医学治疗体系、法国拉康流派的心理治疗体系、意大利的心身专科医院，感受到了厚重的欧洲文化在治疗中的重要性，同时深知更应该重视中国五千年文化的底蕴。

同年11月，我们受邀前往美国得克萨斯州首府奥斯汀参加在那里举办的美国心身医学学会年会，在这里我聆听了更多心身整合的实践和研究，与来自世界各地的"全球小组"心身医学专家及临床心理学家对话。在这次年会上，我强烈地意识到发达国家对心理治疗在人的健康和幸福中的作用有更多的理解，也了解了更多的心理治疗在健康领域作用的新发现。我先后拜会了美国心身医学学会主席和多位相关领域的领军人物，结识了多位在临床上主要使用心理治疗的精神科医生，可以说获益匪浅。我和我的老师共同商议，用5~10年的时间，请更多的临床心理学家架起更为宽广和牢固的桥梁，帮助更多的心理师、医护人员连接"大脑、身体和心灵"。

美国之行让我们加快了在心理治疗领域模型的建构步伐。我们的治疗模式更加完整和富有成效，和来访者的探索也更加深入和有趣。所以有更多的人给我们介绍来访者，来访者介绍来访者的比例也越来越高。

从美国回来，正好有一位新的女性来访者预约了我，年过不惑的她已经持续处在抑郁状态里半年了，刚开始只是有些情绪低落，然后这种状况不断加重。在找我之前，她已经看过多位心理咨询师，咨询的效果一直不明显。她觉得对于她来说，所有的咨询师都没有真正帮到她。说句老实话，这种辗转于很多咨询师之间的来访者，通常都让咨询师头痛，对我而言亦是如此。我并不想接受她，但她似乎非常坚持，我只能勉强接受了她。

评估之后，我感到放松了许多，这位女士的问题，没有想象的那么严重。之前的治疗之所以都没有取得成效，与她同时患有甲状腺机能减退不无关系，有位咨询师注意到这些，也告诉来访者要及时就医，但是，这位来访者似乎并没有听从这位咨询师的建议，并没有进行稳定有效的生理治疗，这严重地影响了她的心理治疗效果。所以，我在治疗中运用在年会工作坊中学习的方法，密切地和她的内分泌科医生保持合作，同时更有效地向她解释甲状腺机能减退与她的无助感的关系，帮她发现无助感相关的心理情结，重新构建自己的内在感受，改善其低自尊，让治疗取得了更好的效果。

我也在癌症康复方面做了不少尝试。例如，尝试和同道合作开展癌症康复团体；在肿瘤病人的心理治疗中尝试使用认知改变自我催眠、冥想音乐、绘画等心理治疗方法，来改善癌症所造成的疼痛和心理障碍。

2017年8月，我带领团队举办了第二届动力性心身医学会议。

2017年11月，中国社工联合会心理专业委员会成立了心身医学学部，邀请我担任主任委员。

2018年，我带领团队举办了第三届动力性心身医学会议。

2019年，我将带领团队全面引进动力性心身医学这套系统。

……

我开启了自己的一个新起点。同时，一方面在《心理与健康》《医师在线》等杂志做更多的科学普及工作；另一方面我会使用整合式心理治疗帮助更多的来访者。

现在我的每一个来访者，获得的治疗不仅是精神分析、认知行为、家庭、存在—人本主义的整合式治疗，也会被关注到生理、文化、环境、营养、运动等方面。他们不仅收获"治愈"，还收获"婚姻美满""孩子健康成长""良好情绪"……甚至是幸福。

在起点和终点之间

我从痴迷于精神分析到将精神分析作为一个人完整性的必需品。精神分析是我临床心理学之路的开始，也是临床心理学之路的终点。我始终对精神分析抱有最深的感情。中德班、中美精神分析联盟带给我心灵成长的最重要部分，并让我能够摆脱内心创伤的感觉，更有机会从一名普通的医生成长为一个能够把身体和心灵整合在一起的心理医生。精神分析对我的影响可以说是刻骨铭心的，可以这样说，没有精神分析就没有我今天的成就，尽管我在治疗中不断地整合，但精神分析贯穿始终。

　　如今，有人说我已经离医学太近，离精神分析越走越远。说这个话的人没有注意到，我的治疗框架一直是属于精神分析的。我一直在身体与心理、人与社会、人与环境的不同视野中审视我的心理治疗之路，我一直用精神分析透过每个人的灵魂与他们相互聆听，感知充满了秘密、回声、丰富多彩的世界，感受生命这一最大的奇迹。精神分析是我的起点，也是我的终点。

　　回顾我的心理治疗师成长之路，从内科医生、心理医生，到心理学和医学之间的平衡与整合，医学知识使我对身体有更多的了解，心理学使我对人的心理有更多的探索，在身体和心理之间，人既是物质的，也是意识的，这是一条艰辛漫长的路，用屈原的话说是：路漫漫其修远兮，吾将上下而求索。我仍然在路上，还在努力前行，我相信未来30年通过自己的努力还会将更多的健康和幸福带给更多的来访者。路还很长，我会一直前行……

顾亚亮

副主任医师，精神分析心理治疗师，三级医院临床心理科创始主任，从事临床心理工作 26 年
中国心理卫生协会心理咨询师专业委员会常务委员
中国社工联合会心理健康工作委员会心身医学学部主任委员
美国精神分析与动力性精神病学会学术成员
中美精神分析联盟成员
德国 MEG 催眠证书和中德心理治疗研究院催眠证书获得者
中德班精神分析高级及团体心理治疗师连续培训毕业
中美认知行为治疗师六年连续培训项目毕业
主编《心理咨询与心理治疗》，科普著作《非暴力亲子沟通》，主译《心身医学临床实践指南》

一个老太太的心理咨询

徐建琴

今天我之所以成为一名心理咨询师，追本溯源，受我母亲影响很大。

我妈是个乡村老太，学历是私塾学堂窗外陪读一年，"弗洛伊德"这个名字当然没听说过，哪怕听说过也绝对记不住，"与人谈心就可以赚钱"这样的想法对她来说是天方夜谭，在她去世前几年深深地忧虑我的生计问题。就是这样这位与西方文明八竿子打不着的、最典型的中国式母亲，推动我在心理咨询这条道路上走了这么多年。且容我慢慢道来。

谈 梦

我很乐意从一个梦讲起。

这个梦发生在我开始做一周四次的躺椅式分析之后的第二个月。在此之前，我见分析师的频率是一周一次，持续了2年，所以我属于那种缓慢进入分析的来访者。

> 梦中一个丑陋的、满脸皱纹的白人老女人与我一道坐在沙发上，她坐在我的左手边，我面前有两碗酒，像是米酒。我喝第一碗酒时，碗扣

在我脸上，我喘不过气来，身体不能动弹，我怀疑酒里有毒。那个老太太用手勒紧一条环绕在我肚脐眼四周的绳子，那绳子就像一个布口袋的抽绳，那老太一抽那绳子，我的腹部就被勒起来，整个身体都被抽拉。碗虽扣在我脸上，但我还是能看到那个女人，我极力辩解说："事情不是你想的那样，事情不是你想的那样！"意外的是：我竟然喊她"妈妈！"她微笑着，根本不听我解释，我甚至看到她褪掉裙子里的底裤，要上我的身强奸我！我喉咙发不出声音，身体不能动弹，但还是竭尽全力地拼命喊了三声"救命！"梦里我觉得自己使出了吃奶的力气，声音仍然微弱。

醒来，我的第一个反应：我是不是心脏不好，胸口被堵，喉咙被卡，呼吸不畅，拼命喊救命喊不声音出来。

特别让我难以理解的是，梦里我竟然喊一个西方老太"妈妈"！我的妈妈是个地道的中国女人，当然我的亲妈与梦里的人长得是天差地别，梦里那个害我的老女人，像白雪公主的后妈，又老又丑又邪恶，此人完全陌生，不像我生活中的任何人。

肚脐眼周围的绳子让我联想到脐带，连接着外面的母亲与内里的胎儿，然而哪怕是在梦里，我也不愿意那个不太好的妈是我亲妈，无论如何也要保住一个"慈祥温暖的妈妈"，所以只能让丑陋的外国女巫婆来替代了。

这个白人女巫婆让我立即联想到我的分析师，虽然在现实中她是一位"集美貌和才华于一身的女子"，皮肤偏黄，墨西哥裔美国人，拿了双料博士学位，而且一点也不老，年龄与我相仿。

我躺在家里的躺椅上，通过耳麦与远在美国的她通话。挂在胸前的耳麦让我也联想到了脐带，我像个孩子一般躺在沙发上，通过一条电线与她联络。我在这边自说自话，就像一个沉浸在自己世界里的胎儿通过一条脐带与在另一个世界的女人连接。我每天见她都是晚上9点或10点，一天的劳碌下来，我以为我只要躺下来就会睡着，可是没有，我反而变得比以前坐着跟她讲话更警觉，为什么呢？因为我躺着她坐着，我是脆弱的，她是强大的，我害怕脆弱的我会受到伤害，所以得保持警觉。这可以解释为什么我做一周一次的咨询长达两年后才开始与她做高频分析，而两个月下来，由于关系太近带来的内心扰动达到顶点，我在梦里把她想象成一个动机不良的女巫。

在之后的分析时段里，就这个梦，我跟分析师谈了N多次。

按解梦的惯例，分析师先问我的是："你有什么感觉？"

我感觉很不好，有一种被迫害妄想被激活的感觉。

分析师接着问："为了什么理由被迫害呢？"

我说："我觉得我背叛了自己的妈妈，我一周四次见分析师，说亲生妈妈这样不好，那样不好，这让我有羞耻感，觉得背叛了母亲。子不嫌母丑，儿不嫌家贫，我在咨询室说她种种不好，诉说对象还是一个外国女人！这让我太有背叛感了。哪怕在梦里，我也不愿意说自己妈妈不好。"

之后我与分析师的话题都围绕在"被迫害感"和"背叛感"上。

谈被迫害感

关于个人创伤

从绳子联想到脐带，我不由得想到小时候妈妈多次跟我说过，在怀我的时候她一直想打胎。在我之前她已经有了两个儿子，我母亲怀我两个哥哥时完全没有孕吐之类的不适，但怀上我之后恶心头晕乏力，所以她很肯定我这一胎是女娃。她认为养两个儿子已经足够了，在家用拮据的境况下再养老三，这是个不明智的选择。她反复催促父亲陪她去医院，而父亲的态度相反，他想有个女儿，于是找各种理由拖延，最后终于被缠到没办法去了医院，医生说胎儿已经大了，再堕胎会有危险，这样我出生了，顺产，十分健康。

梦里一碗酒让我浑身动弹不得，胸口闷，喘不过气来，喊不出声来，腹部被抽拉，身体痉挛，这让我猜测想堕胎的母亲是不是在去医院之前自行采取过某些手段试图流产？这种可能性存在的概率无从得知，但在我成长过程中，我倒是听她讲过以前没有什么节育措施，不想生那么多孩子的女人们会用各种方法流产，有孕妇反复不断地上蹦下跳，试图把胎儿蹦出来；也有去找民间偏方，用不知名的汤药来流产的。

那么，如果梦中的那个又老又丑的女人真的是我的母亲的话，那么强奸一说怎么解释？我能理解到的是：精神上的侵入感，维基词典上有一个解释条目是这样说的：比喻把自己的意见、看法、做法等强加于人，如"强奸民意"，按这个解释说来，我母亲是常给我一种违背我意愿、侵入我思想的感觉的。

我18岁离开家之前是从来不写日记的，因为我完全肯定我妈是一定会偷看我日记，哪怕我抗议也没用，她以爱之名做的任何事情，都是为我好，都完全是"正确"的，到头来只不过是我不懂事，我太小题大做。

这样的事例太多，为了防止我早恋，她对我实行全方位监控，赶走任何我试图接近或试图接近我的男生们。光是物理上的监控还不算，关键还要在思想上接受她的理论和学说，比如：我们邻居家一位比我大几岁的小姐姐跳井自杀了，因为她早恋，怀上了孩子，不敢告诉父母，直接跳井死了。当她的尸体从井里打捞出来时，白花花的身体膨胀得变了形，肉一碰就掉，当时的我夹在人群里望了一眼，赶紧转头回家了，我妈妈当然不会放过这个极佳的教育机会，以此为例告诉我早恋的危害性，让我在混沌中觉得恋爱是件危险的事情。

我在梦里不断嚷嚷着说："事情不是你想的那样，事情不是你想的那样！"这是想要摆脱她强加给我的想法吗？

关于母亲的创伤

母亲想堕胎的理由实际上与她父母当年要遗弃她的理由如出一辙。母亲若干次声音颤抖地跟我讲述她的童年往事。她生不逢时，前面已经有4个姐姐（其中一个早夭），父母极其渴望有个男婴，可惜她不是，于是在她出生后的几天把她扔到地里，任她自生自灭，理由是家里穷，前面已有几个孩子，养不起了（与我母亲想堕胎的理由是一样的）。她在饥寒交迫中哭了三天三夜，最后村里的长老上门谴责这对狠心的夫妇。她后来被家里人捡回去，3年之后第一个弟弟出生，自此她成了服侍弟弟的奴隶，再三年后第二个弟弟出生，再过了两年妹妹出生，她成了小妈，负责照顾弟妹。

母亲跟我谈她自己想打胎时，那语气和表情没有什么波澜，再生一个女娃让她来这个世界受苦，何必呢？后来，我才体会到她跟我讲这事的意图："你看，我们对你已经够好了，你是个女娃，我们没有像别人那样待你，还供你吃穿用度，特别是还供你读书，你应该特别感恩才对。"

关于女人们的创伤

这个梦里有一个深刻的代际创伤的主题在，女娃活下来不易，会有生命危险。

因为我生在中国，长在中国，要解决的心理问题也非常中国化，"重男轻女"的根可以追溯到《周礼》时代，《周礼》规定了谁能入族谱，谁能继承祖先姓氏，如何分配利益，重男轻女成了必然。

"重男轻女"的文化实在对女童不要说保护，甚至有迫害之嫌，千年中国女人的缠足史就是最好的证明。一千年以来，女童的哭喊声唤不醒父亲的怜悯，喊不来兄弟们的垂顾，知识分子们陶醉于追求所谓"天人合一"的境界，对于回响在家里痛哭声充耳不闻。

精巧的文化设计是让母亲操刀为女儿缠足，成为女儿心目中的迫害者，无力的母亲只能用情感隔离，活生生看着女儿日复一日、年复一年地重复自己当年的痛苦，把幼嫩的女童献祭给男权社会。妻妾成群的大家族中，为了赢得男人，女人要再次投入与女人的明争暗斗中，男权文化的设计精巧之处再次体现在成年后的"女人整女人"上，宫斗剧长盛不衰是因为我们太熟悉这样的剧情了。

母亲的心理咨询

没有存在感的母亲们，只能深刻地活在儿女们的生命里，咨询时间日久，我有个又隐晦又深刻的体会：老妈不解脱，我也没法解脱。在与我的分析师做咨询的过程中，我很多时候觉得母亲就坐在我旁边，是她，不是我在做咨询！我是在替我妈付咨询费。我和我的分析师说她的故事，说她的防御机制，说她的人生梦想和缺憾，那时候我流的泪水不像是为我自己流的，是替她流的。有一阵子，我的眼泪像千年冰川在融化，流也流不完，不知道什么时候到头，那时当真觉得我的泪水总量用来哭倒长城都不是难事。

后来读到CAPA师兄张沛超的一篇演讲稿，其中有说："个体治疗有时候要看成是团体治疗，推门而入的绝对不是一个人……有的是活着的爸妈，有的是死去的亲人……"深以为然。我得为老妈申冤，得替她痛诉那些"吃人"者，否则她的灵魂不得安宁，永活在我心里的她也不得安宁。

谈背叛感

关于由来

女人们生的儿子是给丈夫家存续香火用的，儿子们的使命是成材、光宗耀祖，而养女儿用不着那么费劲。也许是这个原因，母亲常把我带在身边，帮她到地里除草，帮她到厂里干活，所以我打工的经历由来久矣。

母亲会一边上班，一边不断地跟我痛陈她的苦难家史，特别是她如何跪在她父母面前，求他们让她继续去做弟弟的陪读，她父母觉得女儿得在家做家务所以坚决不允许，哪怕她哭了又跪，跪了又哭。因为背弟弟去上学读书的缘故，所以她只有在私塾学堂的窗外旁听一年的经历；此外，20世纪50年代参加过几天村里组织的"妇女识字班"。

从小我就是一名倾听者，哥哥们忙着成材，我忙着"听妈妈讲那过去的故事"，那时的我自己没得到过什么安慰，所以也不知道怎么安慰她，此外她的叙述总夹杂着对我的攻击，以"你现在做的这点事不要以为很多，我在你这个年纪早就如何如何"开头。妈妈是一位极要脸面的人，在外人面前永远都是客气礼貌的，唯有在我面前，她会放下她的人格面具，把假自体放到一边，说出她真实的想法和感受；她远嫁异乡，身边没有娘家亲戚，没有兄弟姐妹，此外她人也很自卑，没有自己的朋友，她的所谓朋友全都是父亲的朋友，所以她的倾诉对象就只有我。

那时我并不知道那样的"听"对我会有什么样的影响，从心里讲我是不爱听她讲她那些往事的，阴郁沉重，非一个孩子所能承受。

我印象最深的教导是"女孩子要笑不露齿"，而我是那种开怀大笑时会把房顶掀翻的人，我妈是多么憎恶我那个样子啊！她自己很抑郁，看不得我开心，总是用极嫌恶的眼神和恶毒的训斥来制止我。

她那些引经据典的教育，让我以为儒家思想就是她说的那些东西，由此我感觉自己不光不被她待见，甚至不被整个传统文化待见。我妈理想中女孩子的样子是斯文的、害羞的、低眉顺眼的、宅家的、爱做家务的、体恤父母的。那样的女孩我做不来，那不是我，她也深深地为我的不内敛、不端庄而忧虑，她老人家很早就看出来了我不可能成为"多付出，多干活，少怨言，少花钱"的带薪保姆式太太，所以思虑我难嫁，嫁后也跟公婆搞不好关系。

在那些挨打的日子里，我曾试过离家出走，可是每到天色暗沉，又因为害怕，不得已蹭着墙角再摸回家，家里人的态度是当作什么事也没发生，而我所有的志气只能用在发愿：等我长大了如何如何。

后来我考上了大学，终于去了很远的地方，遂了自己的心愿。

大学期间，我开始学习《圣经》，也给母亲介绍基督教，她非常欣然地接受，她在此之前，识字不多，信主之后，竟然自己学习翻字典，一段段地学习而且背诵其中的段落，后来可以从头到尾读完一整本《圣经》，堪称奇迹。后来我想她会有这样的热情，也在于她的"存在感"需要被确认。

但是她仍然是一名躯体障碍患者，从我记事起，她不是这里疼就是那里痛，头痛、胃痛、心口痛、牙疼、三叉神经疼、腰疼、背疼，哪儿哪儿都不好，身边的人看她难受，也帮不上忙，只能劝她去医院，她不肯去，说医生看不好她的病，只要她身体不舒服，一家人就只能在愁云惨雾里待着。那时我虽不知道"躯体障碍"这个词，听母亲无数次抱怨，也知道她的病不是靠头痛医头、脚痛医脚可以治得好的。

我2003年开始学习心理学，从那时起我便一头扎进去乐此不疲，那时上中科院的研究生课程班，虽然隐隐觉得离真正的"心理咨询"相差甚远，但那时就是固执地相信，心理学应该是一条出路。

今天我在跟分析师不断说我妈妈这不好那不好的时候，内心充满了背叛感；甚至觉得自己背叛了列祖列宗，因为我像个不孝子孙，竟然在洋治疗师面前自曝家丑，其实我更觉得背叛的对象是我的母文化。

既有背叛感，又有委屈感

我在身负背叛感的同时产生的是一种委屈感，天下哪个儿女不愿意说自己的妈好呢？父母永远活在我们心里，这句话不是口号，是真的，要了解过去的我之所以成为今天的我，不谈父母对我潜移默化而又深刻持久的影响，怎么可能呢？"认识我自己"不是一句空话，自我不是独立的，自我从一开始就是，而且一直都会是关系网络的产物，所以认识自我，不得不谈关系。

愿意花那么长时间和精力以及金钱去做咨询师的人，多少有些"救世"的情结，而我的救助对象，排第一的是我母亲。

我引我妈信基督教，介绍"救世主"给她，《圣经》讲的是"救赎"，我是想让她得救赎吗？

我妈一生都很抑郁，而且有明显躯体障碍的特征，我学心理学是为了我自己，无意识中难道不是为了她吗？

后来我又被"解脱道"吸引。第一次上"四念住"的课程时，讲到第一圣谛是"苦谛"，我一下子眼泪掉下来，之所以心有戚戚焉，仍然与我母亲有关，她认为"人生即苦"，要打掉我这一胎的理由之一也是，"何必再生一个女娃儿，到这个世上来受苦"。之后若干年我执迷于"解脱"两个字，只要封面上有"解脱"两个字的书，我都要翻翻。打坐时，我常不自觉地默默跟她说，身苦不等于心苦，身心两苦是两把剑，我们可以只受身苦，心仍然可以处在宁静处。

把这些人生选择串起来之后，我对中国人的母女关系产生了极大的好奇，想投入心力来理解中国人的俄狄浦斯情结。

我发现：中国人的神话故事、经典文学作品中描述儿子与父母之间关系的有很多。

我最关心的讲母女关系的故事，没找到！虽然神话传说、文学作品中没有记载，但从中国女人千年缠足史中，可以猜测承担着为幼女缠足使命的母亲，与女儿的关系好不到哪里去，在因疼痛而痛哭不止的幼女眼里，母亲充当的是一个"迫害性客体"角色，而母亲她能向幼女投射的估计只能是无助弱小多余的自己。

当我反复体会我和我母亲的关系时，除了"迫害性客体"这个词之外，我联想到的还有"救母情结"，无论是引母亲信主也好，还是我自己开始学心理学也好，"救母"的主旨在我的人生历程中一直若隐若现。而"救母"这一情结也反复出现在我们的文化中，比如说，宝莲灯里面沉香劈山救母；白蛇传里面，白素贞被镇压在雷峰塔下，直到她儿子长大成人，考上功名，救出她为止，她的苦难才算了结，最后列入仙班。所以对中国母亲来说，生儿子很重要，儿子能救母亲脱离卑微不堪的处境。

而我的母亲需要"救助"，这一点从来没有人这样认为过，包括她自己。她一辈子好强能干，从来不求人，去成为一名心理医生的"求助者"这样的想法连浮现的机会都没有。

母亲的家庭地位不低下，她聪明能干，家里的大事都由她拿主意，她的问题是早年创伤留下来的抑郁，父亲哪怕敬她、让她，也是帮不上她的。当我小时候"听她讲那过去的故事"时，潜意识里是希望有人来救她的，她如果心情愉快的话，就不会看不惯我朗声大笑了，也不会天天盯着我；她轻松了，我也轻松了。

为了这一条解脱之道，我四处求索，不知算不算是报答了她生养我的恩情？

是背叛还是忠诚？

血缘和亲情是一条河流，需要疏浚，对它们的抱怨和不满被疏通之后，河水开始流淌起来。母亲有一些非常朴素的人生哲学，在我生命的底色上影响我，应该说是感染着我。比如说，她认为什么样的命是好命？她认为女人命好就是生育时不难产，受苦少；生下的孩子健康。在她眼里这两条是天命，人力无法改变，所以这是命，是注定的事情。除以上两条，再加上自己身体健康，这就是好命了。至于女人长得美，她认为这不是好命，"自古红颜多薄命"，她那么笃信这一点，应该与她对男权文化的理解有关吧，她自己不怎么照镜子，也不让我多照，只要我在镜子前多站两分钟，她的训斥就到了；另外，通常人们认为劳碌是苦命，她不这样认为，虽然她一直很抑郁，但她哪怕心情再不好，也会撑着去忙东忙西，绝不会躺在床上或宅在家里专门来抑郁。劳动对她来说像是一种疗愈之道，手头上事多，让她觉得自己是重要的；工作让她能力和见识增长，相应地，自卑感消退，自信增长；在工作中她得到尊重和别人的认可，自我满意度增加。所以劳碌不是坏命。

她这种朴素的价值观深刻地影响着我的生命底色，她有她的智慧。我比较符合她的好命观，当年生产顺利，没落下体虚气短的毛病，孩子和我一直都很健康，不像她那样这里疼那里痛，她很为我这样的好命开心，也就是说，待我成家立业，她发现我没像她忧虑的那样，之后对我的满意感增加了，所以我真的很喜欢长大，从来不怀念小时候，长大了多好啊，不再受人控制，可以自己做决定。她对我的满意度增加，也让我对自己生出一些满足感，千金难买自己满意，这恐怕是心理健康的基石吧？

中国人常把"命"这个词挂在嘴边，但实际上，如何界定好命和歹命却相距甚远。在"福禄寿喜"中，母亲最看中的是身体好，对富贵期许比较淡，甚至认为富贵也未必能带来身心安泰，这也许是我投入心理咨询学习的内在动因吧。从大学毕业开始找工作时起，我就整天纠结在"意义"这两个字上面，我不像别的女孩子忙于打扮，认为找个好人家嫁了很有意义；也不像别的同学去广州深圳，认为赚钱或职位晋升很有意义，那时的我觉得这些都好没劲，一直到我后来以做心理咨询师为职业之后，才有了尘埃落定的感觉。

母亲的这些价值观和期许大多不是正儿八经讲给我听的，她平日里对我的训斥，与乡里乡亲的闲谈或与父亲吵架，以及各种情境下对人对事的态度，被当年的我看在眼里，今天替她提炼出来，属于我个人的加工和总结。她当然不会知道她会怎样影响我，家庭就是这样一个神奇的所在，日复一日、夜复一夜地共处，彼此熏染，在不知道自己的个性怎么形成、在不知道三观如何建立之前，一切都已发生了。

成为母亲心目中好命的人，让我的生命底色总体上还是亮色的。我们都曾经是孩子，而且在父母面前永远都是孩子，而所有孩子的梦想都是努力成为父母心目中期许的人，幸亏我母亲的价值观如此朴实。她如果也是"望女成凤"的话，我若达不成她且富且贵的期许，可能对自己的人生评价就是"失败"。

每个人都具有在我们自己身上实现父母未实现的生活理想的倾向性（《荣格作品集》第17卷中的《人格的发展》），我也一样。我是她不喜欢的、非"温良恭俭让"的女人，却神奇地实现了她未达成的心愿：她当年跪求读书，而我现在读的书是她的一百倍不止；她当年的工作卑微，让她充满了无价值感，而我现在的工作普遍被认为是有价值的；她多年抱怨自己围着锅台转，我现在可以四处旅行，这么说来我到底是忠于她，还是背叛了她呢？应该说我背叛了她给我指明的"温良恭俭让"的道路，却忠于并实现了她的人生梦想。

文化与和解

和解才是王道，和解不和解在于了解不了解，没有了解的和解是没有基础的。

母亲当年可能认为"温良恭俭让"的女人会好命，实际上她自己也不"温良恭俭让"，作为一个抑郁的人，她总是对这个不满，对那个不满，挑剔指责易怒。因为她身体不好，所以哪怕发脾气，家里人也得让着她。她的所谓好人形象都是给外人看的，是人格面具而已。在家里，在我这个女儿面前，她举着"温良恭俭让"的大旗，扼杀小孩子天生的热情和活力。虽然对母亲有诸多不满，但是认同还是发生了，弗洛伊德（1940a）说"外部世界的一部分，至少是局部地，在其作为外部客体的身份被抛弃的同时，却通过认同被吸收进自我，并成为内部世界不可或缺的一部分。这个新的精神代理者，继续执行着此前由外部世界的他人（被抛弃的客体）所执行的功能：观察自我，给出命令，作判断，威胁要给予惩罚等，就像被其取代的现实中的父母之前所做的那样"。所以与她和解，也是与我自己的一部分和解，为了与她和解，我得了解她。

因为有她的"外和内戾"的模范在此，我对儒家文化除了重男轻女之外，另一个印象是"说得好听，做得难看"，以至于后来听到所谓"内圣外王"的词就心生反感，道德标准要求太高，能做到的人太少。同我与母亲的关系一样，哪怕有诸多不满，但它仍深深地嵌在我的灵魂里，比如说"和为贵"，和解才是王道。甚至我对俄狄浦斯的故事的理解都充满了中国味道。

我像俄狄浦斯，他被父亲遗弃在外游历很久；我不被母亲待见，也踏上了一条无比艰辛的旅程。

我跟俄狄浦斯有一个类似的开始，不过我在咨询室里不断试图认识和理解我的母亲。与此同时，我也在试图更多地理解我的母文化。若干年前开始学古琴，曾经与师兄弟一起到音乐厅演出，当年一起的师兄弟们不少已经是专职的古琴老师了，而我现在只当它是业余爱好。没走下去的原因是我觉得自己还没修到"君子"的境界。这一乐器承载着中国文化的精髓，即"哀而不伤，怨而不怒"的中庸之道，古琴是关起门来在书房里弹给自己听的乐器，哪怕是关起门来，仍然是一位讲究中正平和的君子。而我很多时候需要的是宣泄，做不到中正，也没法平和，音乐表达的是人类的情感，更恣意更畅快地表达才过瘾！我想当我真的成为平和中正的"君子"时，古琴应该会是个比较好的选择吧，但是反过来却不对，想通过古琴修成君子，不大可能，我所见到的古琴界大师并没有因为弹琴的时间长，而变得更有修为。在古琴圈里混迹的经历告诉我，让自己生命更进一层，还是得诚实面对自己的负面情绪，面对自己的阴影面。

另外，我报了易经班，系统学习《易经》，不过仍然有障碍，我每看到"阴在上，阳在下，不祥"这样的字句气就不打一处来，女人比男人能干就有罪了？我了解这与我的情结有关，那种被我自己的文化传承所排斥的感觉与"我想亲近我的母亲，但母亲排斥我"的感受一脉相承。希望修通这部分情结后，我能与自己的母文化更亲近些。

对母亲的情感总是爱恨交织，对母文化的情感也是如此。我对待他们的态度如出一辙，有个基本点在此文开头的梦境中很明显得到了表达：哪怕我妈呵斥我、排斥我的场景历历在目，我妈还是好的！

而与之相对应的一点表达得也相当明显：哪怕我的外国分析师对我有耐心有爱心，我还是对她很警觉！梦里毋庸置疑的是一位西方女人在给我喝酒，说明什么？说明我担心西方人不是好东西，会给我喝迷魂汤，会害死我，我警惕着西方人的东西有毒！所以说我对传承于希腊文化和基督教文化的精神分析，一样怀着复杂的情感，一边有好感受，一边心怀戒备。

先说好感受吧。英语是我们的第二语言，而精神分析更像第三语言，与我们的语言和文化隔得都好远，真的需要毅力才能把西方人的思想理解清楚。我是如何在精神分析这条艰深的道路上走到今天的呢？

　　现在能想出来的最简单而直接的原因有以下几条：①诚实，对真实的情感、真实的想法敞开。②凡事都可以讨论，不会被立即戴上大帽子，被打压下去。保持问题的开放性的价值远高于得出一个斩钉截铁的结论。开放的心态，容纳冲突情感同时存在，这样的心理治疗态度是最令人受益的。③更私人的原因是这一路走来，我得到的许多表扬和认可，这些都来自教我精神分析的外教、督导师。在上CAPA二年级时，我的督导是Robin Goldernberg，在我申请费城精神分析学院时，她给我写了一封推介信，当我读到她的邮件时，眼泪几乎要流下来，她言辞恳切，毫不吝啬地赞美我，而且还那么真诚，我一面怀疑自己真的有那么好吗，一面感动得不行。后来我用好看的纸把她的举荐信打印出来，装裱起来，放在我的书架上，目的有二：一是在我咨询工作遇挫时，可以拿出来读读，以此鼓励自己；二是提醒自己做督导做老师时，也要这样对我的被督和我的学生。正是有这些人一路鼓励，我才完成了5年CAPA的初级组、高级组和督导组的学习，现在进了费城精神分析学院，接受5~8年的培训。

　　旷日持久的培训就像马拉松比赛，一路上有人激励才能坚持跑下来。我得承认，我本来也没想到会跑这么久，一开始觉得差不多就得了，坚持下来的原因有些浅薄，就是因为那些外国老师们和督导们肯夸人！这一点与我这许多年来受的中国教育大不一样，从小学到大学，父母和老师给我的批评和指正可以用卡车装，得到的表扬用儿童自行车就可以驮了。

　　要说"戒备"的话，常常有，因为精神分析的文献总是不断挑战我原本的认知，比如说"被迫害妄想"吧。我是多么愿意定义"被迫害妄想"是精神病人独有的东西啊，然而实践让我不得不承认哪怕非精神病患者身上，甚至是身心很健康的人的内心深处，也有这个。精神病性并非精神病人所独有。Grotstein（1981，1983）认为人格中的精神病性和非精神病性的部分同时运作，构成了心灵的"双轨模式"（dual track model）。

　　以前我可以承认对母亲的感受除了正面情感，还有抱怨和不满，今天发现在抱怨和不满的下面，深埋的是"恐惧"，也许恐惧才是我对她最根本的情感。我也不得不承认：妈妈是一个给予生命的人，也是一个可以拿走生命的人，是一个令人畏惧的人物。按照克莱茵的观点，哪怕一个孩子没有我这种险些被堕胎的经历，或者"重男轻女"的家族背景，对母亲的感受也有可能与我类似。她说："一个儿童即便与母亲有着爱的关系，他依然会潜意识地抱有一种担心被她吞噬、撕裂或毁灭的恐惧。"（克莱茵，1963b，p277）托马斯·奥格登在解读克莱茵的理论时说，"在生命之初，婴儿体验到一种源自死本能的弥散性的内部危险。这种'无名的恐惧感'（比昂，1962a）是通过分裂和投射性认同进行防御的结果，使得一个具有迫害性客体的世界建立起来，并且与好客体分裂开来"。怎么会这样呢？克莱茵有个"前概念"这个说法，实际上"前概念并不是概念，而是成为概念的潜力"，这是奥格登的解读。婴儿与这个世界无任何接触之前，就会有"危险这个概念，将会与在现实中可能被体验为危险的部分联系起来"。危险是婴儿生来就具有的想法而不需要从经验中获得。

由此我理解精神分析着重点不在"人之初性本善还是性本恶"这一带着道德意味的命题上，一个人类婴儿有着漫长的脆弱童年，活下去才是硬道理。

奥格登（《心灵的母体》，p32）认为死本能会比生本能激起更多焦虑，在生命之初对婴儿组织经验的方式施加了比生本能强烈得多的影响。类似的情形也存在于偏执的成年人身上，他基于对危险的预期来体验所有出现的状况。我母亲也是个"死本能"强的人，我没法跟她谈我的事情。我如果分享快乐，她会泼凉水，长期危机感太强，以至于总能找出潜在的危险，她最擅长在晴空万里的天尽头，嗅到乌云压境的气息；我如果说我的苦恼，她会比我更苦恼，好像表现得足够苦恼，事情就会容易解决似的，最后还是要我这个苦恼中的人再去安慰她的苦恼。因为死本能过强，时不时出现点儿"被迫害妄想"也就不稀奇了。

以上只是简单介绍精神分析的初级观点，从其中已经可以看出哪怕就是这样的基本解读，都是与从小受到的教育相悖的，比如说母子关系，精神分析不是在否定母慈子孝，只是强调除了"慈和孝"还有更多内容，比如说恐惧，这种听起来令人不舒服的"阴暗"解读，是不是很像巫婆的解说？

我就这样一边戒备着，一边觉得好像有道理，一边继续探究着，就这样学了这么多年。现在已经不是在为学精神分析而学精神分析了，我在研究不同的人从不同的角度带来的不同的解读，这个过程让我很快乐。

性别与和解

我母亲身上带着浓重的男权社会的烙印，她深懂在男权社会下存活之不易，对我身上显露出来的"叛骨"深感不安，她不让我照镜子，不给我打扮，潜意识层面是将卑微的自我意象投射在我身上；但是从她的主观意愿上来讲，她是想以此方式来保护我的，她相信的理论是"红颜薄命"，相貌平平的女子受伤害的可能性小些，她是担心哪怕她是母亲，也保护不了我？后来我惊奇地发现，竟然有人就此做了研究，得出的结论竟然与我妈这位中国老太太的想法遥相呼应。蒂姆·本尼克在他的著作《男性如何看待强奸》（1982年版）中，总结了他的研究，他对几百名男子进行了访谈调查，包括强奸罪的诉讼律师、审判庭的法官，以及与强奸罪毫无瓜葛的普通百姓，所有这些人都在重复着一个相同的观点：女性的外貌是导致强奸的刺激因素，大家都生活在同一个迷思中：由于女性外貌的强烈魅力的影响，发生强奸是十分自然的，甚至是必然的！这样的想法恐怕不仅男人有，甚至以我母亲为代表的女人也可能持相同的观点。

幼嫩而美丽的花朵容易被摧残，今天当我要即将结束此文时，正是"Me Too"运动在中国微信圈蓬勃的这几日，"荡妇羞辱"这个词频繁出现，一位出生于20世纪70年代的女性这样说道："以我这样一位长相普通、家庭出身中等的人为例，目睹或者亲历的性骚扰不下10次。"而受到性骚扰的女性大多选择"隐忍"，因为怕人说你是勾引者，是你自己不检点！女性一生的议题是自保。男人在性方面的失礼甚至犯罪行为常被一言以蔽之，"男人嘛，都这样噢"！

母亲的本意是想保护我，但事实上传递的是，"女性特质是需要被掩盖的"这样的想法。男孩有"阉割恐惧"，担心阴茎被割掉，引申为失去男子气；我母亲的做法是对女孩子的"阉割"，打压"女子气"。如果绽放自己女性魅力成了一件被打压的事情，那么能否欣赏、赞美、欢呼自己的女性角色就成了一个问题。

这看上去是一位母亲在家教养女儿的问题，其实是有一个宏大的社会背景在的，母亲自己是怎样被对待的呢？她也从来没有被欣赏、被赞美、被欢呼，甚至没有好好被当作一个完整的人来对待过，她在家里被父母利用，用来照顾弟弟妹妹，她是被"物化"的存在；后来虽然妇女解放了，然而被解放的更像是占社会一半人口的劳动力，妇女们只穿武装不穿红装，从事着与男人一样的劳动，不但是摒弃了女性爱美的特质，而且放弃了母性本能，把孩子关在家里，成为"钥匙"儿童，自己投入到"伟大的生产实践"中去，最直接的后果是今天的来访者，内心总有个幽深的空洞，像小蝌蚪一样到处找母爱。

不去理会你的性别，或者忘记自身性别，强调女人与男人一样，这是社会性的"厌女症"，而我当年也用过同样的方式对待自己。那时我所在的基督教团体也是鼓励我们忘掉性别，我只是一个信徒，只为主而活，我们的理解是，上帝眼里是男是女不重要，重要的是信或不信。

如果说与自己的女性身份和解是第一个问题，那么第二个问题是与女人们和解，不仅是与母亲和解，而且是与整个女性群体和解。"女人整女人"的精巧文化设计让宫斗剧欣欣向荣，女人之间的嫉妒是可怕的，甚至是你死我活的。

因为对女性气质的态度不同，会出现两个极端：一边是极力推崇，用拼命节食减肥或整容手段，成为男性"欲望的客体"；一边是完全忽视，正如我母亲与她所处的时代对女性的态度。美人和不美的人无形中成了两大阵营，分裂导致冲突。如果我们自己身上的女性气质被压抑，对别的漂亮女人的态度是什么呢？羡慕嫉妒恨，人家敢美，她得到更多关注、更多欣赏和资源，特别是那些美得张扬自信者，自然是会触发活得不太起眼的女人的自卑自怜的，这实际上是一个旧伤口被刺激到而已，该做的事情是处理自己的伤口，承认自己也想美，承认自己也想成为异性的"欲望的客体"；与此同时，这种"想"让我们更真切地体验到我们也是"欲望的主体"，我是可以选择要成为一个美丽的人还是成为不在相貌上计较的人。一旦明白我是有选择权的，内心就会迸发出一种力量，为自己的生活状态负起责任，远离怨天尤人。而这种"欲望主体"的意识是一种心理能力，让我们在探索"可改变事物"与"不可改变事物"之间边界的前提下，改变自己的命运。

对母亲的不信任也是许多女孩子的共同体验，当年邻居家的年轻女孩因早恋怀孕跳井自杀，这家男主人怒斥妻子："女儿早恋怀孕，你竟然一无所知，你有何资格做娘！"自杀的女孩子也像我们一样，预计告诉妈妈自己怀孕的结果一定是遭致怒骂和羞辱吧。相不相信母亲会站在自己这一边，这一点可能决定生死。那个年代和那个年代之前的母亲有个天赋使命，要保证女儿是个处女，其本质不过是"以处女向男权社会献祭"而已，女儿若因为不是处女被夫家嫌弃，这是家门不幸，有辱门楣，是母亲重大失职，所以听闻女儿有性行为，被性骚扰或性侵，母亲当然的态度是恐慌斥责，闭口不言。当男女两性存在如此分裂的阵营时，一旦女性成为男权社会的维护者，怎么能指望她会站在女人这一边呢？

我多年以来一直羡慕人家母女可以一起逛街、一起说些悄悄话，那种情同姐妹的交往应该对母女双方都是滋养性关系吧。其实不但我有这个遗憾，母亲也常抱怨我跟她不亲，我像许多来访者一样，可以敬她让她，买东西孝敬她，远远地把她像菩萨一样供着，却没法与她亲近，她的责备担忧太多。

女人发展出同性间的友谊何等珍贵，相信女人会帮女人，有这一点做基础，起码世界的一半是安全的。

第三个问题是与男性和解。

这个世界的不安全来自另一种性别，男性。戴维·罗森有这样一段描述："父权主义对人类的诅咒导致了多种多样的灾难，强奸以及其他形式的对女性的暴力攻击就是明显的例证。男性身上的这种反女性倾向也会导致自戕的冲动，造成对他们自己灵魂和内在异性心理成分的自毁行为。"所以说男性未必不是受害者。

与男性的关系若要追本溯源的话，还是要谈父亲的。我因为是在父亲的荫庇下出生的，他当年听我妈的判断怀的是女孩子的时候，态度明确，他是要保我的，甚至在我出生之后，大放鞭炮庆祝，然后到处跟亲友宣布："我有女儿了！"小时候他还是会把我放在膝盖上摇弄的。我没有试图变成可爱有趣、有价值或诱人的孩子，因为无论我什么样，妈妈不喜欢就是不喜欢，哪怕我跟她后面做这个做那个，她总嫌我做活太差；爸爸有时喜欢我，有时训斥我、打我，也不是我能控制的，他在外面工作心情不好，由不得我左右。所以我没有发展出太多"假自体"用来防御，因为没用。我爬墙头摘葡萄，与小伙伴在墙沿上追闹，与哥哥们拼木头刺刀，父亲从来没拦阻，只是会在我因为战败哭哭啼啼时，因为厌烦而申斥我。男孩子玩的游戏，我一点儿也不落后，内里的男孩子气没有受到打压，只是让母亲担忧了，我满足了一位从来不给女儿穿裙子戴蝴蝶结的母亲的"不要做男孩"的潜意识期待，在意识层面上却被她责备，做人好难。如果她知道荣格的观点——我们每个人都有着一种无意识的或较少意识到的异性人格，她也许不会那么焦虑了吧，小时候的我不过是异性人格表现较明显而已。

外在世界的模样会投射到内在世界，而内在世界又反过来通过诠释和建构影响外在世界。外在男女性别两军对垒投射到内心就是分裂，要达成内心深处阿尼玛和阿尼姆斯的相生相融，绝非易事，但又是不得不为之的事。

最后还是回到我们中国老祖宗的智慧上来"阴阳平衡"，由此可见，中国文化哪怕是博大精深的，也有自我矛盾冲突的地方，比如说既然阴阳要平衡，历史上为何又要如此打压女性呢？所以今天的我也学鲁迅那样，成为中国文化的反思者，"去粗存精"才能万古长青。

结　尾

母亲的一生是上一辈千千万万中国妇女们的缩影，今天我坐在咨询室里听我的来访者讲那过去的事情时，常从他们身上看到我妈妈的影子，当然也常看到自己的影子。贴近来访者的感受不是一句空话。咨询室里通过与分析师的关系，重现与重要客体的关系，奥格登说：可以把移情和反移情理解为内部客体关系在人与人之间的外化（现实化）。借着与分析师之间的关系，我们在借假修真。检视与人的关系，也是在检视我们的内在世界，而自我的改变要通过关系的改变。

疗愈意味着放下执念，不再纠结于"爱不爱""爱得够不够"的问题，其实没法指望一个自己没得到过母爱的人给我很多母爱，甚至她自己对母爱是什么滋味都知之甚少。一个母亲天然地就是以她能习得的方式待她的孩子，这是母亲和孩子都得接受的遗憾。

宗萨仁波切在他的自传里有这样一段话："某人是你的父亲或母亲，并不意味着你爱他们或他们爱你，但人们仍然认为他们应该爱。世界上半数的家族问题都来自这种毫无必要的期待。人们不相信业力，却相信父母应该爱小孩，小孩也应该爱父母这个假定。这个假定的唯一好处就是给大批心理治疗师创造了就业机会。我自己也同样受缚于对父母的假定和期待。"

我个人觉得哪怕是不再受缚于对父母应该很爱我这样的期待，要认识自我仍然是要谈父母的。自我当然远远不只是身体外表或明显的生理机能，"自我是一个私人的或隐私的信念系统"（《性别与欲望》，p69），而这套信念系统不是凭空来的，它的源头就是我们父母的信念系统，这套系统很多时候并没有挑明了说，而是在平日里家庭成员对内对外的态度与做选择的过程中，潜移默化地传递下来的，比如上述谈到的好命观，各家肯定有各家的理解和传承。

人道中有一个大大的"苦"蛋糕，大家都想逃，但蛋糕太大了，人人有份，我们不想分到，或者想尽办法少分一点儿，但是苍天何曾饶过谁？在咨询室里听到不同人的故事，常常感慨"没有最苦，只有更苦"，人类的痛苦种类繁多，各色齐全。无论是个人史还是整个人类历史都是由如何趋乐避苦的尝试组成，先哲们穷尽心力研究"苦"，以及对待"苦"的明智的方法。我成为心理咨询师的道路，正是一路理解"苦"，试图"对治苦"的历程，也是我疗愈自己的道路。这条疗愈之路与我的母亲息息相关，从幼年起，我就被她"苦大仇深"的叙事所环绕，感受着她这样一位躯体障碍患者给家庭带来的阴霾，她的抑郁深深影响了她的母职，而她又那么看重母职，根本不能承受儿女对她有任何抱怨和不满，能当着她的面表达的唯一情感是"孝道"，是"感恩"，感谢她是那样一位牺牲的、舍己的、凡事为儿女考虑的母亲，然而我却觉得自己的童年并不愉快。为了给自己找出路，我大学时代就开始接触基督教，也介绍母亲信主，她因信主而被认为是上帝的儿女，存在感被确认。再后来我又学习心理治疗，对抑郁、存在感和意义感缺失以及躯体障碍等议题充满兴趣，那时母亲已去世，她一辈子没去见过心理医生（当地也没有），但她加诸在我身上的情结还在。我在与自己的分析师工作的过程中，加深了对母亲的理解，同时，也很大程度上化解了与她之间的爱恨情仇。我的探索之路一直在继续，后来我开始修习正念，进一步加深了对身苦与心苦之间关系的理解。这条道路还在向前延伸，有生之年我的脚步不会停止。

母亲的抑郁和躯体障碍其实是让她很厌世的，这也是她对基督教讲的天堂观接受得那么快的原因之一。她一辈子不知道这些症状从哪里来，会往哪里去。我替她做了梳理，也为她找出路，这像是我的天命，不是我有什么主观意图（意识层面的意图）要这样做，我被莫名的力量推动着，不知不觉就这样一路走来。我背负着母亲的痛苦，母亲背负着她母亲的痛苦，她母亲可能背负着她祖先的痛苦，痛苦在传递，我们继承的远不止财富，我们也在继承痛苦。中华文化遗产不光悠久灿烂，也悠久暗淡，跟一个人一样，有光明面，也有阴暗面。

没有人的命运是独立的，总是与天时、地利相关，特别与其他人相关，我生于兹，长于兹，我的命运与我母亲一脉相承，与我的祖先息息相关。佛法说"同体大悲"是不是也包含这个意思？

基督教讲的是"救赎"，佛教讲的是"解脱"，是在说这个世界不是一个好的所在，需要另寻出路；精神分析讲"生本能""死本能"，儒家思想讲"穷则独善其身，达则兼济天下"，说的是如何充分地利用这一世的日子。我想人们世代努力的方向是人类意识的进化吧。

我庆幸自己活在今天这个时代，可以有机会做与母亲不同的女人，能成为"好命"的女人，一方面有自身努力，另一方面，也是我生活的时代和社会比她那个时候进步太多。在如今这个时代里，我们有机会品尝到无论是来自东方还是西方的人类文明成果。只要有兴趣，尽可以徜徉在古圣先哲的智慧光芒中。

　　谨以此文纪念母亲，也纪念她的苦难，她带给我生命，也带给我生命的课题，愿她安息，也愿她的苦难止歇……

徐建琴

　　现费城精神分析学院候选分析师。

　　CAPA 初级组、高级组和督导组毕业。

　　出版《发现孩子的成长优势——按性格培养孩子 65 法》和《读懂孩子的心——幼儿常见心理问题解析 55 例》两本著作。

　　译著：《精神分析的伴侣治疗——一种客体关系的观点》《感觉》《投射性认同与内射性认同——精神分析治疗中的自体运用》《精神分析心理治疗实践导论》等。

水面上我的倒影是谁

栾　津

快乐童年，孤独敏感

很小的时候开始，就有两种体验，让我至今记忆犹新。一种是常因为感觉自己不如别人而难受，另一种是觉得自己很多事情比别人做得好而自豪。表面上高不可攀，内心却害羞又自卑。如同在外表套了层硬邦邦的壳来唬别人，或者猪鼻子插大葱——装象。外表上看起来冷漠而拒人于千里之外，私底下却又为每一次与别人的接近而敏感、激动，反复品味。

依稀记得，上初中时，我们大院里的一个漂亮女孩，与我在路上偶遇，热情地跟我聊了起来，这就让我回味良久。还有一回，我和邻居班级里面的一个丰满妖娆的女孩，无意中撞了个满怀，让我有一种血冲头顶、脸热得要炸的感觉。这两件事有一个共同的特点，就是事情发生后，它们常常在我的脑海中徘徊，反复地出现，不愿离去，我始终想不明白为什么。

许多年后，同学们都告诉我，可以用两个字来概括我的整个青少年时期，那就是"高冷"。高，也许包含着两层意思，一个是我的个子高，那时候的我又细又长，不过，倒是没有人管我叫"豆芽菜"，看来我还算匀称；另外的一层含义，也许是暗指我的学习成绩始终遥遥领先，令他们望尘莫及；冷，也就是说我特立独行，不擅交际，不苟言笑。其实那是因为我内心敏感而害羞，怕别人不喜欢我。

这样的内心感受既让我迷惑，又让我作茧自缚，无法伸展，徒然地消耗着我内心思维和感觉的能量，阻碍着我轻松愉快地生活，使我的言谈举止不放松，不随性。很多年都想不明白为什么，只能用我天生就是一个敏感、胆小和害羞的男孩来聊作解释。直到后来我醉心于心理学，才慢慢领悟了我这种秉性的来龙去脉。

那时候，我总感觉别人比我快乐，就常想看别人在家里生活的样子。看不到，就让想象在脑中任意驰骋，那些影子始终挥之不去。当时我自以为，所有人都天生喜欢幻想，大家也都和我一样，没什么特别的。

多年以后，我才意识到，别人跟我不一样，不会花很多的时间去胡思乱想，而我则企图用幻想，去避开和解决很多问题。这样的躲避，其实跟了我很久，只是我像在没有窗户、没有镜子的小屋里，无法看到我自己，用惯了幻想，不知尚有他法存世。

不过幻想，或叫想象，反正都是在大脑中描绘非现实事物的能力，也确实在学东西上助过我一臂之力。比如说，当听到别人描绘一个场景时，或者当我看到书中描绘的景象时，我的脑中会立刻自动跳出一些具体的图像，对于我去理解和记忆那些听到、看到的内容，帮助极大，常常事半功倍。

小学五年级的时候，我被立体几何所吸引，就找了本书，开始自学起来。那些立体的图像，在我的脑中，自然而然地呈现了出来，就跟眼前看到了实物一样，所以我自学立体几何，居然没有遇到很大的困难。再后来学习有机化学的分子式时，右旋和左旋的分子，对于我来说，易如反掌，根本不用去记什么手法、口诀，轻而易举就能在我的脑中"看"到那个左旋或者右旋的分子。

此外，我认为我有无师自通的绘画能力，轻而易举就能明白素描、构图、透视等技巧的能力，也源自我具有这种很好的想象力。

回首往事，除了吃饭、穿衣和睡觉，我那时确实没有得到过家里人的其他什么关注。当时我认为这是再平常不过的事情，没有什么大不了的，那会儿的好多家庭皆如此。没有人关照我的学习，没有人关注我的情绪，不是更自由吗？我这不是也活得好好的吗？其实，我后来才明白，这样的缺失有多么地严重。

童年时，我想上学的初衷，是羡慕那些已经上学的小孩能够手拉着手去看电影。不过，当我入学之后，我发现我很喜欢学校发的新书，我特别喜欢闻新鲜的油墨味道，也喜欢翻阅里边新鲜的内容。我会用牛皮纸或者挂历纸，小心翼翼地为新书包上皮，然后反反复复地翻阅，手不释卷，所以，每天上完课我都会非常轻松、迅速地完成课后作业。而同一个学习小组的人，总是抄袭我的作业。

那时候我们只考两门课，语文和数学，每次考试，我都会得满分。这样的成绩，让我感到挺骄傲。因为至少在学习上战胜了同学，这会让我感觉到自己有力量，感觉到我自己挺聪明，也会让我站在同学们中间时，保持着内心的镇定。其实，还有一层心理，我现在猜，我内心深处希望我学习好，能够得到家人的喜欢，只是没有意识到而已。不过老师们都对我喜爱有加，表扬不断。

那时候我们学习的条件是很艰苦的，书桌和板凳，都是自己从家里带去的。教室在下雨天还会漏水。好多同学整天调皮捣蛋，不好好学习。而我却对学习非常感兴趣，对画画、写字很在行，动手能力特强。这对于我来说，是上天的眷顾，这样的禀赋让我很擅长这些事情，使我具有了向上跳跃的力量，能够在关键的时刻，鲤鱼跳龙门，逃过了随波逐流地被拽向生活底层的魔爪。

可惜的是这样的兴趣和热情，后来在初中和高中的披星戴月的学习当中，消失得无影无踪了，我开始为了不确定的未来的焦虑而努力学习，不再是为了有趣而学习。后来虽然我考上了大学，但那种因为喜爱而自发学习的满腔热忱也消耗殆尽，而且我想与别人竞争、战胜别人的欲望，也荡然无存了。开始为了适应生存，做着必须做的事情，演着必须演的角色，渐渐地没有了自发的如痴如醉的热情。

小学一年级的时候，我喜欢一个眉清目秀、一笑有四个酒窝的高挑白净的女孩，她是我小学同学，她特别爱笑，又唱又跳的，我非常羡慕她。虽然我很喜欢她，可我就是不敢跟她说话，却总是希望知道她在家里的生活是什么样子。多年以后，当我喜欢的这个有酒窝的女孩跟我说，我们小的时候，曾经有过不少在一起玩耍的时光，还一同做了很多剪纸，留到了现在的时候，我觉得那不是真的，是她想象出来的，因为她说的我们一起玩的剪纸活动，根本不是我的做事风格。

而且留在我记忆中的深刻印象，就是小学时每次上学和回家的路上，都要路过她家的窗外，我经常会情不自禁地往里瞄几眼，希望看见她在家里生活的样子。我怀疑这是不是后来我挺喜欢听《窗外》那首歌的心理起因，抑或是我最终喜欢上听别人讲故事职业的最初动因。

那时候我总是遐思冥想，我幻想假如我能够有更多吸引人的地方，那该有多好。这是我躺在我家炕上，任思绪驰骋时，或者一个人在学校的树林中看书的时候，常常会幻想的事情。为此，我还真正地尝试过。那是在小学的时候，我曾经把"智取威虎山"的快板书整个背了下来，并且在大院里的文艺汇演时，噼里啪啦地做了表演。

很久以后我还在为自己的勇气感叹，但是，上台表演过后，虽然获得了掌声，我却感觉并没有得到内心真正想要的东西，或者说，我也不知道我真正想要的是什么东西，怎么去获得那些东西。很多年的时间里，我内心都残存着这样一个小心思，想要去模仿大明星或者其他大人物的洒脱、自信、迷人的举手投足，因为总感觉自己的言谈举止很拘谨，不招人待见。

我知道我家没有别人家富裕，所以总是有些害羞，感觉不舒服。从很小的时候开始，我就已经习惯了剁鸡食、打煤坯、清扫鸡窝等活计。至今我还记得，很小的时候，我被迫吃下第一口咸菜时的感觉和场景，犹豫了很久，压制住反胃的感觉，小心翼翼地夹了一小点，放到嘴里，咀嚼了一下，竟然意外地感觉还是可以下咽的，没有看上去那么难吃、那么恶心。那时候，我内心的一个愿望就是，等将来有钱了，我要买足所有的美味饼干，吃个够。这样的愿望，只能停留在愿望上了，因为后来当我可以自己挣钱的时候，我对那些饼干，早已经没有了一丁点儿欲望。

　　我对自己要求很严。记得刚上小学的时候，我们班一个同学的哥哥，在傍晚的时候，会在他家门口，讲他看过的《一千零一夜》里的故事，周围站满了喜欢听的小朋友。我也近乎痴迷地喜欢听，可是那里边男女情爱的故事，却让我听得心惊肉跳，因为我确信那不是我这个年龄的孩子应该听的事情，而是那些"坏孩子"在做的事情，所以我听了几次以后，就再也不敢去了。

　　还有一回在初中时，我不知道从哪里得到了一本没有封面和封底的短篇爱情小说故事书。里面讲了一个人爱上了公共汽车司机的故事，还有一个在阁楼里与嫂子幽会，后来跳楼的故事。看了两篇，我就严肃地告诫自己不能再看了，否则会耽误学习，等将来考上了大学再看不迟，于是便毅然决然地放下了那本书。

　　然而当我经历了无数考试的折磨，最终考上了大学，想要再次捡起那两本书时，所有的心情都已成过往，那种感觉就是黄花菜凉了，这两本书读起来已味同嚼蜡，再也没有了兴趣和热情，留下的只有永远无法弥补的逝去的遗憾。

　　那时候，如果我和哪个玩伴激烈地争吵起来，我的处理方式就是，以后再也不跟他玩了。偶尔言语冲突过于剧烈，就会导致最终的战斗。一旦我和别人打起架来，我会不顾死活，拼命地打。因为我们都知道一句俗语："横的怕愣的，愣的怕不要命的。"尽管过后会伤痕累累，但我当时却无所畏惧。不过，事后我会非常恐惧，可能是怕我内心那种强烈的恨和毁灭的欲望会导致不可预见的灾难性的后果。

　　我有时会幻想，如果我有老鹰的利爪，或者我像关公那样，可以挥舞青龙偃月刀，他们就不敢欺负我啦。所以，我就学会了尽量避免与别人发生言语上的冲突，也学会了自娱自乐的游戏方式，比如春天放风筝、夏天游泳、秋天抓蟋蟀、冬天打冰尜、划独脚驴冰车，还自己画画、做剪纸、集烟宝。

　　这就是年少时顽强的调节适应能力的体现。虽然贫穷、自卑，但是也让自己的童年充满了自得其乐的美好记忆。没有玩具，自己制造。很小的时候，我就学会了用橡皮筋、木线轴、细木棍和小刀片，制作上发条后，可以自己运动的拖拉机，还可以用薄竹片，自制飞机螺旋桨片，用线轴和线绳，让它飞向天空；我还会为蟋蟀制造各种奇特的洞穴，还玩过其他各种各样现在的人很难见到的自制游戏。

那时候，我家窗外，经常聚集着一群人，下象棋、打扑克。我为了避免与别人冲突，就退出了这个游戏圈子，远离他们。我还给了自己一个很好的理由，我是要出人头地的，所以要好好学习，要考上大学，将来有一番作为。就像奥斯特洛夫斯基说的那样，人的一生，应当这样度过：每当他回首往事时，不会因为碌碌无为而悔恨，也不会因为虚度年华而羞耻。所以，我不能像他们那样浪费生命。

当然有时候，我还是无法忍住想要战胜别人的欲望的。我心里想，既然他们生活得比我好，那我就要把我能做的事情用心做好，一定要超过他们、战胜他们。

例如，为了抓到能够战胜所有小朋友的蛐蛐儿，我专心致志地琢磨怎么能抓到最好、最厉害的蛐蛐。晚上用手电抓，用皮管吹，用水灌，这都是平常的方法。我发现，白天抓到的会特别厉害，后来我就用心琢磨出一个技术。我专挑阳光明媚的日子，反其道而行之地去抓蛐蛐儿，因为在这个时刻敢于叫的，都非常厉害，胆大妄为，格外聪明，抓到它们很不容易，特别是那些躲在墙缝里的。

有一次，我抓到了一只金头、金尾、长身躯的蟋蟀，非常勇猛，我管它叫"金子龙"，它为我战胜了所有的小朋友，我心中得意了很久。那是我少年时让我很兴奋的一个记忆。

后来我当了医生，我有时胡乱联想，就猜是不是可能我喜欢用听诊器的原理来抓蟋蟀的这种感觉，让我跟听诊器有了缘分。我此刻又想，我是从什么时候开始接触属于我自己的心理学的？

也许真的很早，因为我常常体验到那种害羞过敏和闷闷不乐的感觉，所以很小的时候，我就在想我是个什么样的人，想不明白就开始思索神秘力量的作用，看到某本小书上写着哪一年几月份出生的应该是什么样的人，便开始琢磨是不是真有预先设定的命运，因为我是几月生的，什么龙什么凤，就带有什么样的命，我自己是控制不了的。这也许是再后来，我喜欢钻研《易经》

的心理动因吧。

多年之后，当我真正与心理学深入地零距离接触时，我才体验到了那份遗憾。因为我曾经与真正的心理学和心理咨询失之交臂，所以我有时会对跟我一起学习心理学的年轻人，由衷地说一句，你们真幸运。但是我不知道他们能否真正体验到我这种感受，何时能够体验到。我相信如果我在年少时，接触了真正的心理咨询，磨难就会少很多。

不过，我的一次经历，在多年之后，还是把我带回了对人类内心世界的探索的旅程。读研究生时，我从朋友处发现了一本书，马斯洛的《动机与人格》，那是我最深入和痴迷地与心理学的第一次亲密接触。我把那本书反复地读了很多遍，还用录音机录下来我喜欢读的章节。有些人听到了我的录音，都饶有兴趣地询问这是什么书，为何那么引人入胜。当时，我还读了好多心理学的书。然而，不知何故，与心理学的缘分还是未到，后来我就猜，是不是我不敢追求自己真心想要的东西，因为我有过多次那样的经验，我真正想得到的东西，多半很难得到。

躲避现实，追寻感受

我感觉我的中学时代就如同黑铁时代，不分白天黑夜地玩命学习，就为了竞争，为了争第一，为了得到别人的崇拜羡慕，为了减轻对将来生活会很悲惨的焦虑。而我最向往、念念不忘的就是黄金时代那幅画。

虽然我是在重点高中的重点班里，我的成绩在年级里面名列前茅，在班级里面数一数二，且从初中开始，一直到高中，我始终是班长，历年的三好学生，但是，我就是没有希望中或我想象中应该有的那种意气风发、洒脱自在的感受。似乎那时候我就开始用夙兴夜寐的学习压制着自己对情感丰富生活的强烈渴求。后来我在加拿大看到了好多学生上课和学习时互动的景象，让我感受到的那种热情洋溢的氛围，令人羡慕不已。只是我的中学时代似乎只有竞争、压力和沉闷。初中加上高中，这是一段漫长的岁月，时光不算短，然而在我的记忆中，除了学习，却想不起来有多少事情，可以充满那么长的一段时光。如果用加西亚·马尔克斯的话来衡量，那么中学时代我活过的时间真的远比现实的时间要短很多。

他说：生活不是我们活过的日子，而是我们记住的日子，我们为了讲述而在记忆中重现的岁月。在我的记忆里，中学时代就只是那么短短的几个上课、写作业、背诵、复习、考试的镜头，只不过中间掺杂着一些此生最初也是永远无法抹去的令人兴奋、激动的片段而已。

第一次参加合唱团时，老师对我的褒奖和器重，那种暗中得意的感受；第一个在班级的英语课上，准确地发出其他同学发不清晰的语音时，那种窃窃自喜的心情；还有老师多次对我的赞扬和喜欢，同学们虽然对我不是很亲热，但是他们对我的尊重，都会让我感受到温暖和支持；第一次在茫茫的雪原上，看到我最初喜爱的女孩穿着一身火红的长大衣在金色的阳光和晶莹的大地间飞舞时，我的激动和兴奋。这些片段的深刻记忆，其实对于我都是极其珍贵的提醒，只是我那时无从知晓深藏其中的含义罢了。

后来我们同学聚会时，谈起我在中学时，除了学习好的名声之外，还有一次，让那些自认为在体育方面完胜我的同学大跌眼镜的一幕。就是我在800米赛跑中，战胜了学校足球队的队长，这让那个同学颜面尽失。

因为在他们印象中，我只是个学习好的人，没有料到的是，我居然能在中长跑中战胜足球队长。所以，他认为那是个意外，叫嚷着一定要重新比赛。他们不知道的是，我每天早上都会在学校操场上快速地跑10圈。

不过，中学时代深深镌刻在我记忆深处的，却是那样一个瞬间。

说那个瞬间之前，先说一些早些年与此相似的记忆。这种类似的感觉里最早的记忆始于童年。那时候我还没有上学，在一个静静的清晨，我被远处飞机起飞时不大的轰隆声吵醒，其他人都上学上班去了，红色的阳光从小窗中射进来，空气中飘着淡淡的香味，我感受着一种出奇地安逸，就好像躺在妈妈的怀里，那么安宁、舒坦、满足。就这样，那种感觉的记忆再也没有离去。

那种宁静而美妙的感受，在我的生命中还出现过几次。有一次，一个春日的上午，我走在去学校的路上，和煦的风儿轻抚着我的脸，静静地融化着最后的残雪，青草的芬芳和着融雪的清爽扑面而来，生在天地间，给了我那么明媚的感受，那样轻快、安宁，感觉真舒服。还有一次，我沐浴在雨后的彩虹中，空气刚刚被清洗过，带着淡淡的清爽和潮湿，我看着路边的水洼里，汽车滴漏的油脂漂在水面上，再把阳光折射成五彩缤纷的美丽图案，就这样，呆呆地忘记了周围的一切。

这样的时刻难得出现，在整个中学时代，只出现过一次。那是一个秋高气爽的午后，我坐在教室中自习，不知什么原因，突然停了下来，扭头望着空荡荡的操场，暖暖的阳光在大地、树木和静静的操场上游荡，我呆呆地坐在那里，感觉悠悠的天地、悠悠的岁月里一个悠悠的我，没有了任何思想，周围的一切好像都消失了。没有了教室，没有了同学，没有了课本；没有了学习的枯燥、单调和艰苦；没有了考试的压力、忧虑和焦躁，就这么坐着，像宇宙的王子，感觉真好。

那时候，我常常自己去散步，一边走，一边唱歌，好像内心深处，似乎就有这样的企图，想要找到更多那样的时刻。然而，那个瞬间很难努力地控制着去获得，未免让我感到失望。

不过，在加拿大的时候，边走路边唱歌的爱好，曾给了我几次非常惊艳的感受。一个美丽的少妇，居然站在一条小巷的出口，听我一直从入口唱到出口，还欢快地表达了对我的赞美。一次，我边走边唱，转弯处，突然出现了两个美丽的法国少女，我硬生生地卡住了，噤若寒蝉。出乎意料的是，她俩一定要逼我接着唱。我心想，唱就唱呗，怕你们不成。让我略微惊讶的是，我敢唱，人家就敢听，走之前，其中一个竟然还对另一个说："为了他的歌声，我可以跟他走。"

这些瞬间有一个共同的特点，在那一刻，我最真切的感受，就是我不知道如何描述。好像是连我自己都没有了，不知道怎么形容，一切都不在了，不思考，不焦虑，不憧憬，似乎连感觉都没有了，不过那种感受却不可思议地神奇，是一种特殊的喜悦、宁静和舒适，无以言表，仿佛应该被人们称作出神的状态，或叫无我的状态，很美妙。

其实在我们幼年时，如果有母亲足够好的抱持和呵护，我猜那样的时刻应该会常有的。一次，我在银行排队等着存钱时，在一个芭比娃娃那样的小女孩身上，感受到了那种时刻的美妙。她在等妈妈，手里拿着一个冰激凌，一边吃，一边自由自在地舞动着身体，我感觉她的每一个动作比舞台上专业的舞蹈都美。我问自己，她为什么这么快乐幸福呢？我当时给自己的答案是，因为她不用哀伤过去，也不用思虑未来。

我知道，这也是我最终选择心理学作为我最后归宿的、可以解释的原因之一，我想要知道这样的体验和感觉，是否可以多出现一些。

考上大学的时候，我没有体验过被大学录取时的狂喜。记得考上大学之后，我一个人想去看一场电影，名字是《花好月圆》，然而，在我走近电影院门口那一个瞬间，再也无法忍受那种孤独和无聊，转身就逃之夭夭了。

看看现在的莘莘学子，走进高考的考场时，虽然只是一个人，但是，后边跟随的几乎是一个小分队，我才真正由衷地敬佩起来我那时候的同辈们，好像很多人都跟我一样，就是一个人走进考场，一个人走出考场，然后，一个人走进心驰神往的大学殿堂。

不过在大学最初的军训中，我还是感受到了一种从前没有过的放松和快乐。队列、单兵和射击训练，我都满怀热情、全神贯注地投入其中。我身材颀长，充满活力，在控制自己的肌肉运动方面很有天赋。

在大学的训练中，各种队列动作，各种单兵的要求，我都能很出色、很迅速地完成，得到的成绩都是优秀。实弹射击，我的手枪和步枪成绩都是5发子弹打出了49环。最后的成绩是三优，这样的成绩，为我赢得了一个三等功，那是一段开心的时光，只是少了能共同分享的人。自己的感受虽然喜悦，但是带着一丝孤独，还有莫名的惆怅，不过我似乎并不知道那是什么情绪。后来我去南京玩，对于莫愁湖那首歌，感触良多。当时百思不得其解，只好归因于我自己是个多愁善感的人。

后来大学的生活里，依然是学习的时间占据着绝对的统治地位。我曾经企图追寻过那种"出神"的感受。然而，整个大学期间，我却再也没有遇到过一次，那种无影无踪、神秘莫测的瞬间。不但大学时代，后来我做外科医生，再后来下海经商，我都再也没有遇到过那种感觉。直到后来我去了加拿大，才再一次出现过。

有一天，我躺在游泳池边，在蓝天白云的怀抱中，吸收着来自古老太空的能量。蒙特利尔的夏天真是无可挑剔，明亮，温暖，湿润而宁静……我无忧无虑地躺在阳光下，望着碧蓝如洗的天空中大朵大朵、极美的白云，猜测着孙悟空在哪朵云里翻着跟头……

蓝蓝的天空飞翔着白胖的河鸥，了无牵挂地在天幕上画着弧和圈，被飞机拉出的两条细细的白线，分成了两群，深绿色的树冠描画在天蓝色的背景上，空气中静静地飘着若有若无的蔷薇花香，阳光像情人拥抱般触摸着浑身的肌肤……各种鸟儿的欢歌，知了的笑声，组成的和弦天然美妙。我心中不觉浮现出两句歌词——"你的舞姿是那样轻盈，你的心地是那样纯洁"……

我躺着，晕晕乎乎中觉得自己似乎飞了起来，好像灵魂飘飘摇摇地钻进了白云之中，飘着，飘着，那个在我生命的长河中，不知缘由地突然来到我的心田陪伴我，可又那么来无踪去无影、神秘不可捉摸的短暂瞬间，又一次来到了我的身体内，我感觉到似乎有种无限的生命来到我的体内，也感觉到那么难以形容的喜悦、安宁、平静，似乎体验到了永恒，我的自我消失不见了……我多想让那样的时刻永远停留在我身上，不再离开……

但是，可但是，在大学里，无论我怎么努力，企图寻找、抓住那样的瞬间，都没有成功过。那时候，我依旧在努力地学习，参加各种各样的活动，包括文艺汇演、各种体育活动、交际舞会、绘画竞赛，然而，我内心深处，依旧没有激情和意气昂扬的感觉，中间总隔着些什么，我却弄不明白是什么。

我无法描述这样的状态，觉得自己有问题，于是便试图在阅读中寻找答案。我读过好多书，萨特、尼采、叔本华、维特根斯坦、卢梭等，还读了好多的心灵鸡汤，比如《读者文摘》上的文章等。然而，让我记忆深刻的却是一则寓言故事。我猜时隔多年我还记得这个小故事是有原因的，那就应该是我那时候状态的一种描述。

一个发达国家的年轻人，去一个风景秀丽的国家旅游，看到一个人悠闲地在海边钓鱼，他便与他聊了起来。聊到兴头上，年轻人问当地人，怎么总是钓鱼啊？怎么不买个船，雇些人，去捕鱼啊？当地人问：捕完鱼之后呢？答：

你可以成立一个捕鱼公司，买更多更大的船，捕更多的鱼。那人又问：然后呢？答：你可以创立一个远洋公司，上市，可以挣很多的钱。那人又问：然后呢？然后你就可以悠闲地坐在风景秀丽的海滩享受生活啦。那人又问：我现在干什么呢？年轻人顿时哑口无言……

那个时候的我，在为自己的迷茫找借口。当然能打动我的也是这样的描述，能记住的也是这样的图景。当时我不知道自己想要什么，不知道自己将来的方向在哪里。

我不再愿意参加竞争，我参加的都是自己娱乐的活动，比如游泳、溜旱冰，即使参加打网球、交谊舞等活动，也只是为了休闲，而不是为了参加比赛。我那时候游泳就已经很出众了，但是，当同学要求我跟他们比赛时，我都拒绝了。

即使在大学时，我内心最深处也常常感觉自己是弱小的。其实，这与我的真实状况是不一致的。就如同现在的好多年轻人一样，即使已经很瘦，体重指数BMI早就降到了18之下，他们依旧觉得自己很胖，还是要减肥，这种感受上的错觉与现实状况的差距，常常导致一个人认知和行为上的偏离。

那是我无意中发现的，我对自己的偏离真实的、贬低的感知。一次，在从上海到大连的海轮上，我无意中真实地体验到了那种内心深处让我迷惑的一种感受，就是感觉自己很弱小，很无力。那天，三等船舱里各种呕吐味、汗臭味，夹杂着食物和水果的难闻味道，在闷热的天气里，让人想呕，这种味道使那种没有意思的、忧郁的感觉又向我袭来。我晃晃荡荡地走向洗手间。因为天气热，我只穿了一条短裤。洗手时，无意中抬头看到了镜子中赤裸着上身的我，突然间，我呆立在那里，惊讶地望着镜子中我的魁梧身材。

这是我吗？为什么我总是感觉自己很弱小？对自己很不自信？我不应该觉得这样的身躯弱小啊。其实那个时候，我已经经历了一些较大的场面。我在军队军训最后检阅的方队里面，当过第一排最右边第一名的那个标兵，是整个方队的领军人物。也就是说，我应该具有了竞争天安门广场升旗标兵的实力。然而，这样的感觉似乎很难穿透我脆弱的心脏外面那层坚硬的铠甲。

我的不自信和对自己的不接纳，行为表现上的偏离就是表现得很清高、自傲，对于别的人与事的挑剔和不接纳，远离和冷淡。因为这样就可以不去体验被人拒绝时的痛苦。但这样也就无意识地拒绝了好多人的接近和理解，当然也就避免了自己的真实面目被他人窥见。所以我常常话不多，不会引起别人的反感，不过，偶尔忍耐不住，就会冒出几句最后连我自己都会感到有些过分的评价。

事业转折，迷茫彷徨

大学毕业，我当上了医生，后来又考入另一所名牌大学，就读硕士研究生。我依旧是外表洒脱淡定，内心踌躇迷惑。心灵深处的某个部分，仍然在寻找着对生活的激情和热望，我真实地想要什么，想要成为什么。就是说，我的自我还没有停止呼唤，内心深处还是不甘心，骚动依旧是不知道缘起，找不到缘落。

我观察到好多在童年时有过创伤，孤独倔强，爱未满足的孩子，长大后，他们内心深处逡巡徘徊的常有这样的——"不甘心"。

其实，我对于自己为什么选择学医这条路，还是有反思的。中学毕业，考上大学的时候，我并没有清晰地看到自己想要走的路。只是那时候军医大学优先录取，而且学校的老师们都认为学医很有前途，所以我就选择了医学院。然而，我内心深处自小就有的骚动不安，显然并没有随着我进入医学院而偃旗息鼓。我也不知道那种迷茫来自哪里。

当然，心中的骚动来自我内心的渴望，然而，具体是什么我又不是很清晰明白。同时，我又害怕由此带来的未知世界。其实，那时候我内心深处那个幻想的渴望，依旧跟随着我，我很想去当演员，或者导演，或从事艺术行业。

然而，我缺乏的是勇气，还有对未知的恐惧和对自己没有信心，更没有家人或朋友会支持我这样的狂想曲，我好像也从来没有勇气说出这样的渴望，去寻求那样的支持。我就一直把这样的欲望压抑着。

当然这并不代表我放弃了我的幻想，这样的渴望无法实现，我却无法处理那种内心冲突的感受，即渴望能勇敢地改变自己的人生方向，却又恐惧那样的选择会带来的未知的困境和失败。这样的纠结悄然地消耗着内心的许多能量。

不过，这样的内心体验，倒是有个好处，就是扩大了我对内心矛盾和焦虑情绪的容忍度，这对我后来的咨询师工作是有利的，我对来访者情绪的接纳度会很高。

多年以后，当我还是无法从这样的内心冲突中解脱的时候，我便开始找一些解脱自己的方式。其中之一就是研究《周易》，我想要找到答案，对自己说，所有这些经历都是命中注定的。

对于心中骚动的另一种猜测，是我曾经观察过的一种现象，在我做了心理咨询师之后，有了更多的实践，知道了更多的内心世界，对这种现象的存在更加确信了。

这种现象就是：人在幼年的时候，如果没有得到爱的呵护（我称这样的情形为没有被充满那份爱的电量），那么成年之后，往往会发展出一种倾向，那就是他/她不但要找回内心深处这一部分的缺失，而且还企图从外在的世界里，苛求十倍、百倍的补偿。但又不是很确定自己要什么补偿，怎么补偿；再有他们要的，往往是超出他们的能力范围的幻想，因为他们内心深处某个地方，会认为这个世界欠他们太多。当然，这是内心深处潜意识里的念头，自己是意识不到的。另外，他们更无法知道如何把心中那份能量释放给这个世界。

这样的人常见的做法如下：要么无法抑制地想要得到一切，想要控制一切，不断地渴望得到别人的赞美和认可；要么什么都不要，放弃一切现实的追求，没有家，没有事业，没有亲密的关系，把自己高高地悬挂起来，以便让自己确信自己的灵魂，高于一切，高于所有人。

我曾经遇到过希望同时生为男女、企图同时在生死界、渴求同时生南北的灵魂，让我深深地感到生命的纷繁复杂和神秘莫测。

当然，这一切都是我们所有的经历，一点点刻到我们脑中的，不过却是我们内心最深处的潜意识决定的，也就是被我们自己的意识之外，自己看不到的那部分所控制的。

为什么会有这样企望追求一切的现象，这倒成了另外一个我欲研究心理学想要弄明白的谜题。

当外科医生的时候，常常要面临手术台上那种紧张的时刻，又会遇到很多紧急的危险而涉及病人生死的关口。

当我忍住不适，捏住他的鼻子，嘴对着一名中毒的战士嘴中吹气的时候，祈祷着这样的急救措施，会战胜死神。这样成功地抢回一条人命这事本身，远比给我记三等功来得更有成就感；当我一针刺入患者腹腔内，抽出血红的腹水的时刻，心里默念着：阿弥陀佛，又救回来一条人命；急诊夜班时，掏出肠穿孔、外伤造成的满肚子粪便的那种令人作呕的时刻，或者直接开胸，掏出心脏按压的那种惊心动魄的时刻，让人在极度紧张中又必须竭尽全力保持镇定，在病人的鬼门关压抑住对死亡的恐惧，去与死神贴身、面对面地肉搏，拼命夺回已经被死神吞进口中一半的生命。这时仿佛已经嗅到了死神呼出的臭气，也必然要不断地品尝死神获胜后的狞笑中，我们内心满满的沮丧和苦涩。

然而，这一切加起来也比不了结肠癌晚期和胰腺癌晚期患者那种绝望、恐惧和孤独的眼神，痛苦的呻吟，让我体验到的那种无能为力和害怕的感受。这样的感受使我更无法面对。其实那时候的经历，已经开始在我心底埋下种子：琢磨如何深刻理解和面对这样的时刻。在我不知道怎么去说服自己的时候，我选择了另外一种解决方案，我要走一走生命中其他的路，我当时认为是自己主动地选择了更高的追求。

当医生的时候，我有时觉得自己平平庸庸，有时又觉得自己内心暗流涌动，可以获得很大的成功，可以挣到更多的钱。就这样，一半是自己的逃跑心理，一半是被时代的洪流裹挟着，我走上了另外一条路——下海经商。

那个时候，改革开放进行得如火如荼，周围各种机遇和传说，还有曾经的同学和朋友的现身说法，诱惑着每个对于自我的兴趣和能量的投注不坚定的灵魂。

对于自我需求的不确定，不明白自己真的想要什么，如影随形地跟在很多人的生命里，让人失去生命的激情，找不到坚定的前进方向。

我就是这样，为了逃离对痛苦的直视，为了找到真实的自己的激情和兴趣，走向了崎岖坎坷的另一条探索之路。

不过，这样尝试各种可能性的欲望和勇气，却也为我的生命平添了许多丰富多彩的味道。

其实，经商也需要莫大的勇气，因为好多时候要面对的是自己内心的不充实感。那样的过程，虽然少了对真正苦难的面对面，却只能想着挣更多的钱，来平衡自己内心的淡淡的空的感觉，填补内心对意义的模糊的追寻渴望。

后来当我看到温尼科特的理论时，深感对真实自体和虚假自体的描述，非常精确地刻画出了这样一种人类心理上的不适应，很好地契合了这样的迷茫和混乱——幼年时，没有在足够的呵护和抱持的空间里长大的孩子，母亲对于婴幼儿真实自体的自发性表达，没有给予足够好的回应时，婴幼儿的真实自体就没有被允许很好地发展起来，就只好把过多的能量分散到虚假自体中，而无法笃定地体验和坚定地表达真实自体的需求。

经商让我挣到了很多钱，买了别墅、豪车，买了自己的办公室。可我的内心，依旧有些不知所措，不知道如何化解内心淡淡的空虚和孤独感。有时，我在远处的花园里，默默地望着我的办公室所在的大楼很久不动，或者是在自家花园里，静静地看着偌大的别墅，内心涌动着暧昧不明的感觉，不知何去何从。该有的也差不多啦，还要怎么样呢？

我不知道这样是一种什么状态。有时我看着天边的彩云，似乎感觉到那里有我生命的答案，也有人说我这个星座的人适合做神秘性的事物，适合音乐和舞蹈。有时，我又会有一种渴望，渴望找到一个我可以完全与之融合在一起的人，或者有种需要被完全呵护起来的渴望。不知道这样的幻想是否与我的第二种留在我记忆里的早期体验有关。

那就是死亡念头对我的缠绕。我很小的时候，似乎应该是8岁的时候，有一天，我看着窗外邻居家的烟囱，那里正在冒出滚滚的黑烟，突然被一个概念攫住了，我想到了死亡。后来这个念头就总是缠着我。

所有那些曾经让我激动、喜悦、悲伤和害怕的丰富、细致、神奇和独一无二的瞬间，属于我自己的那些独特的感受、经历的细节，都将随着我的消失而永远地消失，不再有任何意义。我的思绪就会飞到宇宙的边缘，我会想边缘之外是什么，边缘之外还有边缘，无穷无尽，只有神秘和虚空。

后来发生的一件事情，把我从那个黑色的念头中拽了出来，让我不再感觉到生活的无趣，没有意思。有一天，我正有一搭没一搭地与小朋友玩耍，突然看见远处一个少女向我们走来，她一袭白衣，飘飘然，长发随风而动，似乎是踏着彩云向我们这个方向走来。她走近时，我蓦然发现她的美丽让我目瞪口呆，呼吸暂停。从那一刻起，我就告诉我自己，我要好好生活，我一定要取得非凡的成功，将来找到一个最美丽的女孩去相爱。

这个幻想或承诺，既救赎了我，也给我日后与异性的情感关系埋下了隐患。

我和女性的关系，常常是充满矛盾和困惑的。有好多女孩喜欢我，从小学就有女孩想要看我画的画，想要跟我学。从初中开始，就有女孩给我送书，向我借书，向我请教作业上的问题，跟踪我，看看我家住在哪里。后来高中、大学，始终有女孩有意无意地想要接近我。这些女孩，漂亮、活泼，风采各异，我却不知为何，总是无法接受她们。也许是怕跟她们走得太近，也许是怕被她们抛弃。

我给她们的理由，各式各样，给我自己的理由是她们还不够美丽，不够温柔。高中时我喜欢上了一个非常漂亮的女孩，吸引我的是她表面的快乐，还有姣好的面容、健美的身材，然而，我所不明白的，没有经历过的，是情感和内心深深连接时的感觉，所以，我的能量，把过分的权重给了外表。不知道如何与她内心的能量深深地连接，这样我们接触起来就生疏、别扭和不知所措，她似乎很快乐，却有一种冷漠，最后我们不欢而散。

许多年之后，回忆起那些宛如昨日般历历在目的一系列细节时，我醒悟到：人生中其实有太多的事情，在当时的状态下，你自己是无法不那么去做的，因为我们从来到这个世界上，就在原生家庭的小宇宙中逡巡，好多时候，只学会了某些模式，不知道还有其他丰富的选择，就如同蚂蚁看不到人类的选择，我们看不到外星人的选择一样。况且，就算从书本上知道了怎么去做的技巧，也不一定能做到。

另外，我们还常常受制于内心深处那股力量，无法真正地看到我们之所以那么去做的深层心理上的原因。那个冰山的意向，很好地解释了这种真实。我们露在外面，或者说我们和别人可以看到的，只是冰山顶上的一小部分，那个小角。这个小角怎么移动，它自己说了不算，而是它水面下巨大无比、是这个小角几十几百倍质量的真正的冰山说了算的。

每个人出生之后，内心都有一股能量，这种能量，需要找到一个外边的人，并与之连接起来。就是说，我们要把这样的能量与某个最初照顾我们的人，通过触摸、感受、交流、语言等，亲密地、紧紧地连接在一起。如果这样的连接发生了问题，就会出现很多心理甚至生理上的混乱。如果这股能量不是与人建立了连接，而是连接到了事物上，会呈现出另外一种人生的景象，当然这也是构成这个丰富多彩人生世界的一块色板。

那股不可遏制的能量，如果无法在成熟健康、利他适应的方向上，被很好地引导释放出来，就会找到千奇百怪的各种出口发泄出去。

心理学家亨利·哈罗关于"爱"和"安全"依恋的动物实验，揭示出了一个情感方面的规律：如果在动物幼年的时候，没有经历过安全或亲密的体验，那种与生俱来的能量无法与外在的客体进行连接，那么将来如果受到来自外界的威胁时，即使有可以依靠的外在的"布妈妈"这样安全的客体存在，他们也不知道如何去寻求安全和保护，只能在无助地、机械地伤害自己中退缩到逃无可逃的犄角旮旯。

我就是在这样的生命能量与早期亲人的连接方面出现了断裂，从而塑造了我一系列的行为特征和认知模式。

在内心最深层次上的追寻，对于某种缺失的修复的不由自主的努力，一点点地塑造着我的个性。多年以后我才意识到，这种严重的缺失，之前被我一直封闭在一个黑暗的小盒子里，战战兢兢地深埋在一个不敢靠近的角落里，生怕去触碰它。心理学让我明白了，如何去面对过去的创伤经历，深刻地洞察和解释我的情感和行为上的特性。

我4岁时，母亲因病去世，我便开始跟着祖母生活。对父亲的印象，就是每天他很辛苦地回到家里，表情淡漠地开始喝酒吃饭。即使是这样，也没有维持多久，大概2年后，他便再婚，离开家出去住了。我有两个哥哥和一个姐姐，我们跟着奶奶生活。我与兄长和姐姐的关系，不是很亲密，特别是与二哥经常打架，而受到更多指责和体罚的常常是我。早年对大哥的记忆是在上学之前，一次，他要跟朋友出去玩，我想要跟他们去，他拒绝了，我便向他借了他的钢笔给我用，作为妥协，他借给了我。

这样的童年创伤，深沉和成熟的情感交流的匮乏，助纣为虐似地把我推入无法与外界其他人很好地建立关系的困境，以及造成内在真实自我的不坚实和不笃定。

有一个印象，长久地留在了我的记忆里。那应该是在我上小学的时候，记不得是什么原因了，在我又一次被父亲和祖母责罚感到非常委屈和愤怒的时候，我痛哭流涕。在这之前，感到委屈时，我会哭泣的，但是，那一次，我告诉自己，从此以后，我再也不会让他们看见我的眼泪。此后，我就再也没有哭泣过。

后来的岁月，我就不会哭泣了。只是在看到书中、电影中，那些感人至深的深情涌动的时候，我的泪水才会静静地把眼睛湿润。在其他任何场合我都不会流泪。一直到学习了心理学，有时候那些老师会问到，是否有哭泣的时候，我才知道自己这里出了问题，也才知道有很多时候，我把情感用钢化玻璃罩给隔离了起来。

那么多年如同流水一样逝去后，我才清晰地看到了我的特征性的成长经历。从小学到大学的漫长岁月中，没有人关心、陪伴，甚至没有亲人参加过我的家长会，没有人关注我的学习成绩，没有人关心我的喜怒哀乐。

当时我自然而然地认为，很多家庭都是这样抚养孩子的，所以，我也不知道这样纯粹的放养模式有什么特别不妥的地方。在这样一种模式里，被抚养的生命里有很多东西丧失了。这样的缺失，诱惑着丧失者本能的渴求，驱使他们努力地去争取一切可能性，来弥补这种缺失。然而，问题是人们常常并不知道缺失的是什么，当然，知道与否，这样的努力都在铸就着每个历经伤痛的性格，没有例外，也无法例外。

所以我也就明白了我的情感方面的特征和事业方面的迷惑，都事出有因。

没有情感的连接，不知道我们生命的能量要与另一个人的生命能量发生连接，投注到外面的人那里，无法更深刻、更亲密地与人有情感地连接，那个能量就会投注到其他方面，比如说外表。而对于外表的过分挑剔和关注，又从另一个方面，表明了对内在情感匮乏的迷茫和忧虑，不自在和不知所措。

当代国人，事实上有太多的人，由于情感能量连接方面的错位，把这种需要与人发生连接的能量，投向了金钱、外表、物质和权力等，造成了内心的失衡和空虚感、迷失感。

自我升华，回馈能量

在这样领悟之前，我还尝试过很多其他的方式，试图找到我生命中的答案。当然，无法逃避的是我会习惯性地选择我常用且顺手的方式：思索。

我关心最多的自然是快乐与忧伤的主题。我喜欢把人类情绪中的快乐和喜悦，想象成具有太阳的特征，需要燃烧，需要努力去争取，才能得到，很难不必努力就唾手可得。快乐，要有可用的燃料，要努力燃烧才能获得，而且燃烧得越快，也就越快地转变成麻木，就如同燃料很易耗尽，那时快乐就会立刻熄灭。

宇宙中还有一类存在，叫黑洞，它会不顾一切地吞噬所有靠近其临界点的物质，即使轻如无物的光和电磁波等，亦无法逃脱它无与伦比的强大引力。抑郁和悲苦，某些方面就具有黑洞的特质。它们没有任何自限的性质，例如抑郁，不会自限，不会自愈，任其下去，就会被吞噬在里面，永远地抑郁下去，直到彻底毁灭。

这样的思索，给了我一种安慰，我告诉自己，快乐是一件需要努力和燃烧自己的事情，需要不断地补充燃料。

可是，后来我逐渐意识到，其实这种过度关注快乐感受本身，就有些偏离快乐这种感受的本质。意思就是说，全部能量都用于关注自身感受，关注自己快乐与否，就像猫追自己的尾巴，最终会步入歧途，走进迷宫和疑惑。

我常常看到好多人，明明已经有了不少的快乐和舒适的感受，还要无穷无尽地追寻更多的快乐和舒适，这就如同在燃烧过后的灰烬里，还想燃起更大的火焰一样，这就有些痴心妄想，仿佛在向不可能要可能，不接受已逝去的过去，妄图永生永乐的幻想在作祟的味道了。

思索着这样的主题，我意识到我应该调整内心能量的方向了，不然还是无法体验到生命的更充实的意义感和对生活更饱满的热情。于是乎，我便开始研究起了心理学，最吸引我的是精神分析。因为在我来看，精神分析就如同量子力学，都是关注每一个微粒、每一个灵魂，并向内在、视野之下的幽微处探索，这与哲学和宗教相比较，更有着力点。哲学和宗教更像是牛顿力学，关注的是宏观世界的普适大规律。

精神分析中有个概念叫防御。较高级的防御里有利他和升华。有了这样的领悟，我开始了回放能量于外界的心路历程。

钻研了多年的心理学后，我步入了心理咨询的领域，开始了我作为咨询师的生涯。随着对来访者内心世界的深入接触，以及和更广阔的心灵世界的连接，我深刻体验到了派克医生在《少有人走的路》里提到的对现实世界的认知：人生苦难重重，能为那些受苦的灵魂做一些事情，陪伴他们感受到更多一些的生命的温暖和光明，陪伴他们找回内心更踏实、更笃定的感觉，这让我体验到了前所未有的充实感和成就感，而且也不至于虚掷了我这么多年的阅历和积累。

这样升华了的感受，给予了我不同以往的热情和坚定，这是我最看中的部分。

然而，由于幼年时缺乏周围世界给予的关爱、呵护和抱持——这些心理上健康成长必需的阳光、水分和营养——所以那些高大上的抽象概念，根本无法与我内心深处的能量产生连接，也就无法点燃我的生命核能，作用也就无从发挥。

有的人似乎很容易吸收其中的能量，并点燃自己内在的能量，让自己和周围世界的面貌发生很大的改变。然而，我却要经过了几十年的自我充电、修正和调整，才殊途同归地认识到，这样一个异曲同工的与世界发生关系的方式。可是，中间经历了太多年的探索，弯弯曲曲地走了过多的冤枉路。

　　崇慧禅师有一句名言：不以一朝风月，昧却万古长空，不以万古长空，不明一朝风月。我们每天的点点滴滴的当下生活，就是那些有滋有味的一朝风月，然而，如果昧却了万古长空，生命就常常像缺少了点睛之笔的龙，会显得暗淡无光。这样的领悟不是高不可攀的、与我们无关的遥远抽象的信条，而是与我们时时刻刻对生命的深度感受息息相关。内心如果有了这样的升华了的信念，有了那份万古长空，就会平添一种可以为生命之火添加燃料的不竭之源。

　　南丁格尔的故事、特蕾莎的一生，都是用生命在告诉我们，升华带来的坚韧，具有无坚不摧的力量。其实，找到适合自己，并能够对外面的世界产生波动影响的事业，坚持不懈，虔诚无悔，就会找到自己人生的快乐和意义，为了信仰，我们踏上自己的鲜花之路，不是为了成名，不是为了发财，自然就有了那份执着、坚定。

　　只问耕耘，不问收获，还粉碎了另外一个枷锁，就是俄狄浦斯魔咒：取得成功后，会受到严厉的惩罚，让我们潜意识地不敢去追求胜利。因为没有期待，所以自然无畏于这样的魔咒，让所有该来的一切自然而来，不来也无伤我的信念和灵魂。这样可能反而会取得更大的成就。

　　只是这样的感悟，需要在心理上充足了爱的电量之后，自己站起来，睁开眼睛，看到光明。只有这时，这样的认知才能够起作用。

　　这样想着，开始遨游在心理学的浩瀚海洋里，我渐渐地感觉到了光明的力量在增强。

　　我内心的能量，找到了一个可以投注和升华的地方，就是在心理上陪伴更多的来访者，走上更适合自己的路，弥补缺失，卸掉过去，整合自己的人格，体验更幸福的感觉，绽放更有创造力的自我，并最终完成我们来此一世的使命：认识真正的自己。对这一信念，坚定不移，不再彷徨，不再迷茫，这样的感觉真好。

栾　津

　　毕业于国内两所著名的医科大学，走上了学医之路，却没有在这条路上坚持下去。这对于从 13 岁开始就看各种关于成功书籍的我来说，是困扰了我很多年的问题。多年后，《美国梦》里面那个绝望的亿万富翁临终对女儿说的话，依旧让我唏嘘和困扰。最终，我改变了方向，把内心的能量朝向了自己，面对自己内心深处的迷雾。终于，对心理学的探索让我真正清晰地看见了我自己的真实，而这才是所有一切的原动力。希望有更多的人早日摆脱茧敷，靠近真实的自我，创造更好的人生。

从动力学到系统观

——我的心理成长之旅

葛　毅

我与心理咨询的缘起

卫校毕业后，我就在安庆某医院做肿瘤的放射治疗工作，接触的都是肿瘤患者，见到太多病人的临终和弥留，太多生死的挣扎和不舍。我和同事们都感叹：若是生病，还是不要得恶性肿瘤，太受罪了。

那时候，会忍不住想：如果我被医生诊断为癌症，会怎么反应？如果我的生命临近终点，会是一种怎么样的心态呢？会怎么接受死亡的步步紧逼呢？生命的最后一刻，我是倒地不起，还是虚张声势？

当然，想想毕竟是想想，人总是靠着一种"不会是我"的否认和侥幸活着，尤其从事肿瘤治疗工作，似乎就可以无懈可击一般。

2005年春天，因为摸到乳腺有个小肿块，外科同事给我做了手术，凭临床经验我们感觉肿块没问题，手术一切顺利。

没想到的是，隔了两天，病理科同事面色不佳，躲躲闪闪、吞吞吐吐追着要家人电话，原来病理诊断是乳腺癌。那一刻，天旋地转，眼前漆黑，我考虑过很多次，却从来没有准备过的事情竟然发生了。

震惊—否认—讨价还价—抑郁—接受，这是人面对噩耗的心理过程，我被吓得休克了，不想考虑对策，也不愿意考虑。虽然有很多医疗资源，也有一些临床经验，但是这件事情发生在自己身上，还是本能地惊跳后退。

同事马上联系了省立医院的专家复诊，直到带着病理切片登上大巴车，近3个小时的车程中，我发现自己一直考虑的都不是怎么治疗，而是怎么见人。也就是说，比起接受癌症诊断和治疗来说，我更害怕以患者身份示人。这个自我认知，让我惊骇不已，原来自己除了生存以外，更担心的竟然是以何种面貌和目的生存……都死到临头了，还这么矫情。几年后，跟我的分析师谈得比较深入的，就是这个话题。

第一次以肿瘤患者的身份见熟悉的肿瘤科医生，那种感觉，很难描述，就是你突然没了底气，眼巴巴地把身家性命抵押给了别人，脑子木然，整个人陷入了未知的情绪。

突然，医生都跳起来了，因为病理科医生说排除恶性肿瘤，瞬间，诊室里的人就像茶叶遇到了沸水般欢脱起来，纷纷表示祝贺。我梦一般地怔住，长长地松了一口气——死神还没有那么紧迫逼人。

短短24小时，感觉从天堂堕入地狱，又逃回人间。可是，乳腺癌这一诊断，竟然在几年之后，又多次露出狰狞面目，如魔鬼般如影随形，这是后话。

成为一名肿瘤患者，又被摘帽，让我思考很多，不仅对肿瘤患者的心理多了理解和兴趣，也对人的存在以及存在意义更加好奇。如果说我的心理学之路的初始缘由，这件事功不可没。

而另一件更早发生的与死亡有关的事情，一直让我对自己的心理好奇，也是对心理学感兴趣的缘由。那是我的一次夜班经历。

我们单位有个简易病房，聚集了几十个住院肿瘤患者，因为人手不足，就没有夜班护士，我呢，作为刚毕业入职的单身汉，被安排值夜班，每天晚上溜达一圈，问问情况，然后回屋休息。那天晚上，我正睡得香，突然一阵急促的敲门声：医生！医生！

我赶紧起来开门，一个不认识的男人冲我喊：××走了，我们把他带回去了！

什么走了，难道有人外出迷路了？

不是，他死了，我们把他带回去！

刹那间，我完全清醒了！谁死了，怎么死的？怎么一点不知道？！

我冲出值班室，跑到病房，只见那个病人的床位旁围满了人，念念有词，其他的住院患者都引颈观望。他们说是要尽快把尸体带走。

可是，他怎么就死了呢？

观望的患者家属说：他吐血，大口大口地吐。

果然，床底一地的鲜血。可是，为什么不喊医生呢？

家属说，是患者不让喊医生。

20岁的我惊呆了，不知道怎么消化这些信息，更不知道如何处理眼前的事情。只好强装镇定，眼睁睁地看着他们把他带走，然后逃回值班室，虎口脱险般心有余悸。

不知道这个患者是出于怎么样的绝望，才坚决不要救治，他是怎么样的一种心态和面貌，眼睁睁地等待死神的到来，他有一种末日终于来临的如释重负，还是冷眼旁观的无动于衷？也不知道围观的其他患者是怎么样的心态，他们有没有同病相怜的恻隐和悲哀？这个问题使我疑惑了很久，不知道我在末日来临时，会不会有他的坚决和尊严。

因为不知道病人死亡的具体情况，第二天早上交班，我果然被批评了，一肚子委屈，但我却从来不愿意跟人谈起这件事，更不愿意承认自己的恐惧，似乎这是一种职业的羞辱。这也是之后我和分析师的重点话题，这件事的发生对我的职业选择意义重大，我没有选择医学继续教育，而是偷偷背起了英语单词，当时的想法就是英语可以让我有更多选择。

多年后，考研和申请CAPA，面对三轮面试官的提问，我突然想到了当年的英语单词本。

总而言之，2005年，尽管有乌龙的乳腺癌事件，幸运的是，这一年国家开始心理咨询师资格考试，我在当年11月参加了三级咨询师考试，并于次年通过了二级咨询师考试，之后，我开启了漫漫求学之路。

我的漫漫求学路

2006年收到心理咨询师资格证，感觉有了底气，踌躇满志地决定要继续学习，原因很简单，我没有来访。那就继续练功吧，我的想法很简单，也很坚定：没有来访，是因为水平不够，学好了，肯定会有来访。

可是，四线小城，心理咨询是个传说，谁也没见过。

确实，2006年的安徽，别说心理咨询市场，心理咨询师考证培训也才刚刚起步，我只好把目光投向北京，唯一知道的机构是中科院心理所，兴冲冲地参加了几个工作坊。在那里，大致了解了心理咨询的基本情况，而更大的收获是结识了对我职业发展非常重要的老师和同学，他们的建议和帮助，让我在心理学的道路上少走了很多弯路。

这也是我最重要的经验：学习的过程中，给予我无私帮助的老师们和一些志同道合的小伙伴，在最困难的时候，是他们满满的支持，让我一直坚持下来。另外一个最大的幸运是，家人的支持，让我没有后顾之忧。

那个时候，我渴望有来访，望穿秋水，简直都想疯了，可现实是残酷的，几年都接待不了两个来访，好不容易朋友介绍来一个，也谈不了几次。

2008年，心理咨询师突然火了一把，当新闻联播都在呼吁心理咨询师奔赴地震灾区的时候，几乎所有知道我在折腾心理咨询的朋友，都会热切地跟我描绘职业前景的期待，让我瞬间鸡血满满。

有个同事是儿科医生，我们两个热血沸腾，觉得我们一个学心理学，一个干儿科，赈灾救援这种事业，医院不派我们去，简直就是一种损失。当我被政府派去做危机干预和心理救援，东奔西突殚精竭虑疲于奔命的时候，忍不住自嘲当年的坐井观天。

2008年很快过去，我还是没有来访，觉得在这个小城里，心理咨询可能永远是个传说。我在肿瘤科工作，试图对肿瘤患者下手，可一个来访都没有招募到，没有患者愿意跟我谈心理。有意思的是，尽管肿瘤科专家也感觉肿瘤患者心理干预很重要，但同时他们又认为：肿瘤治疗那么贵，有限的经济和精力哪里还会投入到心理干预？领导直接宣布：你把本职工作做好就行，我们对你没有其他要求。

各种被拒之后，人难免愤愤不平，可是这个愤怒是无根之水，落不到实处的，就是你无法恨一个确切的、实在的目标，没有哪个人、哪件事可以对此负责。我只能把矛头指向自己，觉得还是因为自己不够优秀，只有继续参加各种培训，接受督导。

2009年，我进入安徽师范大学读研，成为一名哲学研究生，以诠释学为主要方向。2013年，我离开原单位，到另一个城市去生活，因为换了个新东家——芜湖市精神卫生中心。这一步决定，其实没那么容易就定夺，犹豫了很久，最后，吸引我抛弃"编制"铁饭碗而去的，就是精神专科医院的案例和诊疗资源，当然这个医院的薪酬待遇也比之前要好，经济因素也是至关紧要的。

如今，当我回忆学习之路的时候，深深感觉当初坚持学习，一方面是个人学习专业知识和成长的需要，另一方面也是各种被拒绝之后，对完美和成就的渴望，就是那种恨不能用成功来报复的冲动。由于各种机缘和各位老师的无私帮助，我很幸运地先后参加了第四期中德家庭班、第三期中挪班、CAPA等著名培训项目，2015年开始定期接受李维榕家庭治疗督导。

回顾心理咨询学习之旅，感觉用6个字来总结会比较贴近我的临床思路变迁：从节制到支持。2015年我开始接受李维榕家庭治疗督导，又让我彻底从精神分析的道路转向了家庭治疗，两者的理论体系和工作方法完全不同，我的临床思路再次发生了改变：从感性到理性。

从节制到支持

我的治疗师来自墨西哥，语速特别快，美语本来就很饶舌，我听不懂的时候，会请求她慢一点，她哈哈大笑，说：朋友都说我讲话快！然后她会刻意放慢语速，可是说着说着又快起来。我的督导师来自美国阿灵顿，尽管有语言的差异问题，但是经过一段时间磨合，我和她们的工作都很顺利。我的治疗师改变了我对心理咨询自以为是、先入为主的揣测，因为之前接受的培训更多强调节制，我和来访的工作比较拘谨，不敢越雷池一步，而我的治疗师是目标和资源取向的，在我遇到危机时，从不吝啬她的温暖和支持。有意思的是，我会质疑她见诸行动，却又不得不在讨论后，承认那个时刻，我确实需要的是支持，而不是冷冰冰的治疗师。

见治疗师的那几年，处于生活颠沛状态，离职、移居、入职、丧亲、反复就医，每一件事都是应激事件，治疗师的陪伴让我有机会直视内心的焦虑、恐惧、愤怒和内疚，处理想象和现实中的人际关系。

虽然，因为经济原因，我移居到新城市，换了新东家，但是只靠医院收入还是远远不够。心理学培训花费巨大，我总是入不敷出，单位总有很多理由拒绝承担费用……只好自谋出路，试图利用网络和同学的力量，获得一些转介的来访。

可是，当你没有名气，或者自身能力不能让人信服的时候，转介资源也是相当稀少，另外一个原因是CAPA同学群转介更多的都是北上广深等一线城市的来访，小城市的资源确实很少。好在CAPA同学会每年都会为新生招募一些用于督导的低价网络来访，这解决了我的燃眉之急。

学心理咨询有个悖论，就是一方面来访资源稀缺，你要生存，就必须技术过硬，做长程咨询，另一方面你要能够掌握长程咨询的技能，就必须参加督导、接受分析，而这是一大笔开支。好吧，要赚钱，只能先花钱。我只好东借西挪，幸运的是，人品靠谱，在借钱的道路上一帆风顺，感谢那些年慷慨解囊的人。

学心理咨询有个比较困难的地方就是很多时候，做咨询需要变通、灵活、弹性，因为来访都不按照教科书生病，你只有在一个理论框架下，才能进行有限的尝试和探索。同时，要有督导，因为督导能够帮你更加清楚地体察移情、反移情，辨别出治疗室彼时彼刻发生的事情，从而学会处理治疗室里的此时此刻。

我的来访几乎都有比较严重的精神科诊断，在CAPA初级组学习期间，提供被督导的案例，往往都被评估为不适合动力性治疗，好在我的督导非常抱持，她同意对我提供的一个刚刚出院的来访作为督导案例。

督导师是美国自由执业的社工师，犹太人，语速超快，我刚开始收到CAPA指派的督导师时，看到简历，其实心里有点不情愿，因为我希望被精神分析师督导，或者是有精神科背景的治疗师，而不是社工师。可是，我又不愿意花时间和精力跟CAPA负责人磨嘴皮，要求换人。

结果，事实证明，偷懒还是有好处的，我的督导的工作风格是开门见山，谈目标、谈移情反移情，对我的临床工作极为支持，在处理细节的地方，让我印象深刻，至今记忆犹新。

我在被督导下，和这个来访一起工作了80多次，从第11次开始被督导，一直到第98次，持续两年时间，经历和见证了这位患者从自知力缺失到恢复、病情反复、症状好转、恢复社会功能等过程。

这位来访是位非常有魅力的女士，我很欣赏她的聪明和艺术鉴赏能力，在治疗第34次的时候，她表现得心不在焉，我们探讨后，她说，觉得治疗室实在太简陋，如果是她的话，要给这里配上花瓶和假花。在讨论过她对瓶花的畅想和对治疗室的改正建议之后，我非常认可她的建议，就邀请她为我的治疗室配一束瓶花，下次治疗时带过来，我来支付相关费用。

在随后的督导中，我知道自己好像犯错了，赶紧跟督导汇报了这个过程，正在我忐忑不安忏悔自己见诸行动的时候，我的督导师继续用飞快的语速追问更多细节："是谁付费买瓶花？""谁去挑选？""怎么带过来，什么时候？"得到回答后，她很坚定地回馈："我不觉得你做得不好，这个可怜的女孩，这么严重的病情，如果你付费，请她买束花，可以让她在治疗室里感觉更舒服一些的话，为什么不可以呢？"

那个刹那，我都不敢相信自己的耳朵，我冲着她喊："是吗？可以吗？"

督导耸耸肩："这个女孩不是一直嚷着说自己没什么问题，不需要做心理治疗吗？如果治疗室能够有一点按照她自己的意图去布置的话，也许她会更有掌控感，愿意继续来呢？"

天啊，没想到这样都能收获支持和鼓励，隔着茫茫太平洋，我都能感受到督导的浓浓抱持。

督导的回馈，让我更有勇气邀请来访者一起工作，神奇的事情发生在第78次。那一天，来访者似乎没什么话说，我看到她眼睛似乎凝视着什么，当我跟她指出并请她探讨的时候，她尴尬地笑了："其实我是在看那个花瓶，我现在明白自己当初病得有多么严重了，因为生病之前，我绝对不会那么唐突地主动要求给人买瓶花，我那时确实生病了。"

当然，就这个当下，我们一起讨论了很多，这是治疗的一个关键点。这次经历让我一直在思考，治疗中的事件都是有意义的，都是可以并且需要被探讨的，而治疗师能做的，是容纳不确定，静等花开，拥有水到渠成的淡定和信心。

被治疗和被督导经验不仅对我的临床工作有很多启发和指导，如今，当我接受督导师培训、开始学习提供督导的时候，这些经验也会不由自主、持续地影响我的风格。

从感性到理性

从2009年开始，我在精神专科医院接待门诊来访，2013年开始，又去封闭病房做住院患者的心理治疗，会接触到很多非自愿的来访，也有一些特别痛苦的来访者，对心理治疗抱有不切实际的期待……医院的心理治疗师是无法选择来访者的，确实无奈……有些患者谈过一两次后，很不满意，会到医生、领导那里投诉，认为"心理治疗无效""心理医生不讲话"，甚至要求退费。精神专科医院的困境是很难筛选到适合长程动力学治疗的来访者。

投诉的患者多了，领导就会请你谈话……真是冤枉，万般无奈……不想谈话的患者，怎么拉他进治疗室，让他从此愿意跟我谈？对心理治疗抱有不切实际期待的来访，怎么能够让他有点满意，能够配合临床治疗？很多青少年拒绝见治疗师，还有一些托关系找上门的VIP来访，心理咨询的设置对他们完全无效，怎么能够在有限的条件下，建立治疗关系和治疗联盟？

有意思的是，相对来说，我那些以CBT为取向的同事，她们被投诉的概率要小很多。更有意思的是，开放病房有很多青少年不愿意出院，甚至哭着闹着要求多住几天，还有些青少年在日常生活中很退缩，没有交往的伙伴，可是在精神病院却结识了同病房的小伙伴，也有很多闷不吭声，拒绝做心理治疗，还有一些患者常常出院没几天就情绪失控，又被送回病房。

我们医院的开放病房，是需要有亲属陪护的。有一天护士长告诉我：最近病房里一堆"讨人嫌"的妈妈。因为，开放病房有不少儿童青少年，护士长说这些"讨人嫌"的妈妈特别控制孩子，每天为了孩子起床、玩手机、吃饭等事情在病房里闹得不可开交。反抗特别激烈的孩子就会情绪失控，吵闹，砸东西，甚至自伤。每次父母、孩子互不相让的话，医生、护士就要成为消防队员。可悲的是，有些孩子因为情绪行为失控，最后就变得只能加大用药量，甚至被送到封闭病房。

临床上常常看到，孩子病得重，常常背后有一对不会妥协、没有弹性的父母。这些让我思考很多，对家庭系统和患者症状的关系有了更多的观察和反思，看这个家庭是怎么把矛盾一步步升级，直到闹成不可开交的局面。单纯的精神分析治疗并不能应付我的工作需要，我决定开始和家庭一起工作。

谁知道，在临床见家庭，一开始就困难重重。通常父母都认为自己没什么问题，主要是孩子病了，把孩子搞好就可以，他们不需要来谈；即使医生告知家庭关系与孩子身心健康的密切联系，勒令全家来谈，家庭要么推三阻四，找各种理由不来，要么来到治疗室，也只是告状，要求治疗师修理孩子。

同时，我自己也不得不承认：即使家庭愿意来谈，我也只能勉强应付一两次，之后就黔驴技穷，恨不得家庭从此不要再来。刚开始的踌躇满志，变成临阵脱逃，甚至觉得自己可能缺乏天分，做不了家庭治疗。

可是我的领导继续给我安排家庭，因为整个单位就我系统学习过家庭治疗，只好硬着头皮见家庭。

没办法，无处可逃！

有趣的是，这种无处可逃的感觉，在见家庭的时候也很强烈，因为，和做个体治疗不同，见家庭的压力更大，一进治疗室，一堆人跟你讲话，问题都抛给你，每个人的期待和要求各不相同，治疗师需要小心应对，否则就会变成敌人或者局外人，感受到很大的张力和痛苦。

如果说做个体治疗，是有隐私空间的，还可以打持久战，治疗师通过倾听和抱持，获得时间和空间，接纳来访的情感卷入，那么家庭治疗相当于众目睽睽之下的会谈，家庭成员之间无时无刻不在相互作用，投射性认同就发生在此时此地，治疗师需要持续保持警觉、关注，并迅速做出判断和回应。

总之，家庭治疗的节奏更快，需要治疗师更卷入、更敏锐，如果说，之前我接受的精神分析培训，强调治疗师的情感觉察和体察的能力，情绪是治疗师的工具，也是探索的重要内容之一，那么家庭治疗恰恰注重治疗师的系统思考和理性思考能力，家庭关系是探讨的主要工具和目标，注重治疗的理论框架和步骤。

当然，家庭治疗和精神分析治疗，还有个不一样的体验：做个体治疗，你和来访可以私密会谈，会谈方向和深度是两个人的配合；而家庭治疗是跟一个人讲，其实要同时给其他成员听，内容和方向要根据对方的谈话内容进行访谈，又要抓住其他成员的兴趣和需要，实在是个难题。

如果说个体治疗是稳定夫妻和亲子之间的距离，避免冲突，让孩子在稳定但不满意的关系之外寻求其他关系，获得稳定，比如有一个好的咨询师，带给孩子抱持性的环境，帮助其理解童年的发展和错误认知，同时，个体治疗更关注内心世界，而非帮助来访者理解目前生活状态的真实。

那么，家庭治疗认为，如果家庭群体的结构发生改变，那么家庭成员的地位也会相应改变，每个人的经验都会发生改变。这样讲，是基于一个事实："病人"是各种不同的社会环境中的一员，并在这些环境中行动着、反应着。

因此，家庭治疗师需要系统思考的能力，能够在同一时间内，相同场域里，看到更多人所处的位置。那就要抛弃因果思考，父母不再是问题的原因，而是在一个更大的多世代情绪历程中的接受者，也就是说父母不是施暴者，而是多代情绪、关系模式的传承者。

可是，这些教科书上抽象的理论，如何变成治疗的语言，如何让来访家庭愿意接受呢？最大的困难是，我首先要自己领悟，才能让来访家庭明白，而且不能变得像说教。

好在2015年上海家之源成立，开始招募李维榕结构式家庭治疗督导班学员，我第一时间报名，现在想想，真的是被巨大的焦虑和无助驱使的结果。督导费用和每月往返上海的费用，这是一笔巨大的开支，差不多月收入的2/5，我只好咬牙坚持，日子过得狼狈不堪。

可是，参加了家庭治疗督导之后，我才发现经济上的捉襟见肘只是小麻烦，更大的麻烦是不同流派之间治疗理念的冲突，以及如何在临床中运用理论！

虽然我知道每个人都天生对关系敏感，都好奇别人会怎么看待关系，评价自己，家庭治疗师需要探讨家庭成员之间的相互关系，把症状和关系联结起来，让他们获得新的领悟。但是，在实际工作中，要学会使用家庭关系探索问句，实在不是一件轻松的事情！

刚入手的时候，总是习惯于走个体治疗的情感路线，追问对方的内心感受和幻想，而不是探讨家庭关系。

李老师的督导要求严格，对我们的错误一针见血，我们只好每次接受指导，再回去琢磨，继续临床练习。可是，如果日复一日、年复一年，每次错误竟然都一样：谈话时很难做到把理论变成自己的问话！

这种打击实在不敢想象。可是，真的发生了……

学习家庭治疗也许是我有生以来学得最艰难、表现最白痴的一件事，觉得自己可能选错了行。这样受打击、自我怀疑的过程，差不多持续了两三年。我觉得，挺过这段时间最重要的支持，来源于督导班的陈向一和孟馥老师，也感谢我们督导班的小伙伴们互相帮助和鼓励。

李老师每个月都会在上海亲自做家庭治疗，接受学员在现场观摩，我几乎每次都要参加，甚至会带自己的来访家庭去见李老师。借用一个同学的话说：鉴定古董的唯一方法，就是反复把玩真品，久而久之，真假一眼可辨。观摩现场案例让我受益匪浅，结构式家庭治疗的思路和步骤慢慢在脑海里成型，开始在临床上反复练习。

有一种自我督导的方式就是看自己的治疗录像，刚开始看自己的录像，发现自己实在笨嘴笨舌、啰里啰唆、慌里慌张，甚至有很多无意识的小动作，真是惨不忍睹、无地自容。这种痛苦是深刻的，如附骨之疽，逼迫我反复练习，改正错误，值得庆幸的是，精神专科医院从来不缺家庭治疗来访，临床实践是提高技能的最重要方式之一。

为了更好地掌握家庭治疗技术，我痛下决心，2016年CAPA初级组结业后，就彻底放弃精神分析的学习和督导，临床工作也只接家庭治疗，强迫自己完全改用家庭治疗的理论思考、概念化、探索，以此培养自己的家庭治疗技术。

我的临床之路

好在所有的坚持都是值得的，一转眼我接受李老师的督导已经第四年了，这四年进步了很多，精神病院专职心理治疗师的岗位，提供了源源不断的家庭案例。随着见的家庭越来越多，我也有底气和大家分享学习家庭治疗的经验，以及临床家庭治疗工作的那些事了。

学习家庭治疗，如果没有足够的临床工作和督导时长，很容易成为夸夸其谈的婚姻家庭理论家，而在临床做家庭治疗，实在千难万难，要无数次失败，才能够总结一点点经验。因此，成为合格的家庭治疗师，首先需要忍受张力的能力，其次是能够从错误中学习的能力，以及足够的兴趣热情和百折不挠的坚持。

在本文中，我不想掉书袋般介绍理论，因为那样的话，大家不如去看教科书，而是希望介绍一些自己的学习体验和临床经验，供大家参考。我自己的临床经验告诉我：融入家庭的能力、对理论忠诚、与焦虑共处和对差异敏感是需要特别注重和练习的。

融入家庭的能力

家庭来到治疗室，通常都满怀希冀，渴望治疗师有锦囊妙计，让他们脱离苦海，也有的家庭成员被动而来，不情不愿，对心理治疗充满质疑，甚至挑战。做家庭治疗，和做动力性治疗一样，是与来访家庭一起投入某种经验的历程，治疗师需要掌握来访家庭的状态，迅速建立治疗关系。

在刚开始见家庭的时候，我经历过被家庭集体指责、中途退席、埋怨责骂、要求退费、投诉领导，甚至有来访家庭坚持要求一个满意的说法，结果严重超时，对方仍然不依不饶。自己也很受打击，感觉很挫败。

痛定思痛，反思自己，是每个心理咨询师的基本能力。我通过反复观看自己的临床录像（精神专科医院的好处就是，来访家庭通常愿意签订录像录音同意书，授权在隐去身份信息的前提下，使用录像等相关资料用于科研和教学），来进行自我督导，并且对每一句对话，练习重新回应。

在反复临床实践后，我发现来访家庭更容易接受幽默和隐喻，这两个技术可以帮助我更好更迅速地融入到家庭故事当中。

有一个家庭，因为儿子拒学而来，当问到他们各自来访的原因时，妈妈谈到儿子，又埋怨丈夫强势，做事情不与自己商量，我只好对她说：听起来你希望我修理你的老公，可是很抱歉，我连自己的老公都修理不好，更不要说别人的老公了。

结果，他们全家哄堂大笑，原本剑拔弩张的气氛也缓解很多，正好就这个话题探讨夫妻关系与孩子症状的联系。

另外，隐喻虽然是个技术，同时也是一个邀请来访进行重新命名、融入会谈的契机。当来访女孩谈到多年来与父亲格格不入，母亲两边劝和不果，我就会告诉来访家庭："看来妈妈是个糟糕的说客。"

他们对"糟糕的说客"这个新名词表示了兴趣和认同，那我就继续追问："为什么爸爸和女儿要把妈妈变成糟糕的说客呢？"由此邀请家庭开始更深入的会谈。

在初始访谈中，我一般都会先和父母寒暄，尤其注重首先从父亲开始会谈，这样做不仅是扰动家庭以孩子为中心的模式，为家庭建立亲子边界树立榜样，也是基于这样的考虑：父亲常常是家庭的边缘人物，我需要一开始就拉他进入治疗，这个邀请也是一种隐喻，是向家庭提出挑战，挑战他们有意无意让父亲游离于家庭之外的言行，同时也提醒了父亲的责任感、归属感，如果父亲更好地加入会谈，会让家庭萌生改变的希望。

来访家庭很多都有儿童或青少年，因此掌握年轻人常用的流行语、爱好等，对我来说，也是迅速融入家庭的重要方法。同时，需要注意的是治疗师不能够比父母更懂他们的孩子，变成解释孩子语言、行为背后含义的翻译器，那样就等于变相指责父母无能、削弱父母的教养能力。

因此，即使孩子和父母有误解和冲突，我的工作目标都是针对他们的互动模式，针对家庭关系进行探讨。总之，我需要很小心地不要变成孩子的替代性父母，接管父母的掌控权和责任，而是让家庭成员为他们自己的生活方式负责。

也许，融入的方法有很多，我的经验就是让自己变得好玩、灵活、幽默、有弹性、有界限，这样来访家庭可能会降低张力，多一些视角，也许会有更多机会邀请他们加入会谈，同时也扰动了家庭原先固定的家庭模式和解释系统。

对理论忠诚

对理论足够忠诚的意思是，要充分理解和掌握家庭治疗理论，工作时，需要在理论的框架下去思考。我越来越深刻地认识到，必须对理论有足够的忠诚，相信理论，才能够在临床上使用理论来理解来访家庭、组织问句，进行探讨。

要想在临床中能够对理论信手拈来、把它变成自己的语言，那么，在生活中也需要反复琢磨、体验和领悟这些家庭治疗理论。首先要对自己的家庭有深入理解，了解自己和家人的互动模式，才能掌握这些理论。

因此，对理论忠诚的另一层意思是要掌握和应用理论，最好的办法是把这些理论首先"招呼"到自己身上，只有体验到自己的家庭生命周期各个阶段的责任、困难，以及家庭成员之间的不同类型的结盟、敌对，才会对理论有深切的理解和掌握。

我对治疗大师维特克的理论印象深刻，他说婚姻就是两个家庭派出各自的替罪羔羊，去复制自己，而活着就是为了看看，到底哪个家庭的选手会赢得最后的胜利。体察自己的婚姻：从组建家庭、生育孩子、孩子成长的过程中，就像米纽秦所说的那样，我也曾无数次和爱人争执不休，几十次想离家出走，甚至掐死对方。

婚姻和家庭中那些普罗大众所有的困扰、烦恼、纠缠，并不因为学习心理学就能够减少或者避免。我觉得从自己的原生家庭开始梳理，是理解家庭生命周期理论的契机：一个小家庭建立、孩子出生、儿童成长为青少年、青年离家组建新家庭，到夫妻的夕阳晚景，整个家庭生命周期的每个阶段都有特殊的任务、冲突和困难需要面对，夫妻来自不同的原生家庭，两种家庭文化的冲突、融合等课题，也是我们每个人都必须面对的。

我觉得学习心理学，最大的收获就是不再以习惯的方式坚持己见，对问题的看法和处理多了一些不同的角度，可以通融、有弹性。比如，婚姻之初，会对爱人有无数要求：你必须爱我，如果不按照我希望的方式去做，就是不爱我的表现；我做饭了，你必须主动洗碗；你妈妈那样跟我说话，而你没有立即帮我，说明你就是爱她不爱我，那么我就要生你气；等等。

家庭治疗的重点就是人际关系的互补性：家庭成员之间是如何做到阴阳互补。那么，我的言行哪些是因你而起，哪些是因你对我的反应而反应，这是需要我反思的。说实话，刚开始在自己身上反思互补性的时候，很愤愤不平：都是你不好，凭什么你不反思，如果事事都要我忍让为先、慈悲为怀，岂不立地成佛了，那还要你干啥？还要婚姻做啥？

当领悟到自己的认知和行为模式的拒绝改变，就会理解来访家庭的阻抗；当观察到自己的言行改变之后，对方也不再用之前的方式对待自己，就会真正认识到：人与人的关系都是相互联系的。

家庭治疗理论的特点是认为所有的人都是活在关系里。一个人的言行、举止、思考，通常是对环境的反应。也就是说，人不一定是过去的产物，而是人与过去、当下的环境，即人际关系的互动结果。

因此，家庭治疗师需要做的是让家庭从多世代情绪传承中分化，推动孩子与父母的分离，提供机会让父母和孩子谈离家的困难，让他们领悟到家庭成员之间是如何纠缠在一起的，同时要把之前的家庭故事扩编，增加更多的内容和可能。

这样的话，就可以扩大家庭对症状的理解，将家庭故事往前延伸到上几世代，再往后推入下一个世代，看看父母各自从原生家庭获得了哪些关系模式的继承，他们又希望让下一代继承什么，由此开启他们对家庭生命更多的诠释和领悟。

例如，我在临床上经常会和父母谈：妈妈骂孩子，其实只有三分之一是骂孩子，还有三分之一是骂老公，另外三分之一是骂自己的。骂老公是说你这个爸爸每天不管孩子，害我每天累死累活；骂自己就是我怎么瞎了眼，嫁这么一个人，甚至会痛恨起对方父母的为人和教养方式。

这句话背后的理论根据是，所有人都是生活在关系中的，而关系是相互的，以一种复杂的方式相互纠缠。当然，根据自己无数次在婚姻中怒火中烧的经验，我不得不承认，很多的怒火都不是单纯的就事论事，人性的特点就是：对一个人的爱恨情仇，总是被缠绕进错综复杂的多重人际关系。

有趣的是，父母常常认同这个说法，那我们就接着探讨：气对方什么？哪些愤怒是夫妻之间的，哪些和原生家庭有关，哪些又把孩子牵扯进来。通过探讨原生家庭，不仅可以了解依恋模式，也可以从自我分化理论看他们的情绪系统，首先是他们在亲密关系中的自我功能，其次是看他们生活在其中的情绪关系系统。

因为，一个人如果早年主要关系冲突不断，成年后在建构完整自我的过程中，可能倾向于寻觅经历情感冲突的关系，或者是对冲突极端厌恶，不断尝试在成年关系中付出任何代价，来维持和平。而这些不仅是来访可能遭遇的困难，也是我需要了解自己及原生家庭的一个重要部分。

当我在治疗室里工作时，不仅要敏感和理解来访家庭的情绪过程，同时更重要的是体察自己的情绪。首先需要对自己的自我分化程度有清晰的了解，看看情绪的缘起、历程和消逝的过程，才能够理解来访家庭成员爱恨情仇背后的因由。

为了练习对理论的应用，甚至在坐出租车、购物时，我都会与陌生人闲聊，听对方讲他们自己的家庭故事，从而对家庭结构和模式获得更直观和更细节的理解，同时也训练自己融入对方家庭故事的能力。

与焦虑共处

2015年，我第一次接受李维榕督导，治疗录像还没有放完，就被李老师喊停，她不停追问我的理论思考是什么，当我回答了以后，她连连摇头："不对，不对，这不是家庭治疗的思考！你的理论是什么？"

我张口结舌了半天，可是，每个回答都被否认，已经完全不知道什么才是正确答案。后来，陈向一老师给我看当时被督导时的抓拍照片，我发现自己从坐姿，悄悄变成站在了椅子背后。这是我对焦虑的防御：用一种躯体行为。

同样的焦虑也发生在治疗里，当我观看自己的录像时，发现这实在不是个愉快的体验，因为总是能够轻易看到自己的问题所在——焦虑。

治疗中的焦虑体现在很多方面：过快总结，显得更聪明，讲很多道理，强行把话题带走，不让来访讲话，只讲自己想讲的话，啰唆，甚至无意识地抖腿、转笔等。

有个最大的委屈就是，我以为在经过多年动力性治疗的学习和督导，尤其是接受了好几年精神分析治疗以后，应该可以更从容，更有经验。可是，见家庭的时候，完全把之前的受训经验抛到脑后，像个新手一样莫名焦虑，这实在让我感觉受挫、羞愧、愤怒。

家庭治疗实在是个奇怪的东西，不仅做治疗，接受督导，就连观摩家庭治疗案例，有时也让人焦虑不已，每个月在上海观摩李老师现场案例，看到家庭张力大增、冲突不断时，隔着单面镜的我和同学们，都忍不住紧张焦虑，甚至有冲动要逃之夭夭。

如果说做个体治疗是十分焦虑的，那么，见家庭就是万分焦虑的，很奇怪，焦虑指数原来是随着对方参与人数呈几何倍数增长。

分析自己的焦虑，实在是一件既简单又复杂的工作，简单在于：那么多理论，按图索骥，觉得都能够对得上号，知道自己的焦虑跟人与生俱来的本能相关，又和原生家庭情绪系统的分化程度有关，似乎有了领悟之后，就能够把自己从1.0版本升级为2.0版本一样。

可是，复杂在于：把自己的焦虑，当作一件必须克服和压制的玩意儿去对待时，就会发现一种新的焦虑油然而生——对焦虑的焦虑。有段时间，实在苦恼自己的焦虑，觉得自己怎么就不能淡定、从容，怎么就不能调整好心态呢？甚至自怨自艾，觉得自己也许先天不足，以后也学不好了，因为做个体治疗时，我学会了怎么样利用反移情去工作，治疗师的焦虑有时候是和来访深入会谈的契机，可是见家庭的时候，我不知道怎样利用自己的焦虑，担心变成只跟一个人谈，而忽略了其他成员。

随着家庭治疗工作经验的积累，我尝试接纳自己的焦虑，并且把焦虑作为融入家庭会谈的契机，根据自己当下的真实情感去体验和回馈，邀请来访家庭进一步探讨，甚至会请教对方的经验。同时，我也学会不再去强迫自己正确，当不再要求自己完美，也就不强迫家庭必须以我的方式来认识这个世界。

我也体会到，如果我太注重自己，在治疗室里把自己当作主角时，就会焦虑，家庭成员也会注意我的焦虑。而真正的投入治疗，是要忘记自己，就像演员踏上舞台一样，投身到治疗师的角色当中。只有先把自己安顿好，才不会把焦虑带给来访者。如果我每次都紧张，不知道面对什么，就会把紧张变成我主要的工作。

进治疗室，不能只记得自己的感觉，否则就变成自己重要，而不是来访重要。当学会不让焦虑控制自己时，我就会留意我的环境，不会莫名紧张，而是开始学会注意讲话的方法。因为，讲话的内容也许不是那么重要，怎么讲才重要。这一点，也是需要让来访家庭学会的。

对自己的理解，也许是一辈子的修行，我只能边走边看，也许下次看得更多，也许不会，也可能我自己的家庭生命周期的体验，会让我对别人家庭有感同身受的理解，同时，来访家庭的故事也会帮助我更深刻地理解自己的家庭。

对差异敏感

一般而言，家庭对问题的解读有四种建构方法。例如，对一个拒学少年来说：第一种是生病了，身体病了或者心理病了；第二种是忧伤，有的家长把孩子带来就会说孩子最近压力大，心情不好；第三种是不懂，家庭很迷糊，不知道是怎么回事；第四种是我的家庭是健康的，没问题，例如，家长认为孩子不上学，是因为小孩子都这样，不需要大惊小怪。

因此，家庭治疗师需要挑战家庭的确定性，对家庭中发生的任何事情，都要从理论上去重新建构，首先要对关系好奇，其次是提出关系问句，扰动家庭之前的确定性答案。

比如说，很多孩子会指责父母的养育方式，家庭治疗师恰恰不会针对过去工作，而是讨论当下的互动是如何维持了冲突模式。如果一个拒学少年认为自己情绪失控，是因为小时候常常遭受父亲的严苛责打，那么，我不会继续共情他的创伤体验，因为如果这样做的话，背后的思考是动力性个体治疗的理论，而不是家庭治疗。

如果从家庭治疗理论去工作，我根据的理论是三角关系，探讨他与父亲之间纠缠的关系，以及父母管教孩子的合作方式的异同，夫妻关系的冲突等。

通过系统性寻找差异，他们之间的关系渐渐明朗，家庭成员可以看到自己习以为常的关系模式背后，有着难以察觉的、相互之间的爱恨情仇。同时，对差异的敏感也需要咨询师对家庭保持足够的好奇和兴趣，推动家庭对自己的相处模式产生新的理解。

做家庭治疗要注意的是，失功能家庭面对问题时，常常从处理一个人的情绪或者奇怪的行为，变成孩子责怪妈妈、老公管孩子、妈妈忙着批评老公的态度方法不对，最后，弄成了家里的混乱。夫妻也知道同心协力会让难题更好解决，但他们会有很多理由告诉你他们为什么不能好好相处、为什么自己不信任对方。他们会让治疗师评判对错，把重点放在权力的斗争上，而忘了问题的关键。

那么，治疗师要承受焦虑，从家庭的谈话里，听到关系，利用家庭成员之间的态度、情感、行为等方面的差异去提问，这就需要治疗师有儿童般的直觉，对于家庭给予的资料不要急于加工，加入自己的判断，而是本能地好奇、感兴趣，听到差异后，用简单、直接的问句去探讨。

利用自己的生命经验

家庭治疗大师维特克说过：没有人能够透过知性教育来得到情绪上的成长，真正的情绪成长只能从经验中获得。

的确，尽管我和治疗师谈了4年，帮助我的不是真知灼见的智慧，而是生活中不断发生的各种事件，生活经验才是帮助我成长的素材和养分。

回顾十几年的学习心理学之旅，我很感恩自己能够活下来，因为这几年不断被医生红牌警告，竟然每次虎口脱险，还能继续学习。

2014年，我再次接受乳腺肿块手术，医生用了全麻，在手术室被护士喊醒的时候，才知道自己的术中血压下降，医生正在抢救，看着全身插满的导管和电线，气不打一处来：自己竟然从鬼门关走了一遭！

不知道是因为脑缺氧，还是死亡焦虑，术后，我的记忆力和注意力不如从前，失眠、焦虑和抑郁了很长时间。更让人郁闷的是，竟然与"乳腺癌"一直有着不解之缘，2016年4月复诊，又被医生怀疑，紧急入院。

可是，准备手术的当天，医生捏着检查单无可奈何地说："全切吧，不忍心，不切吧，不放心，你去上海看看吧。"

只能去上海，重新接受各种检查，唯一能做的防御是紧闭双眼。仿佛不去面对，就与惨痛的现实无关，可以逃过一劫。

穿行在医院各科室之间的时候，已经不再焦虑体检结果，只感觉造化弄人，明明是个怕死怕痛又怕苦的人，总是不停被医生警告，每次去医院，不是痛就是苦。想想也有意思，为了怕死，竟然吃了不少苦，也忍了一些痛。最有意思的是，我体验到自己那些很原始的防御机制，而它们竟然非常管用！

上海的医生排除了癌症，要求定期复查。对这样的检查结果，我只能接受：原来，生命于我，是一场针对死亡的脱敏治疗。

2016年5月，恰逢单位组织援疆工作，我获得一个机会，在遥远的大西北生活了半年，这个离家万里的游牧民族聚居地，与我从小生长的江南水乡有着完全不同的风土人情。

新疆地域辽阔，蓝天白云，雪山草原，也有生命禁区戈壁沙漠，当我在四野茫茫的戈壁滩极目远眺，视线被拉伸到天际的荒芜，领略到人的渺小和无助——我不再那么重要，至少不是自己想象的那么重要。这个领悟让我在急于求成、牵强附会的道路上，可以放慢一些脚步。

现代科技闯入了戈壁和草原，给当地人的生活带来了便捷，同时，游牧民也仍旧保持着古老的生活习惯，他们没有太强烈的时间概念，生活作息随遇而安，接受各种气候、环境的风云变幻。

在当地，很多人在求医之前，会先跋涉万水千山去青海觐见喇嘛；还有些人的病情明明可以救治，却因为各种原因放弃治疗。这让刚刚经历过各种仪器体检，甚至基因检测的我，再次穿越到20岁那年值夜班的深夜，不禁感慨万千：执着现代医学与否，都是人的一种选择，也许，面对生死、病魔，他们更从容，更相信自然的力量。这个领悟，帮助我再次复习了确定性和不确定性这些概念。

新疆的经历，让我体验了不同的生活方式，获得更丰富的生活体验。比如新疆有两项著名的健身运动项目,一个是健步走,另一个是捡石头,我都有幸被当地同事邀请参与。

没有故事的相遇,总让人徒生倦意,只有体察到自己的意兴阑珊,才会惊觉人需要一个完美的目标,同时,完美的目标有时候会让我幻想、追寻,有时候也是让人泄气郁闷的源泉,因为缺乏不断泉涌的意义。

由此,我越来越深刻地认识到,所谓的成长,就是不断重复地体验和领悟你原先已经了解的那些生命经验,比如,对死亡的态度、对生命的掌控、对无常的接纳等。生活中无时无刻不在学习,就是在之前的体会之上,再次加深印象。

如此说来,不同的生命体验,比单纯语言的分析,更加有力量。也许,生命就是一次次复习和轮回。只不过在一次次新的场域,过去的经验在新的相遇里,获得了明确的对象,展开一种新的历史意义和历史空间,有了诠释循环的可能。那么,在治疗中,如何让治疗师的谈话,贴近家庭自己的经验,或者,让家庭已经拥有的经验,激发更多的解释,获得更丰富的诠释学体验,也许是我一生要学习的方向。

记得2010年参加中德家庭班学习,其中一个家庭作业就是画自己的家谱图,我根据自己的记忆,迅速完成了作业。后来陈向一老师在总结作业的时候说:这个作业初衷就是让学员回去和父母聊,了解自己原生家庭,顺便完成作业。

可是,那个时候的我很清楚:即使这个作业再写一遍,我都很难跟父母刨根问底,去追问家族过去的细枝末节。因为我很难跟父母谈心,一直在回避与父母的情感交流,当然,他们也不知道什么是情感交流。我父母的家庭出身完全不同,可是他们的共同点是情绪不太稳定,几十年的婚姻吵吵闹闹无休无止,对待孩子也没什么耐心。

有意思的是,我的儿子正是青春期,他对家庭有了观察和反思,有时也会吐槽:我有很多缺点,是因为你和我爸爸都有各种缺点,比如你的情绪有时容易激动,跟我外公外婆有一拼。

说实话,第一次听到时,确实震惊,也有挫败,因为我学习心理学,接受了那么多的督导和分析,本以为狐狸尾巴藏好了,我的夫妻关系和谐,应该给孩子提供了稳定的成长环境。谁知道，被我娃一针见血，可见群众的眼睛是雪亮的。只好建议他见分析师，可以更安全更系统地吐槽，好在他欣然接受。

在我的孩子接受心理咨询的期间，我也体会到了作为家长的焦虑、担心：有冲动要和孩子的咨询师打听具体情况，很想知道孩子到底跟咨询师谈了什么，暴露了哪些家庭隐私，或者本来没什么大事，偏偏被孩子大肆渲染，会不会无中生有？当然我也对保密、疗程、疗效担忧，尤其是一次次缴费的时候。

我体验到这些冲动和情绪，而这些都是我之前在来访父母身上发现的，当我检视到自己内心的这些体验，才确定地理解到之前所读的文献内容，和自己人之本能的冲动，竟然以如此活生生的真实被体验到，从此这些经验和书本知识才真正联系起来，我发觉自己原来是如此真实的存在。

人生总有很多沉重的普世议题：寂寞、死亡、愤怒、分离等，是每个人都要面对的挑战，虽然我知道自己也和其他人一样，会用逃避、变形、掩饰的方式来防御，可是真正体验到以后，是另一种了解，是一种原来自己也不过如此的无奈。

也许人生的重要工作就是不再对此惊恐否认，当我不再否认和回避这些，就承认和释放了自己一大部分的人性，尽管这个发现，有风险，有惊异，甚至有抑郁。

这件事让我获得一个深刻的领悟：原来我并不比来访父母更加高明和智慧！

我对家庭治疗师的中立性重新有了理解，同时，更加体验到来访父母对孩子的期待、焦虑、无助、害怕失控等情绪。

因为，在做个体治疗时，我会充分共情来访者的喜怒哀乐，尤其是他与家庭之间的爱恨情仇，需要设身处地地从来访角度去理解对方，不由自主对其父母的养育方式产生评价，甚至跟来访者同仇敌忾，觉得他的父母实在过分，甚至希望能有机会修理他的父母。

在做家庭治疗时，虽然需要系统性地看待家庭，可是有时难免会有个人评判。当我的孩子跟我抱怨吐槽的时候，我突然领悟到：每个父母都给了孩子自以为最好的，也许每个父母对待孩子心理问题时，都是丈二和尚摸不着头脑，他们真的不知道孩子为什么会对父母的言行情绪那么在意，他们充满焦虑和担忧，也常常自以为是，用自己认为最好的方式去帮助孩子。

当然，我感觉更加能够理解的是：原先那些被我看作"讨人嫌"的父母，他们一次次守在咨询室门口偷听，无数次悄悄跟咨询师投诉孩子各种不是，追问何时能够好起来，孩子怎么跟咨询师说的，说了什么？拿到缴费通知会找很多理由磨蹭等，因为我体验到自己也是这种讨人嫌的父母，进而认识到这种讨人嫌也许才是真实的，是普世性的，需要被理解和尊重的。

我自己的原生家庭有冲突和张力，这让我对困在父母关系中不能动弹、担心父母情绪的孩子，更容易理解和同情，同时我自己孩子的经验，又让我对来访家庭及父母的原生家庭有了新的理解和领悟。

最大的收获还是我对自己原生家庭的理解有了更多的视角和弹性，内心里原本顽固地否认父母、改变父母的幻想，一点点松动，首先是发现自己做过那么多个人成长分析，有些部分仍然难以改变，或者我自以为改变，其实只是暂时压抑了。另外，我也深深领悟到，家庭模式的代际传承也许是不可避免的，我注定要从中索取、扬弃，原生家庭造就了今天的我，我既是原生家庭的文化和传统的继承，也是对我所认为的父母缺点的补偿。

我的临床实践

做家庭治疗，系统思考的能力非常重要，就是尽可能对整个关系系统有更多觉察，同时不仅要看到父母关系如何影响孩子，而且要看到父母关系怎样影响了每个人，父母关系是怎样的运作模式，包括如何影响自己，整个家族如何共同打造出一个家庭生命有机体。

我在临床主要采用结构式家庭治疗的框架和思路，接下来我将用一个真实案例来阐释。

拒学小少年

刚刚从北京回来，同事就说有好几个家庭在等着安排治疗。病房的医生已经急不可待，亲自来治疗室找我们，说有个12岁男孩让他们拿不准，觉得还是先来做家庭治疗比较好。能够让医生为难的，不能下诊断的"患者"，一定有他的独特之处。

还没见面，我就对这个男孩充满了好奇。

赶紧翻看电子住院病历，原来这个男孩不去上学已有半年，他不去的理由竟是：他常常看到教室墙角有白影子，感到害怕。

这个看似幻觉的症状，愁死医生了。精神科做诊断，有严格的诊断标准，虽然怀疑，但医生并没有认定精神疾病，只好收入院观察，也没有用任何药物治疗。

住院几天，男孩每天东游西逛，玩得不亦乐乎，也没发现有什么不对劲。倒是父母急死了，催着医生要求给个说法。

能把医生催成这样，亲自来治疗室预约家庭治疗，难道这个家庭有着独特能量和动力吗？

可是，见到这个家庭，也没发现他们有什么独特之处。男孩精瘦精瘦，有着这个年龄的灵动和机灵，治疗室里他一声不吭，问什么都不理睬，玩手机游戏玩得热火朝天，而父母一脸憨厚，一筹莫展。

做家庭治疗，先要问"四个来"——为什么来，怎么来的，谁介绍来，来做什么？

父母争先恐后地跟我介绍，有意思的是，他们总是同时跟我讲话，完全不管对方有没有在说话。夫妻讲话的模式，往往反映了他们的关系模式，他们在治疗室是这样的交流情况，估计日常沟通也是如此。

当我请求他们一个个介绍的时候，他们倒是很配合，爸爸说因为儿子不上学，还喊着害怕，这几个月都四处求医，跑遍了附近的各大医院。

不上学的话，在家里怎么样呢？我很好奇。

他们的回答是儿子在家有时发脾气，什么事情都要依着他，不然就大喊大叫。

大喊大叫就大喊大叫了，为什么父母两人都管不住一个11岁的孩子呢？我坚持探讨下去。

父母一脸无语，说儿子非要达成愿望，比如玩游戏、买零食，否则就要找刀子自杀，不然就吵着要跳楼。

没想到，看上去腼腆的小男孩，在家里竟然威力十足，可是家庭治疗师是习惯于找差异的，从家庭成员反馈的不同之处，寻找家庭关系的蛛丝马迹，来探讨心理症状背后的原因。

儿子这样子，你们夫妻谁最害怕？谁会妥协？我赶紧继续问下去。

爸爸说儿子一般都是吵妈妈比较多，妈妈本来很生气的，可是儿子会撒娇，三句妈妈喊完，妈妈就开始招架不住了。

有趣的是，说到这里，他们忍不住都笑起来。连坐在妈妈身边埋头打游戏的儿子，都跟妈妈相视一笑。

问他们笑什么。

爸爸换了语气说，也知道妻子太宠儿子，可妻子总是听不进去，连晚上睡觉，儿子都要跟妈妈睡，偶尔分床，儿子哪怕半夜也要溜到妈妈的床上，儿子越来越大，这样宠，会宠坏的。

我赶紧看妈妈的反应，只见她扭着头望着儿子，眼里浓情蜜意，儿子头都不抬，默默地依偎着妈妈。

家庭治疗注重三角关系理论，两个人关系紧张，通常会找一个第三者，这样可以缓解张力，家庭治疗中，如果观察到过分关注儿子的妈妈、只跟妈妈撒娇或发火的儿子，说明母子关系比较粘连（当然，父子亦然），那么，夫妻关系需要探讨一下，看看有没有长期存在的矛盾和冲突。

当我跟他们谈夫妻关系时，不出所料，他们一口咬定：我们夫妻挺好的！爸爸开始抱怨儿子不上学，妈妈反复强调儿子之前没问题，学习成绩也不错，老师同学也很喜欢他。

父母很容易只谈孩子的问题，对彼此关系避而不谈，通常反映了他们对彼此关系的绝望和无助。回避，是他们维持表面平衡与和谐的无奈之举。家庭治疗师恰恰是那个说破皇帝新衣的小孩，推动他们去直面夫妻关系。

在不懈邀请下，妈妈谈到了从结婚开始，丈夫就不尊重自己，什么事情都是他说了算，从来没有征求过自己的意见，她对他很生气，还谈什么合作。而爸爸一脸无所谓，觉得妻子太小气。

夫妻俩只是因为妻子小气就争执这么多年吗？

爸爸说就是这样子，其他没什么。

妈妈不同意：什么事情都谈不拢，只好随他去了。

有伤心绝望的妈妈，就有善解人意的孩子，我赶紧问他们：几个孩子中，谁会关注妈妈？

妈妈的回答在意料之中：两个女儿都在外读书，每次受气后，只有最小的这个儿子安慰自己，最懂妈妈的心意。

有意思的是，从进治疗室开始，儿子明明在打游戏，听到我们讲到他，竟然钻到桌子下面，谁叫也不理，可见他其实一直在关注父母的谈话。可是，儿子的心里放不下妈妈，眼睛离不开妈妈，就很难在学校里发展自己，所谓一心不能两用，牵挂父母情绪的孩子，常常发展出莫名其妙的心理病。

心理病的好处是转移父母的注意力，维持家庭关系的和谐。

难怪，这个儿子会说在学校看到白影子，再也不要去上学。半年来，父母忙着东奔西跑，四处求医，看病，是父母不约而同配合得最密切的事情。父母都承认，这段时间夫妻几乎没有拌过嘴，家庭很太平。

做家庭治疗，第一步需要引导夫妻把关注点从"病人"身上转移开来，夫妻的关系和互动模式是怎么维持了症状。

第二，需要让他们理解，孩子的问题是怎么给家庭关系减压的。通俗地说，孩子的心理病，给家庭带来什么好处，当然，通常的现象就是父母不争不吵，齐心合力带孩子看病，与症状搏斗。

第三，要让夫妻明白，他们是怎么走到今天这一步的，过去的原生家庭相处模式让他们学到了什么。

救孩子，就要先救妈妈，可是救妈妈的关键又在于爸爸。

我决定挑战爸爸：为什么你的老婆被儿子霸占，你为什么不把老婆抢回来？

谁知道爸爸无所谓：家里房间多，我们都是随便睡。

神经大条的爸爸们需要被教育，是他们对情感需要的回避和麻木，才让妻子们伤心欲绝，从此与儿子越走越近。而妈妈们也需要了解，跟丈夫的关系，是需要经营的，有时候丈夫的冷落，也是她们欲迎实拒的结果。

人的感情，往往很复杂，如果说夫妻关系是双人舞蹈，那一定有着你进我退、你来我往的精妙配合。丈夫的冷落，与妻子怨恨密不可分，可是妻子的怨恨，往往也是被丈夫冷落造成的。所以说，家庭问题都是互动的结果，我们说的因，不一定是因，果，也往往不是果。

与精神分析的溯本求源不同，家庭治疗只看互动，看几个人的交往模式，是怎么样恰好地创造了心理病，让家庭明白，他们是怎么合谋维持了心理病。

90分钟的会面，根本不够探讨他们家的难处，我就跟他们约定：下周同一时间再见。没想到的是，下周只来了爸爸妈妈，原来孩子上学去了，正好，我们可以聊聊夫妻之间的那些事情了。

（本文所有案例均得到来访家庭授权，并已修改所有可能泄露身份的信息）

葛　毅

哲学硕士，心理治疗师，二级心理咨询师，芜湖市第四人民医院危机干预中心办公室副主任。
安徽省心理卫生协会心理治疗与心理咨询专委会委员，安徽省心理咨询师协会委员。
中美精神分析联盟（CAPA）初级组结业，第四期中德家庭治疗师连续培训结业，2015年至今每月接受国际家庭治疗大师李维榕的家庭治疗督导。

随遇而安，随遇而不安

——我的心理咨询之路

谭钧文

　　一开始，我并没有打算去写，当那些师兄师姐师弟师妹在CAPA大群里讨论报名时，也没太在意，只想待成书之时买来好生拜读。之所以如此，原因有二：一是觉得自己并不是一个特别努力的人，更谈不上有什么经验值得别人参考；二是觉得这必然涉及很多私人暴露，自己心里明了就好，何须道与他人说。然而，因种种原因，有了这个机会，那就随遇而安，试试看，我也不清楚会写成什么样。之所以不拒绝，原因也有二：一是很早就有写写自己经历的冲动，只是我更愿意把它写成一部个人的小说，这次就当是个开始；二是也借此机会向在成为心理咨询师这条路上给我指引和帮助的各位老师表达谢意。

　　对我而言，成为心理咨询师，似乎是一个个随遇而安的结果，但回头去看，这似乎又是一个个随遇而不安的过程累积成的一个必然结果。作为心理咨询师，可能有很多种理论和方法可用。但是，无论你受训或认同于何种流派的疗法，采用何种技术，最终决定咨询疗效的是咨询师与来访者的关系。当然，这是一种特殊的关系，是一种基于心理咨询情境的关系。咨询师本人在这个关系中起着举足轻重的作用，咨询师本人带着专业的知识和技术，而这些知识和技术可能成为一把高明的"手术刀"帮助来访者解决心理困难，也可能成为一把要命的"武器"伤害来访者甚至咨询师本人。这就要求心理咨询师对真实的自我有足够的了解，然而这并非易事，基于种种原因，真实的自我总是带着各种面具出现。因此，对我的心理咨询之路的回顾，也是一次认识自我的机会。

成为心理咨询师，或作为心理咨询师，某种意义上来讲，是一个动态的过程，一个不断修行的过程。这个过程包括个人的成长、人格的成熟，以及专业的成长和成熟，而这两部分又相辅相成、携手并进。接下来就开始讲讲我的经历、故事，以此回顾下成为心理咨询师的历程。

成年之前的那些经历，一些可能的无意识动机

之所以讲成年之前的那些事，因为这很重要，这是一个人的人格、个性特征形成的基础，往往代表着一些内在的心理情结。如果说成为一名心理咨询师是我注定了的事情，那成年之前的这些经历一定是让这件事成为注定之事的必要条件。精神分析性心理咨询势必重点关注个体生命早期那几年的那些事，中国自古就有"三岁看大、七岁看老"的说法。诚然，生命早期的那几年至关重要，但是，影响我们的有来自几千年的文化积淀，也有来自几代人的创伤，这些方面对个体来说，可能是束缚也可能是资源，这取决于你对它的转化。对我而言，这些可能都是驱动我成为心理咨询师的深层动机。

在我的家族里，爷爷那辈有八兄弟，我的亲生爷爷排行老二，我的父亲也有八兄弟，如果算上我的大爷、三爷、四爷、五六七八爷及其子女，正常发展的话，我想我们家族现在至少有200人。只是，无比遗憾，在我爷爷辈只有我现在的爷爷也就是父亲的七叔幸存下来，在我父亲这一辈，只有我的父亲一个人幸存下来，其余的都在1958—1961年的自然灾害中因饥饿、疾病去世。我的亲生爷爷奶奶皆因饥饿于1959年去世，当时父亲不到5岁，只记得大致的季节。那时，我的爷爷（七爷）是某乡镇的党委书记，被跨区域派驻在长江边

的一个重镇组织清匪反霸的工作。在父亲奄奄一息之时，爷爷才听说了家里的状况，于是托人带信请其任伙食团团长的朋友将父亲接走。那时的父亲已在垂死的边缘，长期的饥饿后不能贸然进食，靠着米汤慢慢缓过来才得以幸存。当爷爷在1962年基本完成清反工作，因家里如此状况而放弃进一步的仕途发展，申请调回深山里的家乡时，家里幸存下来的就只有相依为命的奶奶（七奶）和我的父亲。这是一个无比沉痛的家族史，是整个家族的伤，更是我的痛，在我的个人分析里花了若干次才能真正地接近这一点，这或许是我内心深处那种厚重孤独感的来源。而我母亲这边，总共有10个兄弟姐妹，但是幸存下来的只有3个，我的母亲（排行第三）、姨妈（排行第五）、舅舅（排行第十），其余的都在那些艰难的时期因疾病、饥饿而夭折。每当我们家处在极其困难的时候，母亲总是说："只要人好就好，"这或许是她面对这些丧失而建立的信念。在以前，我一直觉得这句话非常有力量。直到有一次在分析中，再次提到这点而潸然泪下，才真切地感受到这力量的背后隐藏着如此多的沉重。我想，对我的父母来说，他们人生的核心主题可能是生存、活下去；对我而言，我的核心主题是继承和发展。从某种意义上来讲，这些继承不是你能选择的，而这样的发展，冥冥之中也有逝去的亲人们的庇护。

　　这里，我不得不讲讲我的爷爷，他对我人格的形成有着重要的影响，进入这样一个助人的行业，或许也有些是出于对他的认同。我的爷爷出生于1928年，今年92岁，依然耳聪目慧、思维敏捷、行动自如。在他12岁时，住在隔壁的邻居，是位私塾老师，但主业是巫师，见爷爷聪慧懂事，遂收其为徒。所以，爷爷的学习就从帮师父挑担担、背箱子开始，读书习字，跟随师父到处做法事，慢慢成长为可以独立做些中小型法事的巫师。七八年后，因其能说、能写、能算、能令人信服，被发展为农会主任，新中国成立后参与组建基层政府，自此走上了农村基层政府干部之路，而旧业也被完全禁止。直到我出生那年，爷爷退休回家，负责照看我，奶奶则照看比我大两岁的姐姐，母亲则需要承担起全家人的农活，无比辛苦。在我稍有点力气的时候，就开始跟母亲一起干各种活。父亲在乡政府里工作，那时的交通全靠两条腿，一个月能回来两天，或是农忙时回来多一点。因为周围邻里的需求，以及社会风气逐渐开放，爷爷开始重操旧业，但凡红白喜事都请爷爷为他们择个好日子、好时辰，并在这些重要日子，请爷爷为他们主持各种仪式。爷爷从不收费，乡邻都以极为朴素的方式来表达谢意。在我大一点的时候，只要不上学，爷爷就会带着我，当然，一般只带我去婚嫁场合。在这样的场合，爷爷一定是那个最受尊敬的人。这也让我深深地感受到知识的力量，而这是超越学校教育的更加广阔、更大维度的知识。他曾试图教我些什么，但从不强求，只是那时这些哪里是一个学校里的乖孩子能接受的，被学校教育我们要与一切所谓的"封建迷信"势不两立，遗憾的是，当时的我压根不明白"封建迷信"到底是什么。以至于，逢年过节时，我对摆上一桌子菜、倒上酒、烧点纸和香这样的仪式都嗤之以鼻，父亲让我在这样的时候对逝去的列祖列宗磕头，更激起了我强烈的反感，父亲因此没少遭我的白眼，好在家人开明，从不强求我做什么。在学习心理学之后，我才明白那是他处理自己内心伤痛的重要仪式，那样的仪式是如此疗愈。当开始明白这一点的时候，我才开始有力量去听一些家族的故事。尽管作为一个咨询师，明白语言的力量，但对我而言，语言太过苍白，我更愿意陪他一起去做一些事情，每年春节如回家，一定安排两天时间，陪他去深山里祭奠那些逝去的亲人，对我来说，又何尝不是一种疗愈。

　　从小生活在山里，待得久了，就很想去看看大山之外的情形。在2017年的大学新生开学典礼上作为教师代表讲话，我在开头讲的一段描述了当时那种心情：

　　　　"我的老家，在重庆的大山里，在我家火炉的位置，海拔是820米。每天早晨，打开门，看到的就是山，对面是山，左面是山，右面还是山，转过身来是一座更高的山。因此，最早体悟的成语就是：开门见山。小时候，看得多了，就很好奇，山的那边是什么？于是，就开始梦想，有一天可以翻过对面那座山，去看看。对我而言，能达成这个目的的唯一通道就是好好读书。尽管，此后若干年的经历发现，翻过一座山，前面还是一座山。到了中学，开设了地理课，特别喜欢看书上的地图，可以看很久很久，因为地图承载了自己对外界的好奇心，以及想要走出大山、去到更远地方的梦想。"

带着这样的愿望，走过无比叛逆的青春期，我开始思考人生。只是，人一旦开始思考人生就会变得比较抑郁，这样的抑郁又让人更深层地思考自己活着的意义。而这一部分就会成为一种强烈的内在驱动力，那就是随遇而不安，不断地学习，接受新的东西；同时，这也为后来选择心理学埋下了伏笔。

心理学学习之学历教育阶段

对于心理学的了解，完全是在上大学之后，在此之前，根本不知道这世界上还有一个专业叫心理学。彼时，心理学还不那么火爆，开办心理学专业的高校也很有限。

对于专业的选择，因为从小受益于中医，大学时很想去学中医，觉得中医视角看症状不是症状而是系统，这跟心理动力学心理治疗、家庭治疗何其相似。兜兜转转之后，转向心理学，这或许是原初的动机。我评估了自己可能的高考成绩和想要去的地方，发现似乎没什么中医学院可以选择，于是把建筑学放在首位，在想去的地区筛选学校，最终选择了浙江理工大学。当然，最后决定你上什么专业不是你的意愿，而是你的分数，于是我进了测控技术与仪器专业。不管怎样，上了大学，这是我人生的一个重要转折。

值得一提的是，2002年上大学之后，与同学相比，我感受到巨大的差距，比如：同样的高考题目，他们与我上同样的学校、同样的专业，但是分数却比我高100多分，这极大地激活了我的自卑情结。特别刺激我的一件事情是，大一上学期的某个周六，同宿舍的其他三位都去参加大学英语四级考试了，而我一个人待在宿舍里，因为我的高考英语分数只有67分（总分150分），达不到学校要求的报考四级考试的标准。郁闷之中，我给自己定了一个目标，下学期搞定这件事情。于是，第二学期开学第一天我便到杭州电子科技大学北门的书店买了一本英语词典。在室友们酣战游戏时，我躺在床上翻看那本词汇，并不刻意去背单词，而是看例句，一页一页往后翻，翻完一遍再来一遍，如此往复。我坚持下来，在大一第二学期时英语四级考试勉强及格。这给了我很大的信心，也开始思考自己的人生。当然，当你开始思考人生的时候，就变得不那么愉快。我的心情一度很低落，便上网搜寻如何调节情绪，综合了一下，性价比最高的就是运动，慢跑是首选。于是，每天跑步，早上六点起床，在下沙的大街上跑，而这并不舒服，跑完回来，带着浑身汗味去上课，自己都很厌恶。后来改为晚上跑步，每晚九点后在操场跑五公里，然后回宿舍冲个澡，差不多十一点宿舍熄灯前上床睡觉。这个习惯一直坚持，对我后来准备考研帮助极大，尤其是在了解了一些心理学知识后，在跑步的同时进行积极想象，这令人身心愉悦，从不焦虑考研这件事情。这段不那么愉快的体验，成为推动自己转向心理学的又一大动力。

转向心理学的想法真正萌芽是在2003年。当时，学校从浙江大学引进了以著名的工业心理学家葛列众教授为核心的心理学研究团队，组建了心理学研究所。得益于此，该所的老师开了大量的心理学公共选修课，使我有机会在大一第二学期选修了葛教授的《心理学及应用》，葛教授风趣幽默、贴近学生，课上列举了大量心理学应用的例子，令人印象深刻。在这个课上，我第一次感受到了心理学的魅力，也开始真正有转向心理学的打算。对我来讲，这个转变只能通过跨专业考心理学研究生来完成。这个时候我考虑的并不是心理咨询，似乎"心理咨询"这个词也离我很远。接着选修了侯公林教授的《医学心理学》，这让我对心理病理和心理咨询有了初步的认识，从此我跟医学心理学有了渊源。在这门课上，大家如有问题，匿名写在小纸条上，课前放到讲台，每次课程的前20分钟，侯教授会一一解答。这些千奇百怪的关于心理的问题，现在看来，大多诉说的都是内心的焦虑和恐惧。侯教授的回答总是让我感到他对人的深度理解和支持，有时候他也会给些建议。那些在当时看来奇奇怪怪的问题让我感受到了人心的复杂，但似乎都是可以被理解的，这更加促使我坚定了心理学之路。

之后，顺理成章，我决定考心理学研究生。或是由于心理学的首因效应，以及本科专业背景，大二时我决定考浙江大学的工业心理学。浙大工业心理学的地位不必细谈，只能说那时这个专业是国内唯一。当然，可以想象该方向竞争的惨烈程度。对跨校跨专业的我而言，实在是太不经济了。报考时，在研究生招生网报名系统检索，我赫然发现中国地质大学（武汉）应用心理学研究所有个相近专业方向叫人工智能，而且有公费名额，便毫不犹豫选择了它。这或许也是一次随遇而安，只是随遇之后必有不安，一旦做出了决定就义无反顾，否则就不会有发展了。

如我所愿，最后考到了中国地质大学（武汉）应用心理研究所的人工智能方向。如果按照正常的方向发展就不会有我的心理咨询之路，此刻或许我正在某个IT企业里写着代码。但是，人生中的际遇总是难以预料，只有当你回头去看的时候，才会发现那些难以预料的事件，其实是可以连成串的，那就是你走过的路，前面每一步的组成才使你到达了现在的位置。如果说人生有些重要转折足以影响你的人生之路的话，那么对我而言，到杭州上大学是之一，考上研究生是之二，专业方向就是之三了。当时，研究所应用心理学专业有五大研究方向：大学生心理健康教育、安全心理学、事故灾害与创伤心理干预、人力资源管理、人工智能。

在人工智能方向上有两位导师，一个是我的第一位导师——重庆大学外国语学院的李伯约教授，主要做计算心理语言学的研究；另一位是当时在华中科技大学教育科学研究院的周治金教授。同级的12名研究生中，只有两位男生，都在这个方向。只是后来的事情发生了变化，或许是当时的条件很难支撑这个方向的发展，而该方向负责人又在重庆，指导并不方便，这个研究方向如昙花一现就没有了，就像是特别为我打开的一扇窗。在这个转变中，地大心研所的创始人、首任所长郭兰教授给了我极大的支持，就像一个足够好的妈妈，当然或许是为了安抚，毕竟我是冲着人工智能方向去的，因此给了我足够的选择权：其他四个研究方向任选、导师任选。我对人力资源管理方向没有兴趣，又觉得大学生心理健康教育方向的出路可能就是辅导员，不符合自己对未来的期许，因此只剩下安全心理学和事故灾害与创伤心理干预两个方向。当时，所里在事故灾害与创伤心理干预方向正准备引进时任中德心理医院院长的吴和鸣老师，很自然这也是给我的推荐之一。那时我并不知道吴老师在国内心理治疗界的地位，甚至精神分析也从未真正进入过自己的脑子，之所以选择吴老师，想法很朴素：一是觉得导师人在武汉，方便去见面；二是我对这个领域一无所知，就像一张白纸，但也意味着各种被塑造的可能，这也是我内心需求的一部分，那就试试看吧。也正是这一试，决定了今天的这些文字。

在地大心研所的学习，繁忙而充实，在大学生咨询中心的实习，接待大学生来访者，以及接受督导是课余的主旋律。地大心研所在一个以地质及相关专业为主的高校里存在，给人一种奇怪的感觉。从隐喻上来说，很有意思，地质研究的是地球的结构、功能，而心理学研究的是人的心理的地质结构、功能，都是在做探索和认识的工作。事实是，其在人才培养方面的确有独到之处，从其导师的构成就可以看出其不同寻常之处。

在这里，必须要植入一个地大心研所的广告，某种意义上，也代表我对它的认同和感恩，以及强烈的归属感。地大心研所对学生的培养比较特别，跟传统的研究所很不一样，是一个特别注重学生实践能力的地方，特别是事故灾害与创伤心理干预方向，导师均来自临床心理治疗一线的医院，如武汉市心理医院、中德心理医院、北京回龙观医院、武汉市武东医院。换句话说，学生几乎都跟随导师在临床心理咨询一线的环境里面泡着，毕业生基本都在从事心理咨询专业的工作，在医院、高校或个人执业，以及出国继续深造。

中德心理医院的经历

如果一定要去回顾对我成为心理咨询师最重要或最专业的经历的话，有两个：一个就是中德心理医院，另一个就是后面会提到的中美精神分析联盟（CAPA）。

当换方向、换导师的事情定下来之后，我便约定了与吴和鸣老师第一次的见面。我记得很清楚，是2007年4月初的某个下午三点。第一次见导师，自然会很紧张，尤其是在见到面的那一刻及之前。中德心理医院坐落在武汉市江岸区胜利街176号，是一栋很有些年头的老房子。当然，似乎越是这样的地方越适合精神分析，当你进入那里就会有一种神圣感、厚重感。吴老师的咨询室兼办公室在三楼会议室旁边，我准点上去，他已经在等候。进门右边是书柜，里面有很多书，对面靠窗是办公桌，左侧角落是两个成90°的黑色单人沙发。我见到吴老师的那一刻，听着他特有的武汉普通话，紧张的心情一下子放松下来，吴老师亲切地了解我的背景，询问我以后想做什么，我还清楚地记得我的回答："希望成为一名心理咨询师，以后可以在高校或这样的机构工作。"尽管那个时候，我并不是很清楚心理咨询到底是做什么的，但似乎吴老师的出现就是一个指引，就像一座灯塔一样。出门时，吴老师送了两本书给我，一本是欧文·亚隆著的《给心理治疗师的礼物》，另一本是南希·麦克威廉斯著的《精神分析案例解析》。

接下来，当周我就被安排参加中德心理医院每周五下午内部的团体案例督导。第一次的督导在医院二楼尽头的小会议室，参加的有吴老师、陈立荣、程华军、雷正则、李鼎智等十来位中德心理医院的心理咨询师们。对第一次督导的印象，除了紧张就是懵，不知道他们在讲什么，也搞不懂他们为什么那么讲，但似乎又觉得他们讲得有些道理。这样的体验持续了很长一段时间。

在每周五下午内部团体督导之前，还有一个理论研讨。当时，吴江是医院研究部主任，负责主持这个研讨会，通常由医院的咨询师们轮流主讲，就某些国内还未引入的理论或正在翻译的理论书籍的研讨，如丁薇主讲的《皮皮的故事》系列、汤海鹏主讲的《游戏与现实》系列等。在中德心理医院，比较常见的现象就是咨询师们有很多复印的大陆未出版的精神分析方面的台版书、英文书。这个研讨会非常开放，非常好玩，也非常有深度，尤其是从这些具有深厚临床功底的咨询师们口中说出的话，常常令人拍案叫绝。在这个研讨会，我曾经负责过一个工作一年有余，那就是整理记录研讨会的讨论内容，最后将一年的记录编制成册《中德心理医院研究部学术讨论记录》。

在这里，还有一个经历对我的心理咨询临床工作影响至深，那就是在医院门诊每周一整天做分诊的工作经历。当来访者第一次会见咨询师之前，先要参加分诊，这个包括两个部分：一部分是结构化初始访谈，访谈内容包括其基本信息、求助目的、就医经历、成长经历、生活中的重要事件、社会支持系统等，这个部分持续30~35分钟；另一个部分就是心理量表测评，要基于来访者的状况选择合适的量表，这个部分需花10~15分钟。

对于第一部分，这的确是一个非常锻炼访谈能力的重要环节，其过程并不容易，需要在一定的时间内获得来访者的这些信息。不同的来访者对这些问题反应都会不一样，需要非常灵活地处理。刚开始这份工作时，我按部就班地一个个问题问过去，虽然获得了信息，但是过程无比晦涩。后来我慢慢地琢磨，不经意地引导来访者去讲他自己的故事，所有的信息几乎都在他的故事里，这样就变成了一个真正的访谈而不是一个调查问话。

这个工作对我后来咨询的初始访谈帮助很大。一个好的访谈就是在来访者讲的个人故事中不经意间去获得重要的信息，而这也常常引出别的意想不到的却又对理解其心理状况非常重要的信息。基于这些信息，往往在内心就会对来访者的状况有个初步的判断。在这个工作中，我常做的一个自我训练就是，在来访者做量表测试的时候，就基于访谈内容去猜想可能的测试结果，然后待测试结果出来做个对比。

这些访谈结果和测试结果随后会交到咨询师手中，以帮助他们更好地展开工作。对于一个心理咨询机构来说，这个部分非常重要，是一个很重要的窗口，是来访者对心理咨询最初体验的获得之处，是来访者见到咨询师前获得的第一印象，他是否被理解、是否被专业对待等。

在中德心理医院的这段经历，无论是理论学习、团体案例督导，还是周五晚间的心理俱乐部活动、分诊，都对我做心理咨询产生了很大影响，也确定了我对这份职业的认同。这样的理论学习、案例督导、临床氛围，可谓当时国内的最高水平之一了。写到这里，无比感恩那些给我机会和帮助的老师、同行们。这些活动，我一直参加到2009年1月，之后忙于为出国做准备而不得不放弃。

关于正念训练

某天下午，跟吴老师一起从中德心理医院出来坐公交，问起吴老师我的硕士论文可以做什么课题，他告诉我"正念"，一个我从未听说过的词。当然，在中德心理医院待的这段时间里，已经习惯于不断听到新的名词。回学校后，我开始查文献，不查不知道，一查吓一跳。根本找不到任何关于正念的中文期刊文献，而以"Mindfulness（正念）"在谷歌检索，成千上万的结果就出来了。在西方早就形成了以正念训练为基础或核心技术的诸多疗法，如正念减压疗法（MBSR）、正念认知疗法（MBCT）、辩证行为疗法（DBT）、接纳承诺疗法（ACT）等，西方学者发表了数以万计的对正念训练疗效的实证研究，以及正念的心理机制和神经生理机制的研究。

有次跟吴老师聊起，正念到底是什么，他说自己也说不清楚，正在邀请上海的徐钧老师过来做个培训。后来，徐钧老师在2008年1月的时候，来中德心理医院做了3天的"精神分析与正念"的培训，我有幸参加。这也是我首次从文献中跳出来，从对正念训练纯粹的理性认知开始体验正念训练。其间，在吴老师的引荐下，我为毕业课题而设计的正念训练团体辅导方案也获得了徐老师的指点。吴老师就是这样，除了在学习、学术、个人发展、临床咨询等方面的指导之外，总是默默地在背后为我提供很多支持。吴老师从来不提要求，一种人本到骨子里的温尼科特式的温柔，我有时候想是不是该汇报进展了，但似乎又觉得不需要，或许他都明白着呢。

对于正念训练的研究开始并不那么容易。当时，没有那么多渠道下载文献，于是就给作者们发邮件索取。ACT的创始人美国内华达大学的临床心理学家史蒂文·海斯（Steven Hayes）博士发表了很多关于正念训练的文章。当时我的英文水平比较差，担心邮件写不利索，套用了网上论文索取的邮件模板，把自己描述为惨兮兮的穷学生，问其能否分享文章全文。海斯博士一下子打包发来他几乎所有的关于正念训练的文献，并安慰我说，没钱不是什么大问题，并欢迎有问题尽管问。这让我特别感动，这就是学者风范。这里，顺带提一句，如果要学习正念疗法的话，ACT一定要学啊，不仅仅是对海斯的敬意。

正念训练，来自佛教的内观禅修，在20世纪五六十年代，在西方被引入身心健康领域，并迅速发展，成为心理训练的主流之一。但是，这在当时国内的心理学领域还是比较新的东西，只有一些像徐钧老师一样的临床心理工作者或是修行者们在进行着实践，对于普通大众来讲比较陌生。不像现在，只要谈情绪管理、身心健康，必然提到正念训练。正因为如此，所里老师还善意地提醒我，担心我走偏了。对于正念训练，初始时，我也有些担心，万一训练久了，出家了怎么办。当然，从动力学的角度来看，那是因为本就有如此的冲动。以至于在2008年夏天，因为第一期的正念训练团体辅导并不成功，完成毕业论文有风险，我归结了下，可能是因为自己都不太懂，没有深入训练过，何以去教别人，所以决定去苏州参加七日内观禅修。当时我是在宗净法师的指导下开展正念训练的，那是无比殊胜的七天。2013年，我又在苏州太湖参加成峰法师和界文法师举办的七日禅修营，以及2015年参加千岛湖禅修中心的禅修营。正念训练便成为了日常的练习。

这一部分的训练，对于心理咨询师来说，有很多好处。你对当下正在发生的事情变得更加敏感，换句话说，你注意的分辨率提高了，也有助于你发展出如弗洛伊德提出的"均匀悬浮注意"的状态。当然，正念训练还是很好的自我情绪调节工具。我认为正念训练应该成为心理咨询师的日常必修课。

忙着毕业，我匆匆在两个很不起眼的学术期刊发表了《心理咨询与治疗中的正念训练》和《正念训练治疗抑郁症案例报告》两篇关于正念训练的文章，这可能算是国内最早的关于正念训练的中文文献了。

中挪班

在吴老师的强烈建议下，我报名参加了在武汉市心理医院举办的中国-挪威高级精神分析治疗师连续培训项目（中挪班），这个培训为期3年，每年两期，每期5天。从2007年10月开始，一直到2009年9月参加完前两年共4期。因后来出国读博而未能参加后面两期。我已经忘记在这个培训中具体学到了什么，对我而言，这更是一个相对系统的精神分析扫盲课程。我所在的初级组，首期由中德班的元老级教师Hermann Schult博士带领，之后由来自挪威的老师带领。这个培训主要由两部分组成：一部分是理论课，这样的大课往往比较枯燥，老师们的讲授常常是读论文，课程内容主要涉及精神分析最基本的概念和技术；另一部分是小组案例督导，这也是最有意思的时候，往往在案例报告人报告现场大家的反应呈现了与案主本身的平行过程，这也教会了我精神分析性心理咨询最核心的东西——移情-反移情。当然，还有一部分是在小组案例督导中的唇枪舌剑中建立起了深厚的革命友谊，所以晚间活动自然变成学习之余最重要的部分。

　　硕士研究生阶段的这些经历，形成了我心理咨询之路很重要的底色，也坚定了我从事心理咨询这个职业的信心。

　　获得出国学习的机会也很偶然，这似乎都不是我计划内或能预先想到的事情，这或许又是一个随遇而安的事情。对此，我很感激施琪嘉老师的帮助，以及时任德国乌尔姆大学医学部心身医学与心理治疗学院院长的Horst Kaechele教授，尤其要感谢当时的女友现在的夫人，没有她的支持、包容、鼓励和陪伴，我可能就不会出国并顺利完成学业。幸运的是，我们都获得了教育部留学基金委"国家建设高水平大学公派研究生项目"的资助，于2009年10月去Kaechele教授所在学院医学心理学系的情绪实验室攻读博士学位。

　　我所在的实验室主要承担生理心理情绪的识别研究，又是一个新的尝试。对我而言，这是一个新的领域，带着"我就是一个白板，那就试试看"的心态开启了这段历程。但这并不轻松，头上白发就是从读博的第一年开始长出，可见那时的压力很大，好在本科积攒的数字信号处理和编程底子派上了用场。

　　尽管这个阶段并没有做临床的心理咨询，但是我的个人分析咨询一直持续着，这也帮助我度过了那些很焦虑、艰难的时期，同时，也更加坚定了做一名心理咨询师的想法。这个阶段的几个人对我对职业选择有很大的启发，尤其是当我处于是全职个人执业还是保持一边大学工作一边个人执业的纠结时。我对德国老师和同事们的印象最深的是严谨而平衡，他们对工作、生活的平衡，工作中不同工作之间的平衡。这或许也是在去年夏天，我决定换工作到广东医科大学心理学系的一个很大内在驱动，心理咨询、教学科研、生活或许能更好地平衡。

心理学学习之路之职业训练阶段

中美精神分析联盟（CAPA）

　　2013年11月初，从德国博士毕业后，我回国到了浙西南一个山清水秀、空气清新、生态极好的小城丽水，入职一所地方高校，从事心理学的教学科研。

当一切安定下来，便会继续思考自己人生的意义、职业的发展。顺理成章，也想要继续在一个靠谱的精神分析连续培训体系里学习，从某种意义上说，学习并不是最重要的，那些理论都可以通过看书、看文献获得，而对这个职业的归属感是需要建立在与更多同行交流的基础上，因为心理咨询师这个职业本身很孤独。2013年12月，我正式提交了CAPA初级组的申请。CAPA的反应迅速，两天后便回复通过初审，并准备安排面试。2014年4月10日，正式收到了来自CAPA的录取通知，满心欢喜。相比而言，CAPA的培训体系无论是形式还是内容在国内心理动力学取向心理咨询师培养里都是独树一帜的，为学员提供了成为心理动力心理咨询师必备的三驾马车：高质量的理论学习、团体和个体督导以及来自美国的精神分析师的个人分析。

在CAPA的学习并不容易但是很充实，起早贪黑、披星戴月是很正常的事情。因为时差的关系，小组上课、个人督导、个人分析不是在清晨就是在晚上。每个礼拜都需要阅读大量的文献资料，做个案、写个案记录的逐字稿，接受督导和个人分析，这些都是固定的模块。随着学习的深入，个案也开始变得多起来。CAPA提供了一个绝无仅有的学习环境和氛围，更重要的是，持续的督导和个人分析提供着强大的支持，带给你足够的从事心理咨询的底气。我想，这也是CAPA群体个人执业保持着很高比例的原因。CAPA里的师兄师姐师弟师妹之间形成的良好氛围，一种一家亲的感觉，以及各地同学会不定期的专业活动，给个人执业之路提供了很好的支持。对我而言，在CAPA四年的学习，让我完成了一个蜕变，从一个新手变成了一个较为成熟的咨询师。

情绪取向夫妻伴侣咨询

对于这个疗法的学习，完全是被来访者所驱动，同时我也觉得是时候每年安排一两项精神分析及其之外的学习计划。我所处的小城，除了两家医院精神卫生科外，真正从事心理咨询的专业人员屈指可数。慢慢地，一些有夫妻关系问题的来访者也被推荐过来。本着对来访者负责的态度，我也想系统地学习一些夫妻伴侣的咨询方法，尤其是能够有长期稳定的督导。

对于这个的选择，也并非偶然。早在德国读博时，因为主要做情绪相关的研究，我就想着未来要去学习一种以情绪命名的心理疗法，于是曾在网络上不断检索。当然，这也是对自己专业的认同。在这些年的学习里，也看到同行对情绪聚焦治疗（Emotionally Focused Therapy，EFT）的推荐。我于2016年秋至2017年夏在厦门参加了EFT咨询师初阶、高阶的培训，之后便不定期地接受EFT督导师的督导。从以心理动力学技术为主开始学习EFT技术，从操作层面来讲，刚开始的确会有些不适应，但会是很好的补充。那些令人抓狂的亲密关系常常是因为依恋需求没有得到满足，而这与一个人早年形成的依恋类型有关，在成年后的亲密关系里不断地上演追–逃悲情戏，陷入负向互动循环中。自然地，这些负向互动下面深藏着强烈的情绪，对于这部分深层情绪的处理，是EFT最拿手的地方。

结构派家庭治疗

每一种心理疗法都有其擅长之处，没有一种疗法可以放之四海而皆准，或许这也是为什么有那么多种疗法存在。当然，这并不意味着所有的疗法都要去学。跟学EFT的初衷一样，学习结构派家庭治疗也是被来访者推动的，因为有一些青少年个案不断被介绍过来，而自己所学对于处理他们面临的困难似乎有些捉襟见肘，希望得到长期、专业的督导；同时，我也常常在青少年个案中看到孩子问题跟家庭之间千丝万缕的关系，而家长和孩子都不大能意识到这部分的存在，家长通常在孩子没有办法继续上学甚至罹患精神疾病时，才意识到问题的严重性而寻求帮助。

很自然地，我想到了结构派家庭治疗。该疗法由美国著名家庭治疗大师萨尔瓦多·米纽秦（Salvadar Minuchin）博士所创立，尤其擅长处理比较困难的青少年问题个案。李维榕博士是米纽秦最杰出的弟子之一，唯一的华人弟子，近年来在上海家之源家庭研究院担任临床总监，致力于大陆结构派家庭治疗的传播和家庭治疗师的培养。另一位国内家庭治疗的领军人物陈向一教授是临床副总监。从2018年1月起，我开始参加在上海家之源家庭研究院由李维榕博士主持、陈向一教授做助教的家庭治疗高级督导班，每个月一次，每次一整天，在暑期孟馥教授也会客串主持。他们的督导都对我家庭治疗的工作有很大的帮助。

　　最早对李维榕博士及结构派家庭治疗的了解始于我的导师吴和鸣先生为李老师的《我的家庭治疗工作》一书作的序。当时，对家庭治疗留下了很深的印象，但并没有那么着急要去学习。2014年底在芜湖参加陈向一、贺鑫老师主持的"青少年心理障碍的家庭治疗技术"工作坊，我再次感受到家庭治疗对处理青少年问题的独到之处。当时没有青少年个案，对家庭治疗的系统学习依然未提上日程，直到被个案所驱动。

　　在参加督导班的过程中，我对家庭治疗个案的理解和家庭治疗临床工作获得了李老师、陈老师的肯定。在他们的邀请下，从2019年1月起我作为家庭治疗师在上海家之源家庭研究院每周工作一天。而这也给了我在李老师指导下更好地开展家庭治疗的临床工作，以及与李老师一起做家庭评估的机会。李老师对事不对人的、严谨的、西式的专业态度，常令很多人感到挫败，或许是因为我在读博时已经领教并习惯了德国人的严谨和细致，所以能够理解李老师的工作方式。

　　李老师特别强调评估，有了评估才有治疗的方向。她基于结构派家庭治疗理论和实践而独创了"孩子身心健康的家庭评估"项目。我们不难理解，孩子出现问题往往与家庭问题尤其是夫妻关系有关。可是，这个关系到底是一种什么样的关系，孩子如何被牵扯其中，这是儿童、青少年心理问题家庭治疗最关键的一步，为基于孩子生理反馈的家庭评估提供了一个很好的视角。这个评估是一个关键过程，其本身也是一种治疗。

　　对家庭治疗临床工作来讲，治疗师的核心工作就是去帮助家庭看到孩子的身心反应如何与父母互动关系产生关系，即从症状转向关系。基于生物反馈的评估提供了一个非常客观的证据，让父母看到孩子的问题跟他们之间的关系有关，从而去搞清楚是一种什么样的关系在推动家庭的改变。意识到、觉察到是真正改变的开始，这样一个强有力的证据的呈现也使咨询室多了一个帮手，让家庭治疗变得容易一些。

　　在家庭治疗的临床工作以及接受李老师的督导中，有很多印象深刻的地方，比如强调家长的权威。对于现代的中国家庭来讲，很多父母对孩子都投入很多，可是为何问题却越来越多。受西方文化、心理学的影响，追求个性、无条件地满足孩子，似乎成了好父母的标准。然而，父母也在这样的情形下逐渐失去了位置。很大程度上，家庭治疗做的工作就是让孩子、父母各方回到自己的位置。这样孩子才能够放下父母去面对他自己成长中的困难，去发展他自己。人的成长总是充满了挑战，因此，不是在于孩子会不会遇到困难，而是在于他遇到困难时，那些原本需要用来应对困难的心理能量消耗到什么地方去了，而答案往往是消耗到父母的关系上了。

在家庭治疗中，你常常会看到中国家庭的父母是何等包容和充满韧性，为了孩子又极其无私，当牛做马很辛苦，完全失去了个人生活，他们也很费解，都做到这个份上了为何孩子还是出了问题。殊不知，如果父母不自私，没过好自己的生活，过度关注在孩子身上而不是夫妻彼此，孩子就没有空间长大，孩子就没有办法离开家，以各种问题的方式或精神疾病的方式留在家里。我们也常常看到，问题青少年家庭中，多是母子/母女紧密连接、难分难舍，而父亲被排除在家庭亲密关系之外，默默地为家庭做着贡献，却以一种悲壮的方式存在。

家庭治疗师有时候也是权威的，要确定基本的规矩。在个案中我们往往看到，夫妻之间恶语相向，连彼此最基本的尊重都没有，好好说话成为关系修复的重要一环。来到咨询室，坐在沙发上，就不能像往常一样讲话。李老师常用一个比喻，家庭治疗师就像是在卖椅子，一个他们可以坐下来好好说话的椅子。好好说话并不容易，这也常是家庭出现困境的原因，在出现问题的家庭中往往会发现，尽管话可以说得很漂亮，但是彼此的话里充满了攻击、指责、怨恨，家庭治疗师就是要去听到这些弦外之音，看到关系的本质，并用于去挑战这些家庭的结构功能。

家庭治疗与个体治疗有很大的区别，其中一个重要的评判标准就是，治疗师是否在用关系的语言，治疗师的话并不只说给一个人听，而是要让家庭看到，彼此是如何产生关系的，如果不是关系的语言那就不是在做家庭治疗而是个别治疗。在家庭中，每个人的说话都不是独白，都是在说给别人听，治疗师是否在用关系性的问话，这是衡量家庭治疗的重要标准。家庭治疗师必须要用关系的语言，就像一个条件反射，关系的语言能推动关系的改变。

　　一个好的家庭治疗师，能不着痕迹像聊家常一样自然地进入家庭，去观察孩子对父母的反应，了解家庭的结构功能状况。而对于问题青少年家庭来说，常常没有例外，那就是父母有很多未解决的冲突，而孩子就被无意识地牵扯进来，甚至孩子也愿意哪怕是以生病的方式加入父母的冲突来拯救这个家庭。要知道，孩子对父母的关注远大于对自己的关注，对父母重视的程度甚至远大于他对自己的生命的重视，何其悲壮。家庭治疗师的任务就是要把他们解救出来，让他们去做一个青少年应该做的事情。

　　每每看到李老师做个案的过程确如庖丁解牛、抽丝剥茧，温和的语气中无比坚定地挑战家庭的固有模式，同时又保持开放，以及对家庭的尊重，不断推动家庭的改变，实在令人叹为观止，我深感自己还需在家庭治疗师之路上不断砥砺前行。

结　语

　　回顾自己的心理咨询之路，如果说早期的学习有一些个人内在的动机，旨在对个人的深度理解乃至个人创伤的修复的话，那么后期的学习更多的是被来访者推动的。不管怎样，这成就了现在的我。对于我的心理咨询之路来讲，总是在路上，发生在与来访者的一次次会谈中。我无比感谢，从一开始就接受了比较正统而系统的心理咨询训练，一路上遇到了行业里最好的老师，让我在这条路上没走什么弯路，同时也给了我从事这个职业的底气。

　　心理咨询之路本质上是一个不断修行的过程，对自己心性的了解越清晰越能成为一个胜任的咨询师，这一部分靠个人的领悟，另一部分还需要个人的深度分析。而从另一个角度来看，随着咨询做得越多，你会发现自己越无知，也正是这部分时刻提醒自己保持一种开放和好奇心，不断从来访者身上学习。

　　如果说未来，对于一个咨询师来说，有一门课是需要不断去补的，那就是中国文化，因为这是了解和扩展我们自身及他人内心世界的根。不管是咨询本身还是在学习过程中，我都越来越深刻地感受到了这一点。尽管我们都在学习西方的心理咨询理论和技术，这也的确给我们的心理咨询工作提供了强大的基础，而中国心性哲学，则可能给我们提供一个更加广阔的视角去看待心身问题。而这或许是每个在国内从事心理咨询的咨询师都需要去深入学习的。从一个更加广阔的、更高维度的视角去看待心身关系，心理咨询可以变得更轻松，减少职业耗竭的可能。

以上是我个人经历的一些分享，每个人在这条路上走得可能都不一样，然而本质上也可能都一样。对我而言，就像本文题目那样，随遇而安，随遇而不安。随遇而安意为：在这条路上，无法事先知道也无法预料会经历些什么，当那些机会来临的时候，不拒绝，带着一种白板的心态去尝试，即便开始并不舒服，当然，也没有什么改变的过程是舒适的；随遇而不安则意味着：当获得这些机会的时候，不安于此，更需要不断地精进、探索，下一个机遇也就水到渠成，这便是发展。人的生命是一个动态的过程，心理咨询师之路更是如此。

心理咨询师之路漫漫，其修远也；但就是这么个过程，过去是，现在是，未来还是，那就去经历并享受这个过程吧！

谭钧文

德国乌尔姆大学医学部心身医学与心理治疗学院心理学博士、中美精神分析联盟（CAPA）初级组和高级组毕业学员、中国心理卫生协会心理治疗与心理咨询专业委员会委员、家庭治疗学组成员、中国心理学会临床与咨询心理学注册系统注册心理师（X-20-016）。现就职于广东医科大学生命质量与应用心理研究中心、心理学系。

图书在版编目（CIP）数据

我们的心理咨询师之路 / 张沛超等著. --重庆：
重庆大学出版社，2020.11（2023.7重印）
（鹿鸣心理. 心理咨询师系列）
ISBN 978-7-5689-2480-1

Ⅰ.①我… Ⅱ.①张… Ⅲ.①心理咨询－咨询服务
Ⅳ.①R395.6

中国版本图书馆CIP数据核字（2020）第213691号

我们的心理咨询师之路
WOMEN DE XINLI ZIXUNSHI ZHI LU

张沛超　等　著

鹿鸣心理策划人：王　斌
执行编辑：敬　京
责任编辑：张家钧
特约编辑：黄菊香
责任校对：邬小梅
责任印制：赵　晟

重庆大学出版社出版发行
出版人：饶帮华
社址：（401331）重庆市沙坪坝区大学城西路 21 号
网址：http://www.cqup.com.cn
印刷：重庆市国丰印务有限公司

开本：787mm×1092mm　1/16　印张：24　字数：369千
2020 年 11 月第 1 版　　2023 年 7 月第 2 次印刷
ISBN 978-7-5689-2480-1　定价：78.00 元